院前急救调度技术规范

主　编　袁玉荣

全国百佳图书出版单位
中国中医药出版社
·北京·

图书在版编目（CIP）数据

院前急救调度技术规范 / 袁玉荣主编 . -- 北京：

中国中医药出版社，2025.8

ISBN 978-7-5132-9679-3

Ⅰ . R459.7-65

中国国家版本馆 CIP 数据核字第 2025QA1077 号

中国中医药出版社出版

北京经济技术开发区科创十三街 31 号院二区 8 号楼

邮政编码　100176

传真　010-64405721

三河市同力彩印有限公司印刷

各地新华书店经销

开本 787×1092　1/16　印张 22.25　字数 485 千字

2025 年 8 月第 1 版　2025 年 8 月第 1 次印刷

书号　ISBN 978 - 7 - 5132 - 9679 - 3

定价　78.00 元

网址　www.cptcm.com

服 务 热 线　010-64405510

购 书 热 线　010-89535836

维 权 打 假　010-64405753

微信服务号　zgzyycbs

微商城网址　https://kdt.im/LIdUGr

官 方 微 博　http://e.weibo.com/cptcm

天猫旗舰店网址　https://zgzyycbs.tmall.com

如有印装质量问题请与本社出版部联系（010-64405510）

《院前急救调度技术规范》
编 委 会

主　编　袁玉荣 （宜昌市急救中心）

副主编　周敬梅 （宜昌市急救中心）

编　委　（以姓氏笔画为序）

　　　　　王光宁 （宜昌市急救中心）

　　　　　王菲菲 （宜昌市急救中心）

　　　　　王景淑 （宜昌市急救中心）

　　　　　王　静 （宜昌市急救中心）

　　　　　卞书敏 （宜昌市急救中心）

　　　　　可佳欢 （宜昌市急救中心）

　　　　　付灵芝 （枝江市急救中心）

　　　　　刘　莉 （宜昌市急救中心）

　　　　　许丽君 （宜昌市急救中心）

　　　　　李世君 （宜昌市急救中心）

　　　　　严甜甜 （宜昌市急救中心）

　　　　　吴　静 （宜昌市西陵区疾控中心）

　　　　　陈仲丽 （长阳土家族自治县急救中心）

　　　　　郑方春 （宜都市急救中心）

　　　　　胡书唯 （宜昌市急救中心）

　　　　　胡湘蓉 （宜昌市急救中心）

　　　　　姜正军 （深圳中兴信息技术有限公司）

　　　　　姚晓威 （宜昌市急救中心）

　　　　　秦训忠 （深圳中兴信息技术有限公司）

　　　　　徐梦寒 （宜昌市急救中心）

　　　　　黄玉萍 （宜昌市急救中心）

　　　　　黄　平 （宜昌市急救中心）

　　　　　黄　英 （宜昌市疾控中心）

　　　　　曹　敏 （宜昌市急救中心）

　　　　　符振源 （宜昌市急救中心）

　　　　　韩　敏 （宜昌市急救中心）

　　　　　舒　俊 （宜昌市急救中心）

　　　　　熊　俊 （秭归县急救中心）

前　言

　　院前急救作为救治急危重症患者生命链中的关键一环，其重要性不言而喻。而院前急救的"守门人"——急救调度员，更是生命链的链接与贯通的组织者。受理120呼救是院前急救工作的起点，急救调度员的工作质量在很大程度上决定了患者能否得到及时、有效的救治。

　　目前，我国省、市、县、乡院前急救体系正在逐步完善，各级急救人员都迫切需要一部调度技术规范方面的书籍，以便指导院前急救各项工作。为满足各级急救调度专业人员的多年愿望，我们组织编写了这本《院前急救调度技术规范》。本书共十章，涵盖了调度工作的各个方面，包括绪论、院前急救的相关定义与岗位要求、调度岗位与工作制度、调度接警话术、院前急救调度工作流程、调度员生命支持、智慧急救平台建设、调度系统操作路径、调度质量控制与管理、调度风险管理等。

　　本书以急救调度员在实际工作中需要掌握的工作方法、工作技能为主要内容，让读者能够从中直接学习到院前急救工作的操作实战与科学研究方法，具有很强的针对性和实用性，适合于各级急救中心、急救站工作人员学习。本书参编人员均具有十年以上丰富的急救调度工作经验和管理实践，但鉴于平时工作较为繁忙，在编写过程中难免会有瑕疵或表达欠妥的地方，恳请各位同仁不吝赐教，以便修订时借鉴参考。

　　最后，我们衷心希望本书能够为我国院前急救事业的发展贡献一份力量，为保障人民群众的生命健康安全保驾护航。

编　者

2025 年 5 月

目 录

第九章 调度质量控制与管理 / 263

第一章　绪　论

　　院前急救是对患者到达医院前所进行的紧急医疗处置的过程。院前急救是现代急救医学中不可或缺的重要组成部分，承担着挽救生命、减轻伤残、维护社会稳定的重任，为挽救生命与院内的后续救治赢得了时间、创造了条件。随着社会的发展和人们对健康需求的不断提高，院前急救的重要性日益凸显，而急救调度作为院前急救工作的核心环节，其技术规范的制定与实施对于提升急救效率、保障患者生命安全至关重要。

第一节　院前急救的模式

　　院前急救工作体现了城市经济发展、精神文明建设和综合医疗服务能力水平。随着社会的发展和进步，人们的健康意识和急救理念在不断增强，在各种疾病和事故发生时，院前急救承载着越来越重要的任务和责任。国内外院前急救的模式各不相同，有的独立存在，有的依托于附近一所条件较好的综合性医院。

一、国外院前急救模式

　　目前国外主要有两类院前急救模式，即美英模式和欧陆模式（也称"法德模式"）。美英模式的主要特点是将患者转运到医院治疗，以现场对症处理为主，医生不随车到达现场，由急救护士或医助人员履行现场急救任务，然后将患者转运到医院急诊科（即所谓的"装上车就跑"的做法）。采用这种急救模式的国家包括美国、英国、澳大利亚、加拿大、韩国、日本等。这种模式具有以下几个方面的优势：通信网络系统十分通畅、反应时间缩短、可同时派出消防车和急救车到达现场。法德模式的主要特征是将医院带到患者身边，以急救医师为主，将医生和技术送达现场，由履行现场急救任务的医师向患者提供大部分救护，必要时可派出一个有着全套设备和医务人员的急救单元（即所谓的"移动的ICU"的做法）。采用这种急救模式的国家包括德国、法国、意大利、奥地利、瑞典和瑞士等。鉴于两类急救模式存在急救理念的差异，对急救人员的要求也不尽相同。

二、国内院前急救模式

我国院前急救模式主要有 4 种类型，均由从事院前医疗急救服务的机构提供。其任务和功能基本相同，但存在各自的优点和不足（见表 1-1）。

表 1-1　国内院前急救模式

急救模式	特点	优点	不足
独立型急救中心	管理和运行完全独立且具有法人资质的急救中心。	财务独立核算，从受理急救电话到患者送达医院均由急救中心负责。	急救链易脱节，存在急救车到达医院时，各医院急诊科未做好急救准备工作的现象。
依托型急救中心	设在综合医院内或依托医院独立运行，是综合医院的一部分，急救人员、救护车、急救设备和经费支出由政府和医院共同投入解决。	院前与院内急救有机结合，可根据不同急救情况，选派所需专科急救医务人员出诊，提高了患者抢救成功率。	出车医务人员为非专职院前急救人员，他们既有院内急诊工作，又有院前急救任务，容易顾此失彼。
指挥型急救中心	具有独立法人资质，承担着受理急救电话、调度指挥网络医院的救护车和人员到现场进行急救的功能。	急救网络覆盖面大，急救半径相对较小，减少到达时间。	急救中心无直接职权，院前急救质量难以保证。
综合型急救中心	具有独立法人资质，承担着受理急救电话、调度指挥本机构及其他医院的救护车和人员到现场进行急救的功能。	院前急救与院内急诊无缝衔接，急救质量易于保证。	急救半径扩大，延长了到达的时间。

第二节　院前急救的原则和特点

一、院前急救的原则

院前急救的目的是最大限度地降低死亡率和伤残率，提高患者愈后的生存质量。其意义在于挽救患者生命，为医院的救治赢得时间和治疗条件。院前急救时应遵循"快抢、快救、快送"的基本原则。

（一）先脱险再救护

首先应由经验丰富的高年资急救医生迅速组织人员迅速了解现场情况，评估现场状况，必要时急救人员需采取防护措施，在确保自身安全的前提下，才能完成救援任务。在患者有险情时，应先排除险情，再快速使其脱离险区，实施救护。如在地震、火灾、毒气泄漏等现场，应首先将伤病者安全脱离危险环境后再进行救护。

（二）先复苏再治疗

"时间就是生命"。在出现院外心搏骤停、气道异物阻塞等应急状况时，应首先进行有效的心肺复苏和气道梗阻解除，以保持有效的血液循环和呼吸通畅。

（三）先止血再包扎

如伤者有伤口伴有大出血时，首先应实施止血处理，再对伤口消毒包扎，注意观察活动性出血。

（四）先重者再轻者

坚持先救治生命垂危或生命体征不平稳的患者，再救治病情轻微患者的原则。在不能确诊或救治条件有限的情况下，应先对症处理，改善和稳定生命体征，以帮助患者度过危险期。

（五）先救护再转运

坚持先救护患者生命再实施转运措施的原则。如急性心肌梗死合并危险心律失常或急性左心衰竭，则应先施以救治，待危象缓解后再转运。在转运途中持续进行生命体征的监护并辅以必要的抢救措施，严密观察病情变化，确保平安送达医院。

（六）急救与呼救并重

如遇多名人员受伤时，在有两名以上救护人员情况下，应合理分工，边急救边呼叫增援；在仅有一名救护人员的情况下，应先处理危及生命的紧急情况，再呼叫增援。

（七）听从指挥

如遇特大灾难性事故发生时，到达现场后应及时向上级有关部门报告情况，顾全大局，听从指挥，团结协作。

二、院前急救的特点

院前急救现场包括家庭、工厂、街道、农村以及交通事故现场等场所，提升院前急救人员应急能力，全面掌握急救知识和技能，提高广大群众初步急救技能和自救互救能力，是急诊医疗服务体系的首要环节和重要基础。院前急救具有以下几个方面的特点。

（一）时间紧迫

急性心肌梗死、猝死、急性中毒、大动脉损伤破裂出血、重要脏器损伤等挽救生命的时机就在数分钟之内，需要急救调度员在最短时间内精准调派救护车赶赴现场，以缓解患者和家属心理上的恐惧和焦虑。院前急救出诊人员到达现场后，应立即实施心肺复苏、快速止血、建立静脉通道等应急措施，并视病情立即转运医院或者就地监护处置，充分体现了"时间就是生命"这一主题。

（二）随机性强

院前急救的对象往往是预想不到的、突然发生的各种急症或危及生命的患者，病情变化起伏，无法预测，特别是重大事故或灾害的发生随机性较强，这些都考验着院前急救人员的应急处置能力。

（三）机动性大

院前急救地点的远近各不相同，有时甚至会超越医疗行政区域管辖范围，需要跨区域协调增援。另外，鉴于院前急救病情和病种的不同，有的需要止血，有的需要给药，有的需要心肺复苏，治疗和护理措施各不相同。这种机动性大的特点，就需要院前急救人员根据不同的病情实施不同的急救处理措施。

（四）病情复杂且病种多样

院前急救的患者病种多样、病情复杂多变，往往涉及临床多学科、跨专业甚至跨系统，需要院前急救人员在短时间内做出判断和急救处理。因此，院前急救人员应具备综合的医学理论知识、全面的急救技能、高度的责任心、极强的耐性和良好的心理素质，以应对上述的复杂情况，这是院前急救工作的重要特点，尤其在发生重大事故的救治过程中，体现得更为突出。

（五）对症急救

院前急救时，急救人员常常没有足够的时间和条件进行鉴别诊断，其主要任务是对症急救，即针对威胁生命的问题尤其是心、肺、脑等功能衰竭进行救护；对于外伤大出血患者，先进行止血处理后再转送至医院，以减少失血性休克的发生；对于骨折的患者先进行初步固定，再通过正确搬运和护送减轻患者的痛苦，预防骨折加重及并发症的发生。

（六）院前急救环境差

院前急救现场的工作环境大多较差，有的地方狭窄难以救护；有的光线暗淡不易分辨；有的发生在马路、街道旁，围观人群拥挤、嘈杂；有的事故现场险情不断，可能造成二次伤亡。即便是在转运途中，救护车的颠簸和马达声也会给救护操作如听诊、测量血压、吸痰、注射等带来困扰。

（七）劳动强度大

院前急救医护人员随车到达现场前要经过途中颠簸；在救护车无法到达现场时需随身携带急救箱弃车步行；若现场在高楼且无电梯时就需要爬楼梯；到达现场后必须立即对患者进行抢救，抢救后还要边指导边搬运患者；转运途中需密切观察患者的病情变化等。每一环节都要消耗一定体力，劳动强度大。

（八）医疗风险高

院前急救的患者有的是肇事者，如打架、斗殴、车祸、吸毒等，院前急救人员既要处理医疗问题，又要处理涉及法律的问题。这就需要院前急救人员增强自我保护意识，具备一定的社会经验、较强的人际沟通能力和应变能力，依法依规施行救治工作。

（九）人员少任务重

一个急救单元一般只配备医、护、司人员各一名，有条件的才配有担架工。如在现场进行心肺复苏时，既要进行胸外心脏按压、人工辅助呼吸，又要建立静脉通道，进行心电监护等，这就要求医护人员既要明确分工，更要密切配合，发挥出较强的团结协作精神。

（十）社会性强

院前急救工作范围往往超出了医学护理的范畴，要与社会各界打交道，如患者家属、邻居、同事、事件目击者、围观者、警察、记者、犯罪嫌疑人、医院急诊科的医护人员等，关系复杂，社会性强。这就要求急救人员必须具备一定的社会经验、良好的心理素质、应变沟通能力与敏锐的观察能力。

第三节　院前急救的主要任务及疾病谱分析

一、院前急救的主要任务

院前急救工作既包括日常的急救工作，又包括对公共卫生突发事件或灾难性人身伤害事故的紧急医疗救援等。

院前急救的主要任务包括：

（一）对呼救患者进行现场救护和转运，如需现场进行复苏抢救的危重患者，或病情紧急的急性心肌梗死、急腹症患者等。

（二）对各类灾难伤病者进行院前急救，如洪涝灾害、火灾、地震、战争现场的救护等。

（三）特殊任务的救护，如为国际及国内各种大型集会、会议、比赛等提供急救医疗保障等。

（四）向社会大众普及急救知识和急救技术等。

二、院前急救的疾病谱分析

院前急救的患者病种多样、病情复杂多变，常常涉及临床多学科、跨专业、跨系统。常见的急危重症包括心脑血管疾病（如心搏骤停、急性心肌梗死、脑卒中）、呼吸系统疾病（如呼吸衰竭）、创伤（如骨折、多发伤）、中毒等。通过对院前急救疾病谱的分析，可以更好地了解不同疾病的发生频率、严重程度和急救需求，从而为急救资源的合理配置和调度策略的制定提供依据。

当前社会对高效、公平、智能的急救服务体系的需求较为迫切，急救中心权威发布的急救数据，不仅是信息公开的具体体现，更是通过数据驱动优化决策、提升服务质量、构建社会共治格局的关键举措。全国苏州、温州、无锡、攀枝花、宜昌等地急救中心纷纷响应，先后定期发布院前急救大数据分析。本书以笔者所在单位 2024 年发布的院前急救数据统计为例，将 2024 年院前急救数据分析如下：

（一）救治患者分析

从性别比例分析来看，在已救治的患者人次中，男性 1.7 万人次（占比约 57.82%），女性 1.2 万人次（占比约 42.18%）。男女性别比例由 2023 年的 1.11 扩大至 2024 年的 1.37。

按照全生命周期划分年龄段统计来看，首先是老年期（60 岁以上）患者占比最多（占比为 52.91%），同比上升 0.21 个百分点。数据分析表明急救对象为老年人的偏多，尤其是有基础疾病的老年人，要特别关注健康问题。其次为中年期（36 ～ 59 岁）患者（占比为 28.18%），同比下降 0.85 个百分点。再次为青年期（19 ～ 35 岁）患者（占比为 13.17%），同比上升 0.29 个百分点。最后是婴儿期（0 ～ 1 岁）、幼儿期（2 ～ 3 岁）、少儿期（4 ～ 12 岁）及青春期（13 ～ 18 岁）患者（占比为 5.74%）（见图 1-1）。

中年期（36~59岁）
28.18%

老年期（60岁以上）
52.91%

青年期（19~35岁）
13.17%

青春期（13~18岁）
2.82%

少儿期（4~12岁）
1.71%

幼儿期（2~3岁）
0.47%

婴儿期（0~1岁）
0.74%

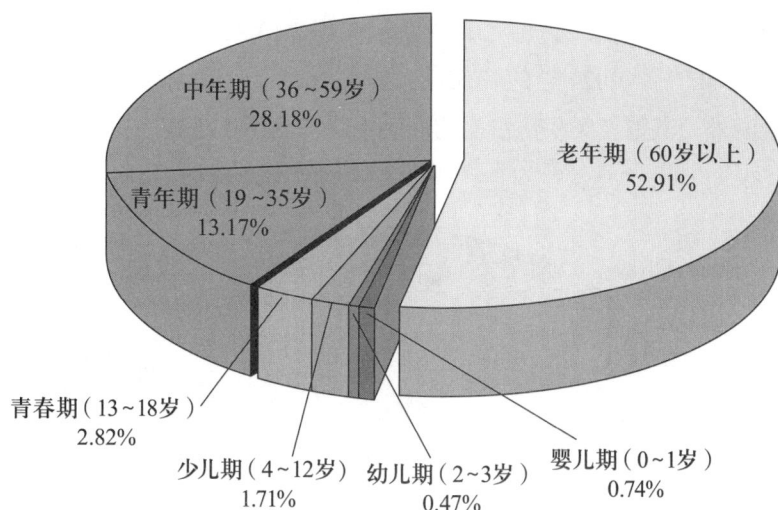

图1-1　救治患者分析

（二）疾病谱分析

结合胸痛中心、卒中中心、创伤中心、危重孕产妇救治中心、危重儿童和新生儿救治中心以及中毒救治中心的分类救治标准，市急救中心对2024年院前急救病历进行分析显示，六大中心救治人数占总救治人数的50.10%，同比上升3.65个百分点。在六大中心救治人数中，创伤救治人数最多，占59.49%，同比下降2.09个百分点；中毒救治人数次之，占14.91%，同比下降1.17个百分点；胸痛救治人数占13.83%，同比上升7.2个百分点；卒中救治人数占8.92%，同比下降4.67个百分点；孕产妇救治人数占2.51%，同比上升0.72个百分点；新生儿救治人数占0.33%，与2023年持平（见图1-2）。

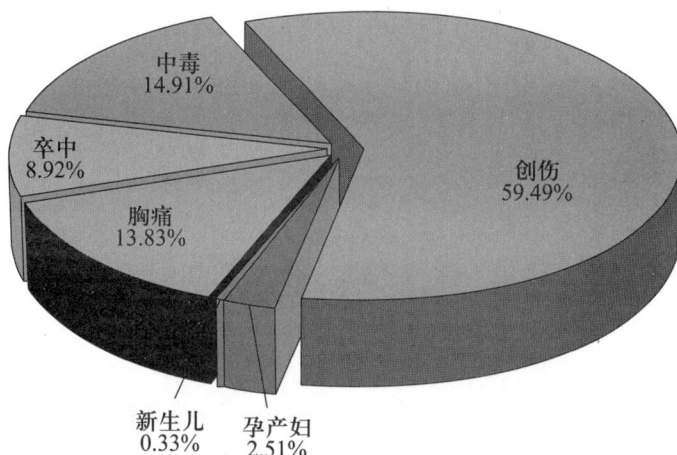

中毒
14.91%

卒中
8.92%

胸痛
13.83%

创伤
59.49%

新生儿
0.33%

孕产妇
2.51%

图1-2　救治患者分析

2024年院前急救前五位病种中，创伤位居榜首，占院前急救总量的28.79%。其余病种依次为神经系统疾病（17.51%）、心血管系统疾病（13.92%）、呼吸系统疾病（10.99%）、消化系统疾病（8.02%）。2024年的院前急救病种分布中，除创伤和消化系统疾病占比较2023年略有上升外，其他三类疾病占比均有所下降（见图1-3）。

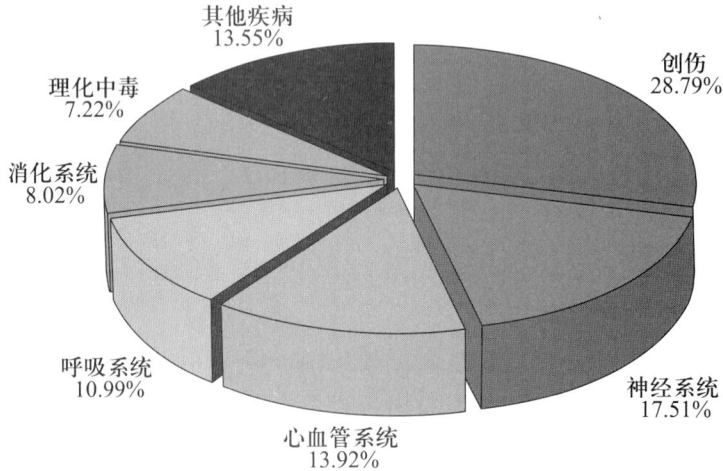

图 1-3　2024 年院前急救的前五位病种

通过对2024年创伤类疾病分析发现，交通事故在创伤类疾病中占比48.53%，交通事故疾患人数占院前急救患者总量的13.59%，同比有所降低（见图1-4）。

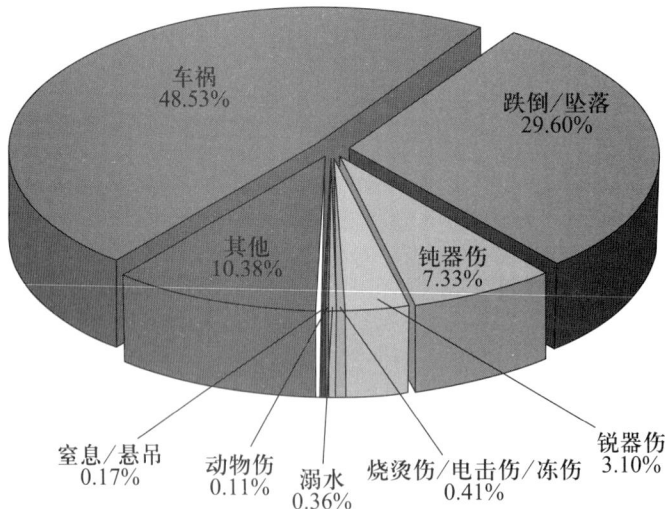

图 1-4　2024 年对创伤类疾病分析

2024年神经系统疾病和心血管系统疾病仍然位居院前急救病种前列。心脑血管危急重症随时会危及患者生命，市民一旦发生脑卒中或胸痛，一定要第一时间拨打120急救电话，配合调度员电话或视频医学指导，争当现场急救的"第一响应人"，抢救患者生命。

第四节 院前急救 120 调度指挥

在我国，城市急救中心是政府为市民提供院前医疗急救服务的公益性医疗机构。尽管目前尚无统一的运行范式，但无论急救中心的规模大小、隶属关系如何，都必须设置一个接听全市呼救电话和调派全市急救资源的工作岗位：120 调度岗位，在该岗位工作的就是急救调度员。120 电话是城市的"生命线"，120 已成为急救中心的代名词，急救调度员就是这条生命线的"掌门人"。其主要职责是接听 120 电话，调派急救资源，协调社会力量，处置突发事件等。

一、120 调度指挥工作的现实意义

随着社会经济的发展和社会文明的进步，人们对社会的奉献、对未来的向往、对幸福的憧憬、对生命的珍惜、对健康的关注都达到了前所未有的高度，但是，伴随而来的现代城市病的低龄化、交通事故等意外创伤的迅速攀升、突发灾难造成的成批伤亡等，都促使人们更加珍惜生命，呼唤对生命的保障。分秒必争的院前医疗急救行业最能体现时间与生命的辩证及因果关系，而首当其冲的 120 急救电话受理更是如此。

（一）缩短急救反应时间是提高院前急救成功率的关键

从程序和环节上而言，没有急救调度员即刻摘机接听与科学受理调派，后续的一切出诊救治举措都无从谈起。对于院前急救环节来说，如何提高摘机速度和调度速度，控制院前急救出诊环节，缩短出车时间，是缩短急救反应时间的关键。

1. 缩短摘机时间

120 摘机时间当然是越快越短越好，最好是铃响即刻摘机接听。但由于受指挥调度系统的中继线路条数、当班调度员人手多少、单位时间来电频度、调度员的摘机速度乃至责任心、上进心、进取心等诸多不确定因素的影响，摘机时间通行标准一般控制在 3 秒以内。

2. 缩短调度用时

认真接听 120 呼救电话，问清急救患者所在详细地址、联系人、联系方式、患者的大概病情等，是急救调度员的重要职责。急救调度员要通过自己的专业水平、快捷的打字速度、了如指掌的地理地形知识、敏捷的捕捉能力的综合运用，缩短调度时间，提高调度时效。

3. 缩短出车时间

缩短急救反应时间，还要在院前急救出诊环节上下功夫。在合理的急救半径内，院前急救抵达现场的时间一般为10分钟左右。为了达到这个目标，各地急救中心均出台了一系列管理措施，比如制定院前急救工作流程、急救站日常考核评定标准等，以加强院前急救人员的职业教育，引导大家增强责任意识，跑出院前急救的"加速度"；利用调度系统智能外呼功能，提醒出诊人员尽快出车，优化每一个环节，专业的质控员对每一个呼救进行全流程的质控复盘，等等。其目的就是要通过多措并举，加强质控管理，提高出诊速度。

（二）科学调度急救资源是提高院前急救成功率的保障

依据《院前医疗急救管理办法（国家卫生和计划生育委员会令第3号）》第二十三条"急救中心（站）和急救网络医院应当按照就近、就急、满足专业需要、兼顾患者意愿的原则，将患者转运至医疗机构救治"的要求，合理使用急救资源，避免资源浪费。（国家卫生和计划生育委员会已改为国家卫生健康委员会，下同）

1. 合理使用急救资源的措施

（1）完善急救指挥调度系统，实现快速、准确地调度指挥。

（2）建立急救资源共享机制，优化急救站点布局，实现区域内急救资源的优化配置。

（3）合理规划救护车分布，确保救护车能够在最短时间内到达现场。

（4）合理调配急救车辆和人员，据实灵活调度调配。

（5）加强急救人员培训，提高急救人员的专业技能和应急反应能力。

（6）加强急救设备维护管理，确保设备的正常运行。

（7）开展急救资源评估和监测，及时发现和解决资源使用中存在的问题。

2. 合理使用急救资源的关键要素

（1）保障人员、车辆、急救设备等急救资源的充足。

（2）确保人员资质和车辆类别多样化且相互匹配，以满足不同服务对象的需求。

（3）根据患者的病情和现实需求，实行差异化管控，灵活安排人员出诊。

3. 当前面临的挑战与应对

（1）资源不足问题：目前急救资源相对不足的问题仍然存在，需要进一步优化资源配置。

（2）分级分类出诊问题：具有针对性的分级分类出诊仍在不断探索之中。

（3）非急救转运补充问题：各地已开展非急救转运的分类管理工作，非急救转运是对院前急救医疗资源的有效补充。

（4）管理水平有待提高问题：尚需进一步提高院前急救运行管理水平和调度水平，以实现物尽其用、人尽其才，最大限度地合理使用急救资源。

（三）调度员生命支持是弥补救护车到达之前"空窗期"的有效措施

院前急救是挽救生命的关键环节，而调度员生命支持则是提升院前急救成功率的有效途径。

1. 调度员生命支持的内涵与意义

调度员生命支持是指急救调度员借助电话或远程通信技术，指导呼救者在专业急救人员到达之前开展基础生命支持等紧急处置，俗称电话医学指导。在院前急救的"空窗期"（即急救单元赶往现场的这段时间），这种生命支持方式能够显著提高急救成功率。例如，在心肺复苏、止血包扎等紧急情况下，通过电话或者视频指导呼救者正确操作，可以为患者争取宝贵的时间。同时，还能有效缓解呼救者的紧张情绪，增强其应对突发事件的信心。

2. 调度员生命支持的实施方式

在急救人员赶往现场的"空窗期"，急救调度员需根据不同情况，灵活运用急救医疗优先分级调度系统（MPDS）、高级调度在线生命支持系统（ADLS）或者计算机辅助生命支持系统（CALS）等工具，对"第一目击者"通过电话医学指导或者视频医学指导等方式进行生命支持，使其采取力所能及的救治措施，争取宝贵的抢救时间。

3. 提升调度员生命支持效果的策略

要实现科学、有效的调度员生命支持，需要在加强宣传、提高认识、鼓励实践、总结创新上下功夫。目前，全国范围内 MPDS 和 ADLS 都有广泛应用。以笔者所在单位为例，联合第三方信息技术有限公司开发了计算机辅助生命支持系统（CALS），该系统能够与急救受理调度系统深度融合，通过现场评估，辅助调度员进行信息问答，进而生成病情处置预案，指导现场呼救者进行自救。

二、急救标识与特服号码

（一）急救标识

我国在院前急救标识、急救车辆标识、急救服装标识等方面均使用统一的标识。院前急救整个标识以圆形为基础、蓝色和黄色为主色。圆形外配以橄榄枝组合，给人一种平和、安全的感觉。圆形中心采用国际急救标识——蛇杖"生命之星"，生命之星交叉的六臂象征急救医疗服务"发现、报告、反应、现场救护、转运途中监护、转至院内救护"六大系统功能。标识底部的"长城"为中国象征性元素，寓意院前医疗急救体系守护生命的意志和能力。

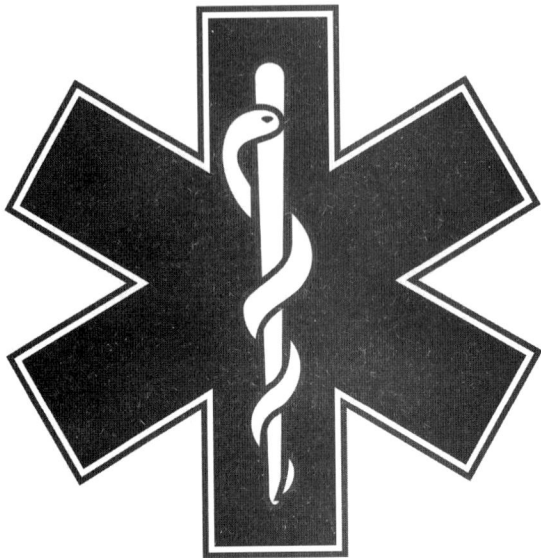

图 1-5 国际急救标识——蛇杖"生命之星"

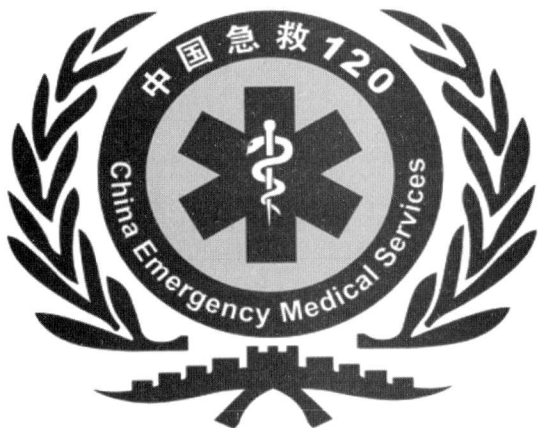

图 1-6 中国急救标识

（二）特服号码

1986 年，国家邮电部（现工信部）联合卫生部指定"120"作为全国统一急救号码，是院前急救机构受理医疗救援呼救、代表卫生行政部门协调与指挥医疗资源、应对灾害事故与突发公共卫生事件的重要工具。因 120 分钟是抢救的有效时间，加之"120"方便简单，易于记忆，因此我国的急救号码为"120"。"120"急救电话的设立和推广，提高了中国急救服务的效率和规范性，业已成为保障人民群众生命安全的重要工具。但世界各地的急救号码各不相同，全球主要医疗急救特服号码对比如下：

表 1-2 全球主要医疗急救特服号码对比表

国家 / 地区	主要急救号	备用号码	系统特点
美国	911	—	统一应急系统（医疗 / 警察 / 消防）
欧盟	112	当地号码（如法国 15）	E112 定位系统
英国	999/112	111（非紧急）	NHS 分级调度
日本	119	—	消防急救一体化
俄罗斯	103/112	—	新型 112 系统建设中
澳大利亚	000	—	三级调度系统
印度	102/108	—	公私混合体系

第五节 有关促进院前急救发展的基本认知

一、我国院前急救的发展历程与现状

法国于 1936 年建立了以医师为主的全国性急救医疗系统（SAMU），并派出专科医师进行现场急救服务。另外，日本、意大利、加拿大、美国、英国、德国等国家的急救医疗体系也相当健全和发达。我国院前急救借鉴其他国家的经验后发展迅速，国内第一个院前急救机构——救护站于 20 世纪 50 年代在上海成立。湖北省武汉市急救中心作为湖北省第一个院前急救机构，于 1986 年在武汉市成立。

自 20 世纪 80 年代后，我国院前急救医疗服务进入快速发展阶段，全国各地陆续成立了院前医疗急救机构，全国所有省会城市和地级城市共建立了 300 余个急救中心。2003 年"非典"疫情突发后，国家高度重视突发事件医疗救治体系建设，国务院办公厅下发了《关于转发发展改革委 卫生部突发公共卫生事件医疗救治体系建设规划的通知》（国办发〔2003〕82 号），各省市、地州急救中心的建设由此得到飞跃式发展，院前急救研究逐渐兴起。2019 年新型冠状病毒肺炎疫情发生后，国家出台了《关于印发进一步完善院前医疗急救服务的指导意见的通知》（国卫医发〔2020〕19 号），湖北省也相应出台了《关于改革完善疾病预防控制体系的实施意见》（鄂办发 2020 11 号），湖北省院前急救医疗机构随之迈入高质量发展的良性轨道。

二、地方实践案例

以笔者所在单位为例，主旨是：打造"智慧急救一张网"，创新院前救治新模式。

（一）构建"三个全域化"三级急救体系

一是全域急救网络一体化管理——9个县级急救中心完成标准化建设并全面接入市级智慧急救平台，实现"一张网"统筹调度；二是全域急救服务智能化升级——创新集成5G+北斗双模定位、手机呼救定位、视频电话医学指导、AI语音调度等12项智慧功能，配备单兵可视化装备包，将院前急救与院内救治无缝衔接；三是全域急救站点标准化覆盖——建成114个急救单元（包含乡镇卫生院急救站80个），其中秭归、五峰等地创新"区域医疗次中心"模式，成功破解了山区急救难题；建立19个急救直升机起降点、28个水上急救转运点等举措形成了"10分钟主城急救圈、30分钟乡村急救圈、1小时航空急救圈"的水陆空立体响应体系，打造了"呼叫即定位、呼入即救治、上车即入院"的急救新模式。

（二）破解"特殊群体"院前急救呼救痛点

老年群体以及听障人士在呼叫120时，会出现急救呼救信息不畅、沟通障碍等难点，为破解这个民生痛点。笔者所在单位为全市14.9万名80岁以上老人建立"120生命绿卡"，将老人关键信息预先录入急救调度平台，老人拨打120电话时，能快速调取居住地址、紧急联系人电话、既往病史等内容，可使救护车派车响应时间平均缩短近30秒，最快实现接警16秒调度派车。目前全市已累计为20647位老人提供了快捷、高效的院前急救服务。与此同时，2024年市急救中心联合市残联打造了"无障碍呼救平台"，并配备一键定位、快速呼救等功能，听障人士可通过文字或手语表情包输入呼救信息，简化呼救流程，实现双向无障碍沟通，为全市2万余名听障特殊群体提供保障。目前，120调度系统已与健康大数据人口数据库无缝对接，系统自动抓取新进80岁老人信息，实现用户信息库实时更新。市民还可以通过"120生命绿卡"微信小程序及卫健委"宜健通"微信小程序中的"120急救"栏目，实现生命绿卡用户信息自主上传和一键启动"无障碍呼救平台"等功能。

（三）打造"全民急救网"的社会大急救格局

在体育场馆、广场、城区社区及重点单位等人员密集场所布设AED，构建"黄金四分钟"急救设备保障网。市民可通过微信端"AED急救地图"实时查询最近设备位置，形成"定位—导航—救援"的数字化急救链条。为了让更多市民掌握急救技能，市急救中心建成省内首家地市级以急救为主题的"急救知识培训基地"，通过互动体验、情景实训、心理疗愈等多元化的场景，开展常态化沉浸式急救体验，年内接待自主参训市民超万人次。2024年，为普通市民开发"CPR+AED"基础课程，深入69个社区开展"急救技能进万家"活动，培训 3000 余名"家庭急救员"。面向企事业单位定制行业专项培训，累计举办 114 场专题讲座，惠及 8000 余名职工。人人学急救的氛围初步形成，居民自救互救能力明显提升。

三、院前急救的核心要素与技术发展

通信、运输和急救技术是院前急救的三大核心要素。自 2014 年我国实施《院前医疗急救管理办法》以来，已逐步构建起覆盖城乡的现代化院前急救网络。当前，以患者为中心的智能急救体系，通过大数据、人工智能、5G、区块链等前沿技术，建立起与院前急救事业发展相适应的智能化闭环系统，实现了高效精准的指挥调度、及时优质的院前医疗服务、全面迅速的应急处置和医疗保障、智慧科学的业务监管和决策支持，满足了城市功能定位、建设需要和区域协调发展的要求。近年来，通过信息化赋能，我国院前急救服务在响应速度、救治质量和运营效率等方面取得显著成效，保障了人民群众的生命健康权益，为深化医改、完善公共卫生应急体系提供了重要支撑。

四、院前急救的发展趋势

随着医疗技术的不断进步和社会需求的日益增长，院前急救工作呈现出以下发展趋势：

（一）智能化与信息化

随着物联网、大数据、人工智能等技术的不断发展，院前急救正逐步向智能化转型。例如，通过智能调度系统，可以更快地分配急救资源，提高响应速度；利用大数据分析，可以预测急救需求热点，优化急救站点布局；信息化手段的应用，如电子病历系统、远程医疗咨询等，也极大地提升了急救服务的效率和质量。

（二）专业化与精细化

随着医疗技术的细分，院前急救人员需要掌握更加专业、精细的急救技能。例如，针对心搏骤停、严重创伤等不同类型的紧急情况，急救人员需要具备相应的专业知识和技能。此外，急救设备也在不断升级换代，如 AED（自动体外除颤器）的普及、便携式超声仪的应用等，都使得急救服务更加专业、高效。

（三）社区化与网络化

社区急救网络的建立，使得急救服务更加贴近民众，提高了急救的及时性和有效性。例如，通过培训社区居民成为急救志愿者，可以在第一时间为患者提供初步救助。同时，急救网络的不断完善，也加强了医疗机构之间的协作与联动，提高了整体急救能力。

（四）人性化与多元化

在急救服务中，越来越注重患者的人文关怀和心理支持。例如，急救人员在救治过程中会给予患者更多的精神安慰和鼓励，减轻其恐惧和焦虑情绪。此外，针对特殊人群（如老年人、儿童、孕产妇等）的急救服务也在不断完善，以满足不同患者的需求。

（五）国际化与合作

随着全球化的加速，院前急救的国际化合作日益加强。通过国际交流和学习，可以引进先进的急救理念和技术，提升本国急救水平。同时，在跨国救援、国际赛事急救等方面，也需要加强国际合作与协调。

综上所述，院前急救正朝着智能化、专业化、社区化、人性化以及国际化的方向发展。这些趋势不仅提高了急救服务的质量与效率，而且更好地满足了人民群众的健康需求。未来，随着医疗技术的不断进步和社会需求的持续增长，院前急救将迎来更加广阔的发展前景。

第二章 院前急救的相关定义与岗位要求

第一节 院前急救调度相关术语和定义

院前急救调度相关术语和定义包括急救基本概念、急救调度、急救质控、灾难医学、急救技能与护理五个部分。

一、急救基本概念

（一）通用概念

急救医学（emergency medicine）：针对急危重症临床救治，研究各种急性伤病的病因病理和临床诊治的医学临床学科。

急救（emergency）：是指对突发疾病或受到意外伤害的需要医疗干预的人员进行紧急医疗处置的过程。

急救电话（emergency call）：是指用于医疗急救呼叫的电话号码。例如，中国大陆医疗急救电话号码为120，日本和韩国等国家医疗急救电话号码为119，美国医疗急救电话号码为911，英国医疗急救电话号码为999，法国医疗急救电话号码为15。

急救医疗服务（emergency medical service，EMS）：对需要急救的人员进行的紧急医疗救治、护理和转运等服务。

护理（nursing）：是指对患者生命体征的监测、标本的采集及记录分析，并从生理、心理和社会等方面照顾患者的行为。

转运（transport）：是指经过现场必要的处理后，将患者由现场及时送往目的地的过程以及院际之间、城际之间的护送过程。

急救医疗服务体系（emergency medical service system，EMSS）：是指提供急救医疗服务的一系列组织机构。主要包括院前急救、院内急诊和重症监护等医疗服务。

院前急救（prehospital emergency）：是指对患者到达医院前所进行的紧急医疗处置的过程。

院内急诊（hospital emergency）：在医院内急诊科对急危重症患者给予及时诊断和治疗。

重症监护（intensive care）：是指在医院内运用各种先进医疗技术、现代化监护和抢救设备等，对各类危重症患者实施集中的加强治疗和护理的过程。

院前医疗急救服务机构（prehospital medical emergency service institution）：是指从事院前医疗急救服务的机构。根据其服务范围和服务能力可分为急救中心、急救分中心、急救站；根据其运行模式可分为独立型急救中心、依托型急救中心、指挥型急救中心和综合型急救中心。

急救中心（emergency medical center）：是指从事院前医疗急救服务的一级机构。

急救分中心（emergency medical branch center）：是指从事院前医疗急救服务的二级机构。

急救站（emergency medical station）：是指从事院前医疗急救服务的三级机构，是院前急救服务的基层单位。

独立型急救中心（independent emergency center）：是指从事院前医疗急救服务的一类机构，其管理和运行完全独立且具有法人资质，财务独立核算，从受理急救电话到患者送达医院均由急救中心负责。

依托型急救中心（dependent emergency center）：是指从事院前医疗急救服务的一类机构，设在综合医院内或依托医院独立运行，是综合医院的一部分。急救人员、救护车、急救设备和经费支出由政府和医院共同投入解决。

指挥型急救中心（dispatch emergency center）：是指从事院前医疗急救指挥调度的一类机构，具有独立法人资质，能够受理急救电话并调度指挥网络医院的救护车和人员到现场进行急救。

综合型急救中心（integrate emergency center）：是指从事院前医疗急救服务的一类机构，具有独立法人资质，能够受理急救电话并调度指挥本机构及其他医院的救护车和人员到现场进行急救。

急救调度指挥中心（emergency dispatch command center）：是指从事急救电话业务受理、救护车辆和急救人员的调度派遣，协调与医院对接患者病情及救治等工作的机构或部门。一般具有一套集电话语音、急救指挥调度、车辆定位、单兵视频监控采集、车载视频终端、远程急救会诊、远程生命监测、公共服务平台等多功能于一体的急救指挥系统。

紧急医学救援中心（emergency medical rescue center）：是指承担突发事件紧急医学救援任务的院前医疗急救服务机构。

急救网络医院（emergency network hospital）：是指在医疗急救服务体系中承担院前医

疗急救服务且有院内门急诊和住院部的医疗机构。

急诊急救五大中心（five major centers for emergency care）： 是指以急危重症临床救治为主要任务的五类多学科诊疗中心，包括胸痛中心、卒中中心、创伤中心、危重孕产妇救治中心、危重儿童和新生儿救治中心。

胸痛中心（chest pain center）： 是指由多学科团队参与的对急性胸痛患者进行快速准确诊断、危险评估和治疗的诊疗中心。

卒中中心（stroke center）： 是指由多学科团队参与的对急性卒中患者进行快速诊断和治疗的诊疗中心。

创伤中心（trauma center）： 是指由多学科团队参与的为严重创伤患者提供快速、高效和综合救治服务的诊疗中心。

危重孕产妇救治中心（critical care center for pregnant and lying-in women）： 是指对危重症孕产妇提供快速、高效和规范的诊疗救治服务，以提高危重症孕产妇的救治能力和服务质量，保证救治服务的及时性和安全性，降低孕产妇死亡率的诊疗中心。

危重儿童和新生儿救治中心（critical care center for critical children and neonate）： 是指对危重症儿童和新生儿提供快速、高效和规范的诊疗救治服务，以提高危重症儿童和新生儿的救治能力与服务质量，保证救治服务的及时性和安全性，降低儿童和新生儿死亡率的诊疗中心。

院前院内急救衔接（link for emergency medical system and hospital）： 是指院前医疗急救服务机构在提供院前医疗急救服务过程中，与院内医疗机构交接患者和进行信息传递的过程。

院前医疗急救转运（prehospital emergency medical transport）： 是指院前医疗急救服务机构根据患者情况，遵循就近、就急、满足专业需要、兼顾患者及其家属意愿的原则，将患者及时转运至具有相应急诊抢救能力的医疗机构的过程。

长途医疗转运（long distance medical transport）： 是指将患者由救护车跨地区长距离转运的过程。

急救绿色通道（emergency green channel）： 是指为保障急危重症患者能够得到及时、规范、高效的救治，院前医疗急救服务机构与医院通过预先协议搭建的就诊平台。当急救人员遇有急危重症患者时，可以通过急救调度指挥中心通知医院做好接诊准备，使急危重症患者被送到医院后第一时间得到进一步的诊治。

消毒（disinfection）： 是指利用物理或化学方法杀灭或清除传播媒介上的病原微生物，使其达到无害化的过程。

救护车终末消毒（ambulance terminal disinfection）： 是指传染源离开救护车后对救护车进行的彻底消毒。

救护车随时消毒（ambulance concomitant disinfection）： 是指当传染源在救护车上时

所进行的消毒。即对传染源的排泄物、分泌物或被污染的物品随即进行及时消毒。

隔离（isolation）：是指采用各种技术、方法防止感染因子从患者和携带者传播给他人的一种措施。

灭菌（sterilization）：是指用物理或化学方法杀灭传播媒介上的一切微生物的方法，包括杀灭致病的和非致病的微生物。

清洁（cleaning）：是指去除物体表面有机物、无机物和可见污染物的过程。

医患关系（doctor-patient relationship）：是指医护和患者双方在医疗服务过程中形成的关系。

医疗事故（medical malpractice）：是指医疗机构及其医务人员在医疗活动中违反医疗卫生管理法律、行政法规、部门规章和诊疗护理规范、常规等或因过失而造成患者人身损害的事件。

医疗纠纷（medical dispute）：是指医患双方因诊疗活动而引发的争议。

信息管理（information management）：是指对信息进行收集、整理、加工、传递、存储、利用和处理的过程。

（二）急救人员

急救医生（emergency physician）：是指具有执业医师资格，经过院前急救专业培训，在院前医疗急救服务机构从事急救医疗服务的医生。

急救护士（emergency nurse）：是指具有执业护士资格，经过院前急救专业培训，在院前医疗急救服务机构从事急救医疗服务的护士。

急救驾驶员（emergency driver）：又称"急救司机"，是指具有驾驶某类机动车的资格，经过院前急救专业培训，在院前医疗急救服务机构履行驾驶救护车职责的人员。

医疗救护员（emergency medical technician，EMT）：是指具有国家医疗救护员执业资格，经过院前急救专业培训，在院前医疗急救服务机构从事急救医疗服务的人员。

急救辅助员（emergency care assistant）：是指经过院前急救专业培训，在院前医疗急救服务机构辅助急救医生和急救护士完成急救医疗服务的人员。

急救管理人员（emergency management personnel）：是指在院前医疗急救服务机构从事院前医疗急救服务工作的管理类人员。

（三）急救转运工具

救护车（ambulance）：又称"急救车"，是指用于转运患者的机动车辆，具有驾驶室、医疗舱、无线通信装置以及必要的抢救设备和药品等。

普通型救护车（ordinary ambulance）：是指为基础处理、观察和转运病情较轻患者而设计和装备的救护车。

抢救监护型救护车（intensive care ambulance）： 是指为救治、监护和转运急危重症患者而设计和装备的具有生命体征监护和支持功能的救护车。

负压型救护车（negative pressure ambulance）： 是指为转运呼吸道传染病患者而设计的具有负压功能的救护车。救护车内气压低于外界大气压，空气在自由流动时只能由车外流向车内，而且还能将车内的空气进行无害化处理后排出，在救治和转运传染病等特殊疾病患者时可以最大限度地减少医务人员交叉感染的概率。

5G救护车（5G ambulance）： 是指通过5G网络信号和院前急救信息系统将车载设备与5G路由器组网连接，实时将患者生命体征监测数据传送到急救调度指挥中心和救治目的地医院，可实现远程会诊、远程操作技术的救护车。

特殊用途型救护车（special ambulance）： 是指为特殊用途设计和装备的救护车。如新生儿转运救护车、涉水救援救护车、通信指挥车等。

急救摩托车（emergency motorcycle）： 是指为空间狭小或交通堵塞等特殊情况配备的用于院前急救的摩托车辆。

急救无人机（emergency unmanned aerial vehicle）： 是指利用无线电遥控设备和自备的程序控制装置操纵并用于急救的不载人飞行器。

航空医学救援（air ambulance）： 又称"空中急救（air medical emergency）"，是指利用航空飞行器提供的紧急医疗服务和突发公共事件医疗救援。包括患者的生命支持、监护、救治和转运，特殊血液和移植器官的运输以及急救人员、医疗装备和药品的快速运达等。

医学救援直升机（helicopter emergency medical service，HEMS）： 是指在提供空中紧急医疗救援和突发公共事件医疗救援中转运受困人员或患者的直升机。

固定翼医学救援航空器（fixed wing air ambulance，FWAA）： 是指在提供空中远距离紧急医疗救援服务和突发公共事件医疗救援中转运受困人员或患者的固定翼航空器。

医学救援艇（boat ambulance）： 是指在提供水上紧急医疗救援和突发公共事件医疗救援中转运受困人员或患者的船艇。

（四）日常医学急救

心脏搏动（cardiac impulse）： 俗称"心跳（heart beat）"，是指心脏机械活动的外在表现形式。正常情况下表现为规律的收缩与舒张，使心脏泵血，是血液循环的原动力。

心脏停搏（asystole）： 又称"心搏停止"，是指由于各种原因导致的心脏有效机械活动（即收缩与舒张活动）停止和泵血功能丧失的状态。心脏可处于完全静止状态或不能产生有效泵血活动的非完全静止状态。

心搏骤停（sudden cardiac arrest，SCA）： 是指在心脏有效机械活动突然停止，泵血功能丧失的状态，常与呼吸骤停相继出现。由于脑血流突然中断，患者会迅速出现意识丧失，经及时救治可获存活，是心源性猝死的常见原因。

院外心搏骤停（out-of-hospital cardiac arrest，OHCA）： 是指发生在医院以外场所的心搏骤停。一般情况下，发病者往往不能得到及时有效救治，复苏成功率较低。

院内心搏骤停（in-hospital cardiac arrest，IHCA）： 是指在医院内发生的心搏骤停。一般情况下，发病者往往能够及时得到专业医务人员给予的生命支持，复苏成功率相对较高。

猝死（sudden death）： 是指平素身体健康或貌似健康的患者因自然疾病等原因在短时间内突然死亡的现象。世界卫生组织（WHO）界定的猝死为从疾病急性发作到死亡时间为6小时之内。

心源性猝死（sudden cardiac death，SCD）： 是指由心脏本身疾病急性发作所致的猝死。

自主循环恢复（return of spontaneous circulation，ROSC）： 是指心脏搏动停止之后再次出现持续的心脏搏动和呼吸活动，包括呼吸、咳嗽、肢体移动、可被测量的脉搏和血压等。

复苏后综合征（post resuscitation syndrome）： 是指心搏骤停患者自主循环恢复后，由缺氧及再灌注损伤所造成的多器官功能障碍。主要原因为再灌注损伤，可对脑、心、肺、肾、胃肠等重要器官的组织结构、代谢功能产生严重影响，并表现出各自的临床特征。

心肌梗死（myocardial infarction，MI）： 是指冠状动脉血供急剧减少或中断所引起的严重而持久的心肌急性缺血性坏死的现象。临床表现为突发性、剧烈而持久的胸骨后疼痛，伴特征性心电图与血清酶学改变。

急性冠脉综合征（acute coronary syndrome，ACS）： 是指由于冠状动脉内粥样斑块破裂、表面破损或出现裂纹，继而出血和形成血栓，引起冠状动脉不完全或完全梗阻，以致心肌供血严重不足的临床综合征。其临床表现为不稳定型心绞痛、急性心肌梗死或心源性猝死。

慢性阻塞性肺疾病（chronic obstructive pulmonary disease，COPD）： 简称"慢阻肺"，是一种与气道和肺对有毒颗粒或气体的慢性炎症反应增强有关，以持续存在的气流受限为特征，以逐渐进展的咳嗽、咳痰、气急为主要临床表现的呼吸系统常见疾病。已知病因或具有特征性病理表现的气流受限疾病不属于该疾病的范畴。

支气管哮喘（bronchial asthma）： 是指由多种细胞（如嗜酸性粒细胞、肥大细胞、淋巴细胞、中性粒细胞、气道上皮细胞等）和细胞组分参与的，以反复发作性的喘息、气急、胸闷或咳嗽为主要临床表现的气道慢性炎症性疾病，通常伴有气道高反应性和广泛多变的可逆性气流受限。

抑郁（depression）： 是指以显著而持久的心境低落为特征的一种心境障碍，是心境障碍的主要类型，伴有思维、意志活动及生理活动等广泛受抑制的表现。

焦虑（anxiety）：是指对未来或可能的风险过分担心和害怕的情绪状态，伴有运动性不安及自主神经症状。

焦虑障碍（anxiety disorder）：又称"焦虑症"，是指以发作性或持续性情绪焦虑、紧张、恐惧为临床基本特征的一种精神疾病，严重影响患者日常功能并导致行为异常，需要及时治疗。

脑血管疾病（cerebrovascular disease，CVD）：是指由于各种原因所致的脑血管病变或血流障碍引发的脑功能障碍，包括血管腔闭塞、血管破裂、血管壁损伤或血液成分异常所引起的神经功能障碍等。

脑卒中（stroke）：是指一种起病急且迅速出现的脑循环障碍。症状一般持续24小时以上，可迅速导致局限性或弥漫性脑功能缺损。按病理类型可分为缺血性和出血性两大类，包括脑梗死、脑出血和蛛网膜下腔出血等。具有高发病率、高死亡率和高致残率的特点。常见的病因包括高血压、糖尿病、心脏病、血脂异常和吸烟等。

脑梗死（cerebral infarction）：又称"缺血性脑卒中（ischemic stroke）"，是由于各种原因所致脑部血液供应障碍，导致局部脑组织缺血、缺氧性坏死及相应神经功能损伤的一类临床综合征。

脑血栓形成（cerebral thrombosis）：是指脑动脉管壁发生病损而形成血栓，使管腔变狭或闭塞，甚至引起局部脑组织坏死的一种急性缺血性脑血管疾病。最常见的原因是脑动脉粥样硬化。

脑栓塞（cerebral embolism）：是指由于各种栓子（如心源性栓子、动脉源性栓子、脂肪、肿瘤或空气等）随血流进入脑动脉阻塞血管，引起脑部血液供应障碍，从而导致脑组织发生不可逆损伤，引起局灶性症状和体征。

高温综合征（hyperthermia syndrome）：是指高温环境下，由体温调节中枢功能障碍、汗腺功能衰竭或水电解质丢失过多所引起的以体温升高和（或）中枢神经系统功能障碍和（或）心血管功能障碍等为主要表现的急性全身性疾病。依据发病机制和临床表现又可分为热痉挛、热衰竭和热射病共三种类型。

热痉挛（heat cramp）：是指高热环境下出汗过多，盐分大量丢失，引起肌肉组织兴奋性升高而继发的肌肉疼痛和痉挛的一种高温综合征。

热衰竭（heat exhaustion）：是指在热应激情况下体液、体钠丢失过多导致水电解质紊乱而引起的以有效循环血容量不足为特征的临床综合征。如得不到及时诊治，可发展为热射病。

热射病（heat stroke）：是指在高温高湿环境下进行高强度体力活动后产热过多和（或）散热过少引起的体温急剧升高，伴有意识障碍的一种急性疾病。

休克（shock）：是指机体在受到各种严重致病因素侵袭后所发生的以有效循环血量急剧减少、组织血液灌注量严重不足为特征，导致细胞缺氧以致各重要脏器功能代谢紊乱和结构损害的全身性病理生理变化及临床病症。

创伤（trauma）： 是指由于各种物理、化学和生物等外源性致伤因素作用于机体，导致体表皮肤、黏膜和（或）体内组织器官结构完整性的损害，以及同时或相继出现的一系列功能障碍和精神障碍等。

开放性损伤（opened injury）： 是指受伤部位体表皮肤或黏膜有破损的损伤类型。如擦伤、撕裂伤、切割伤、砍伤和刺伤等。

闭合性损伤（closed injury）： 是指受伤部位体表皮肤或黏膜无破损的损伤类型。如挫伤、挤压伤、扭伤、震荡伤、关节脱位及半脱位等。

致命性三联征（triad of death）： 是指创伤并发休克的患者因严重生理功能紊乱和机体代谢功能失调而出现的低体温、凝血功能障碍和酸中毒，是创伤患者预后不良的指标。

颅脑损伤（craniocerebral injury）： 是指头颅部位受外力作用而造成的损伤的统称。按损伤发生的组织分为头皮损伤、颅骨损伤和脑损伤，三者虽皆可单独发生，但须警惕其合并存在；也可按受伤机制分为直接颅脑损伤、间接颅脑损伤。损伤程度及其处理效果对预后起决定性作用。

脑出血（intracerebral hemorrhage）： 是指脑实质内部的出血。常见病因包括高血压、动脉瘤、动静脉畸形、血液病、肿瘤、血管炎、静脉窦血栓形成等。多发于基底节、脑叶、丘脑和脑桥等，可破入脑室系统。临床表现与出血量及出血部位有关，头部计算机体层成像、磁共振成像检查可确诊。

骨折（fracture）： 是指因外伤、疾病所引发的骨骼断裂，即骨连续性的中断。

妊娠（pregnancy）： 是指胚胎和胎儿在母体内发育成长的过程。从卵子受精开始直到胎儿及其附属物自母体排出而终止。

流产（abortion）： 是指妊娠不足 28 周、胎儿体重不足一千克而终止者。根据孕周，流产可分为早期流产和晚期流产；根据流产方式方法可分为自然流产和人工流产；按流产发展的不同阶段，临床上分为 4 种类型，即先兆流产、难免流产、不全流产和完全流产。

胎膜早破（premature rupture of membrane）： 是指临产前胎膜发生的自然破裂，是围生期最常见的并发症。根据妊娠是否足月，胎膜早破可分为足月胎膜早破和未足月胎膜早破。感染是引起胎膜早破的主要原因。

分娩（parturition）： 是指妊娠满 28 周及以后，胎儿及其附属物从临产开始至全部从母体排出的过程。决定分娩的主要因素是产力、产道及胎儿，但精神、心理因素也不容忽视。

产后出血（postpartum hemorrhage,PPH）： 是指阴道分娩时胎儿娩出后 24 小时内失血量超过 500 毫升，剖宫产时超过 1000 毫升的情况。产后出血是分娩期严重并发症，位居中国产妇死亡原因的首位，主要临床表现为胎儿娩出后阴道出血及出现失血性休克、严重贫血等相应症状。

人口老龄化（population aging）：是指老年人口占总人口的比例随着时间的推移而不断上升的一种动态过程。

高龄老人（the oldest old）：是指年龄达到 80 岁及以上的老年人。

二、急救调度

（一）调度基本概念

1. 基本概念

急救调度（emergency medical dispatch，EMD）：是指受理急救呼救、调派救护车、急救指挥协调、远程医学指导的过程。

120 急救可视化调度（emergency visualized dispatch）：是指基于云技术，电话语音、VOLTE、急救指挥调度、车载视频终端、单兵视频监控采集、车载导航医助、车辆定位等模块于一体，实现对急救全过程的可视化管理。

急救调度室（emergency medical dis patch room）：又称"急救调度厅"，是指位于急救指挥调度中心供急救调度员工作的场所。

急救调度员（emergency dispatcher）：是指负责接听受理急救电话、调派救护车、为急危重症患者与医院建立绿色通道、遇突发事件时采集现场详细信息并及时上报的专业急救人员。

交换机（switch）：是指一种用于电（光）信号转发的网络设备，也是交换、控制信令及其他功能单元的通信设备，可以把用户线路、电信电路和（或）其他要互连的功能单元根据用户的请求连接起来。

程控数字交换机（statistical process control digital switch）：是指一种以数字形式并通过程序控制的信号传输交换机。

以太网交换机（internet switch）：是指以以太网作为数据传输的一种交换机。

中继线（trunk line）：是交换机话路设备的重要组成部分，可将交换机与用户有效联通。

急救电话分流（emergency telephone shunting）：是指急救电话进入交换机后分流转接的过程。按其分流过程可分为人工分流和自动分流。

人工分流（artificial shunting）：是指急救电话由调度员进行分流转接的过程。

自动分流（automatic shunting）：是指急救电话由交换机和调度系统程序控制分流转接的过程。

调度坐席（emergency dispatch seat）：是指接听、受理急救电话和调派救护车的工作坐席。根据工作需要可分为分流席、受理席、派车席、急危重症席、咨询席、组长席、指导席、非急救席等不同调度席位。

分流席（shunting seat）：是指承担接听 120 呼入电话，根据不同呼叫需求分别转接到不同调度坐席的坐席。

受理席（accepting seat）：是指承担急救电话受理、任务落单及病情分级等任务的调度坐席。

派车席（dispatch seat）：是指承担调派救护车组等任务的调度坐席。

急危重症席（severe case seat）：是指承担生命体征不平稳、胸痛、呼吸困难、意识不清等急危重症患者的电话受理、远程医学指导和救护车调派等任务的调度坐席。

咨询席（consulting seat）：是指承担不需要救护车但与急救有关咨询工作等任务的调度坐席。如需要救护车可根据情况再转接至受理席或急危重症席。

组长席（group leader seat）：是指承担突发事件的处理及其他需要协调沟通工作等任务的调度坐席。

指导席（guiding seat）：是指承担急救调度在线生命支持与指导等任务的调度坐席。

非急救席（non-emergency seat）：是指承担以解决交通工具但不需要医疗干预如出院回家、转院等相关业务的电话受理和车辆调派等任务的调度坐席。

紧急呼救（emergency call）：是指在需要医疗急救时拨打 120 的电话。紧急呼救包括 120 语音呼救、视频呼救、图文呼救等。

120 语音呼救（120 voice SOS）：是指非视频话务接入 120 调度系统的语音呼救。

视频呼救（video SOS）：是指通过 VOLTE、微信小程序、短信链接等方式接入 120 调度系统的视频呼救。

图文呼救（text and image SOS）：是指通过互联网平台非话务接入 120 调度系统的报警呼救。

医疗保障（medical security）：是指在执行重大赛事或者活动过程中，为了确保患者能够在突发疾病或遭受意外伤害等紧急情况下得到及时、有效的医疗服务，而采取的一系列措施和安排。

非急救转运（non-emergency medical transport）：是指不需要实施紧急医疗处置的院后转运和助行便民服务，如非急救院际转运、出院患者转运或为行动不便的就医患者提供转运服务等。

机房（machine room）：是指安装一台或多台服务器及其附属设备的专用房间。

2. 呼救人群

呼救（call for help）：是指发出信息寻求紧急医疗援助。

呼救者（caller）：是指发出信息寻求救助行为的机构或个人（特指通过拨打急救电话寻求紧急医疗援助的机构或个人）。

第一方呼救者（first-party caller）：是指为自己拨打急救电话请求紧急医疗援助的人员。

第二方呼救者（second-party caller）： 又称"第一目击者（first responder）"，是指在事发现场，协助急救对象拨打急救电话寻求紧急医疗援助的人员。

第三方呼救者（third-party caller）： 是指不在事发现场，但协助患者拨打急救电话请求紧急医疗援助的人员。

3. 呼救来电类型

骚扰电话（harassment call）： 是指故意或恶意拨打 120 的电话但不需要 120 急救服务的电话。

投诉电话（complaint call）： 是指拨打 120 电话反映对院前急救行为不满、不合理等进行投诉的电话。

工作电话（work phone）： 是指联系调度相关工作的电话。

咨询电话（consult call）： 是指询问了解医疗卫生类相关问题的电话。

无声电话（mute call）： 是指没有任何声音或通话时出现静音的电话。

误拨电话（pocket call）： 是指来电为误拨 120 并经确认不需要 120 急救服务的电话。

拨测电话（net autodialing-test call）： 是指运营商（电信、移动或联通公司等）或当班调度员为了监测 120 线路是否畅通的测试电话。

异地呼救（different places/remote，SOS）： 是指非本管辖院前急救区域的呼叫，最后由患者当地急救中心处置的呼救电话。

转院电话（hospital referral call）： 是指医疗机构之间要求接转患者的电话。

测试电话（test call）： 是指网络维护人员为了对通信指挥调度系统功能进行检测而开展模拟调派任务单的测试电话。

突发疫情防控电话（emergency epidemic prevention and control call）： 是指与食物中毒、传染病防控、水污染防控等突发疫情相关的电话。

（二）调度与受理

1. 调度系统

急救调度系统（emergency dispatch system）： 是指用于接听和受理急救电话并派出救护车，提供信息处理和智能化决策功能的信息系统。

计算机辅助调度系统（computer-aided dispatch system，CADS）： 是指利用计算机辅助接听和受理急救电话并派出救护车，提供信息处理和智能化决策功能的信息系统，包括有线与无线通信系统、地理信息系统、卫星定位系统、数字录音系统等。

有线通信（wire communication）： 是指借助线缆线路传送信号的通信方式。

无线通信（wireless communication）： 是指仅利用电磁波而不通过线缆线路传送信号的通信方式。

地理信息（geographic information）： 是指描述与地理位置和时间相关事务或对象及

其关系的信息，具有基础性、共享性、多维性和动态性的特征。

卫星定位（satellite positioning）：是指利用卫星测定点位的技术和方法。

全球定位系统（global positioning system，GPS）：是指由美国国防部运作的双频、L频带卫星导航系统，可在全球范围内进行卫星导航和定位。

北斗卫星导航系统（BeiDou Navigation Satellite System, BDS）：简称"北斗系统"，是指中国着眼于国家安全和经济社会发展需要，自主建设运行的全球卫星导航系统，是为全球用户提供全天候、全天时、高精度的定位、导航和授时服务的国家重要时空基础设施。

车载定位终端（positioning terminal equipment）：是指安装在救护车上用于接收北斗系统或全球定位系统信号，实现定位、导航、定时等功能的设备。

数字录音系统（digital audio record system）：是指用于记录进行数字化编码音频信息的存储系统。

数据库系统（database system）：是指用于存储、管理、处理和维护数据的软件系统，主要由数据库、数据库管理系统和数据库管理员组成。

计算机电话集成系统（computer telephony integration system, CTIS）：是指集成计算机与电话两种技术，使电话通信和计算机信息处理两种功能结合在一起应用的系统。

高级调度在线生命支持系统（advanced dispatch online life support system ,ADLS）：是指通过移动通信和人工智能等技术，以音视频方式在线为现场呼救者提供包括基础生命支持在内的自救或互救的急救措施，以解决在急救人员到达之前"不会救"的问题。

医疗优先调度系统（medical priority dispatch system，MPDS）：是指用于辅助急救调度员通过电话问询第一时间识别急危重症，优先派车，并在线提供指导和急救处置的一种软件系统，以解决是否需要优先派急救医生的问题。

计算机辅助在线生命支持系统（computer-aided online life-support system，CALS）：是指通过互联网、移动通信和人工智能等技术，调度员以在线音视频方式为现场呼救者提供自救或互救医学指导的急救措施，并对病情急危重程度分级分类。

自动电话号码识别（automatic number identification, ANI）：是指急救指挥调度中心利用来电显示功能自动识别呼救者电话号码信息的技术。

自动地址识别（automatic location identification, ALI）：是指急救调度指挥中心利用定位技术系统，通过呼救者的电话号码自动确定呼救者地理位置的技术。

计算机辅助调度（computer aided dispatching）：是指使用计算机辅助急救调度员接听受理急救电话和调派救护车的技术系统，可以提高调度工作效率和合理利用急救资源。

120 生命绿卡（120 life-escort ID card）：是指一种专门为特殊人群提供快速急救的创意服务设计，可以优化急救资源配置，缩短急救响应时间，提高急救准确性，以服务于特殊人群。

5G+ 急救（5G+emergency）：是指基于 5G 商用技术的综合运用，整合了视频呼救与面向特殊群体的图文呼救。

智能外呼（intelligent outbound call）：是指一种应用于急救领域的智能化通信技术，具备自动拨号和语音交互、多语音支持等功能，以实现急救通知、健康回访、急救知识普及等。

AI+ 急救大语言模型（AI+emergency language model）：是指急救调度与 AI 大语言模型融合，通过综合医学知识和过往案例分析，提供医学知识查询与更新、患者信息整合与分析，辅助急救各应用场景，以帮助调度员或现场人员快速判断病情，为后续急救服务提供支持。

呼救者画像（portrait of caller）：是指通过对呼救者提供或系统获取的基本信息、健康状况、既往病史、当前症状、位置信息、周边环境、行为特征、心理状态等相关信息的收集和分析，勾勒出呼救者的特征。

重复呼救分析（repeated call analysis）：是指针对同一呼救者在一定时间内多次拨打 120 急救电话的情况进行分析，辅助调度员对呼救者加强沟通交流、核实信息、优化调度流程并为呼救者提供心理支持等。

呼救关键要素自动提取（key elements automatic extraction for emergency call）：是指借助自然语音处理 NLP 技术，通过算法和模型对呼救者的语音或文字信息（包括位置信息、患者基本信息、病情描述、联系人信息等）进行分析和快速自动提取。

智能化和自动化的电话指导信息（intelligent and automatic telephonic guidance）：是指依托自然语言处理、决策算法、语音合成等技术，为急救现场提供即时、精准的指导（包括心肺复苏指导、外伤止血指导、中毒急救指导、异物卡塞等急救应用场景的视频或语音电话指导等），以提升急救效率和质量。

120 急救市县乡一张网（city-county-town emergency dispatch cloud platform）：是指在一个地区内，对市县乡三级 120 急救资源进行整合，形成统一的急救网络、统一的指挥调度平台以及统一的受理和调派。

院前院内一体化协同救治（integrated and collaborative treatments of pre-hospital and hospital）：是指将院前急救与院内急救紧密结合的医疗模式，旨在为患者提供无缝隙、连续的医疗服务。

大数据展示（big data presentation）：是指直观呈现急救资源分布、急救任务统计、响应时间分析、患者信息统计等相关信息。

智能救护车管理（intelligent ambulance management）：是指借助物联网、DBS 北斗高精定位、智能通信技术等，实现对救护车实时监控、智能调度、远程医疗支持、设备管理与维护等。

急救志愿者管理（emergency rescue volunteer management）：涵盖志愿者的招募与选拔、培训与教育、日常管理、激励与表彰等功能。

2. 调度受理与指导

首调负责制（first-dispatch responsibility）：是指首位接听急救电话的调度员负责从摘机接听急救电话开始到受理派车、现场处置、送达医院等全过程的一种管理制度。

急救前移（emergency medical service in advance）：是指在救护车到达现场之前，调度员或急救人员通过电话指导呼救者进行自救互救、提高急救成功率的行为。

调度员生命支持（dispatcher !ife support，DLS）：是指急救调度员在专业急救人员到达现场之前，通过电话或远程通信技术指导呼救者开展基础生命支持等紧急处置。

调度员指导的心肺复苏（dispatcher-guided cardiopulmonary resuscitation）：又称"电话指导的心肺复苏"，是指调度员通过电话等通信手段询问第一目击者，评估患者病情，系统指导第一目击者对疑似心搏骤停患者实施心肺复苏的过程。

绿色通道建立（green channel establishment）：是指调度员在患者送达医院之前通知医院做好准备接收急危重症患者的过程。通知的方式有电话、短信、视频和各类信息平台。

突发事件上报（emergency report）：是指调度员将突发事件信息报告至相关部门的行为。

突发事件处置（emergency management）：是指调度员识别突发事件任务、调派救护车和应急资源、建立绿色通道以及向相关部门和领导汇报事件全过程的行为。

交通 / 公安 / 消防联动（multiagency linkage rescue）：是指在应急处置过程中，通过统一的信息平台，协同交通 / 公安 / 消防等跨部门联动，实现信息共享、资源整合和协同指挥。

3. 调度任务

主叫号码（caller number）：是指呼救者拨打 120 急救电话时使用的电话号码。

联系电话（telephone number）：是指呼救者拨打 120 急救电话时告知调度员用于联系的电话号码。

电话分类（call classification）：是指调度员受理完成急救电话后将呼救电话进行分类的过程。

电话早释（dialling early release）：是指呼救者拨打急救电话后，在调度员接起前呼救者主动将电话挂断的情形。

急救任务来源（source of first aid mission）：是指急救任务呼救电话的来源，如呼救者来电、急救人员任务要单、调度员调派任务等。

急救任务类型（type of first aid task）：是指调度员受理完成急救电话后，将急救任务分类的过程，如救治、转院、回家等。

现场地址（current location）：是指呼叫救护车时患者所在的地理位置。

现场标志（landmark）：是指呼叫救护车时患者所在现场地址附近的明显标志物。

地址类别（address type）：是指呼救者现场地址的具体类别，如居住区、公共场所、公路等。

病情严重程度（disease severity）：是指呼叫救护车时患者病情的轻重程度。

任务调派（dispatching）：是指调度员将急救任务派给急救车组的过程。

更改调派（reassignment dispatch）：是指调度员终止某项任务，并将该任务派给其他急救人员继续执行的行为。

增援调派（reinforcement dispatch）：是指调度员根据急救任务的轻重缓急等增加调派急救人员前往支援的行为。

有理回应（reasonable reply）：是指调度员对错打、骚扰等与急救服务无关的电话采取适当拒绝的回应措施。

撤销待派（revoke dispatch）：是指调度员因各种原因将待派的任务单撤销的行为。

终止任务（terminate task）：是指急救人员已经接到出车任务，但因某种原因，调度员通知急救人员结束执行任务的行为。

拒绝执行（refused dispatch）：又称"拒绝出车"，是指急救人员拒绝接受调度员的派车指令，不同意执行急救任务的行为。原则上应避免发生。

智能派车（Intelligent-dispatching vehicle）：是指经综合考虑患者的地理位置、病情紧急程度、周边救护车的实时位置与状态、交通状况等多个因素，借助先进的算法和模型，快速检索计算最佳派车方案。

4. 调度相关时间

呼叫时刻（call time）：是指呼救者拨打急救电话的时间点。

振铃时刻（ring time）：是指急救调度指挥中心急救电话铃响起的时间点。

摘机时刻（pick up time）：是指急救调度员摘起电话开始接听呼救者电话的时间点。

摘机时长（picking up time）：是指急救电话振铃时刻至调度员摘机时刻的时间间隔。计量单位为秒。

挂机时刻（hang up time）：是指调度员受理完成急救电话后与呼救者结束通话挂机的时间点。

受理时长（call handling time）：是指调度员从摘机接听急救电话至电话挂断的时间间隔。计量单位为秒。

定位时刻（location time）：是指调度员受理急救电话时在电子地图进行呼叫定位的时间点。

电话排队时刻（telephone queue time）：是指呼救人的急救电话进入交换机排队的时间点。

挂起时刻（hanging time）：是指调度员受理急救电话后已形成任务但暂时未调派而将任务挂起的时间点。

挂单时长（pending time）：是指调度员将任务单挂起至将任务派发给急救人员的时间间隔。计量单位为分钟。

派车时刻（dispatch order sending time）：是指调度员发送派车任务单的时间点。

派车时长（dispatch time）：是指调度员从接听急救电话至将派车任务派发给急救人员的时间间隔。计量单位为秒。

唤醒时刻（rousing time）：是指调度员将挂起的任务单进行唤醒操作的时间点。

撤销时刻（revoking time）：是指调度员将挂起的任务单撤销的时间点。

终止时刻（terminating time）：是指调度员将正在执行的任务进行终止操作的时间点。

改派时刻（change dispatching time）：是指调度员将某急救车组正在执行的任务改派至其他急救车组的时间点。

绿色通道建立时刻（green channel establishment time）：是指调度员联系医院急诊建立快速响应机制的时间点。

突发事件上报时刻（reporting time of emergency）：是指调度员将突发事件信息报告至相关主管部门的时间点。

突发事件处理时长（emergency management time）：是指调度员受理突发事件时刻至突发事件结束的时间间隔。计量单位为分钟。

三、急救质控

（一）调度质控

1. 调度科室质控

医疗安全（medical safety）：是指在医疗服务过程中将可能发生的损害控制在可以接受范围内的状态。

医疗质量管理（medical quality management）：是指为达到医疗行为符合国家标准和规范并能满足患者需求的目的，根据医疗质量管理要求，合理运用人力、物力、设备和数据系统分析等进行的一系列医疗工作监督管理和改进活动。

精密质控（precise quality control）：是指为实现医疗数据实时监测和定期质量评估之目的而制定的涵盖急救呼叫受理、调度派车、现场急救、转运途中监护、到院交接等各环节的详细标准、操作流程及其实施的过程。

急救病历（emergency medical record）：是指院前急救人员在院前急救实施过程中以文字、符号、图表、影像等形式记录患者的个人信息、诊疗经过、病情进展等情况的文件。

急救电子病历（emergency electronic medical record）：是指院前医疗急救服务机构以电子化方式创建、保存和使用的急救病历。

急诊危重指数（emergency severity Index, ESI）：是指根据患者病情的严重程度和所需的医疗资源进行急诊预检分诊的方法。

急危重患者（critical patient）：是指符合国家卫生健康委《需要紧急救治的急危重伤病标准及诊疗规范》中规定的条件，伤病情况严重，需要紧急救治的人员。

医疗安全不良事件（medical safety adverse event）：是指在临床诊疗活动过程中，任何可能影响患者的诊疗结果、增加患者的痛苦和负担并可能引发医疗纠纷或医疗事故以及影响医疗工作正常运行和医务人员人身安全的因素与事件。

电话接起率（telephone receiving rate）：是指在单位时间内电话接起的数量占电话呼入量的百分比。电话接起率＝电话接起数量 ÷ 电话呼入量 ×100%。

电话排队率（telephone queuing rate）：是指排队等待调度员接听的电话数量占呼入调度席电话总量的百分比。电话排队率＝排队待接电话数量 ÷ 呼入调度席电话总量 ×100%。

排队电话量（queuing telephone number）：是指在急救指挥调度系统中排队等待调度员接听的电话数量。

电话排队时长（telephone queuing time）：是指呼入的急救电话从开始排队至调度员摘机的时间间隔。计量单位为秒。

现场急危重症呼叫满足率（acute critically severe satisfy rate）：是指调度员判断为急危重症患者呼叫急救电话且需要安排救护车派车的数量占该类派车总量的百分比。现场急危重症呼叫满足率＝现场急危重症呼叫的派车量 ÷ 急危重症呼叫的要车总量 ×100%。

突发事件上报率（report emergency rate）：是指调度员将突发事件上报至相关领导及部门的数量占突发事件总量的百分比。突发事件上报率＝调度员突发事件上报数量 ÷ 突发事件总量 ×100%。

调度生命支持系统使用率（process rate of life support system）：是指调度员在单位时间内使用调度生命支持系统指导受理事件数量占适合且应该使用调度生命支持系统受理事件总量的百分比。调度生命支持系统使用率＝调度员使用调度生命支持系统指导的事件数量 ÷ 应使用调度生命支持系统的事件总量 ×100%。

调度事件审查（scheduling event review）：是指在调度质控过程中，对调度事件所进行的审查工作。

调度事件审查校对（dispatching event review and proofreading）：是指在调度质控过程中，对调度工作审查的结果进行再次评估与核查。

2. 调度员质控

电话接听量（telephone receiving amount）：是指调度员接听急救电话的数量。

及时接听率（picking up rate）： 是指调度员在电话振铃后单位时间（如 10 秒）内接听电话的数量占接听电话总量的百分比。及时接听率＝单位时间内接听电话数量 ÷ 接听电话总量 ×100%。

派车量（dispatching ambulance number）： 是指调度员调派救护车车组的数量。

及时派车率（dispatch rate）： 是指调度员在受理急救电话后，单位时间（如 2 分钟）内派出车组数量占派车总量的百分比。及时派车率＝单位时间内派车数量 ÷ 派车总量 ×100%。

改派率（reassignment ratio）： 是指调度员在单位时间内更改调派的次数占派车总次数百分比。改派率＝改派次数 ÷ 派车总次数 ×100%。

在岗时长（dispatcher on duty time）： 是指调度员在单个班次内受理电话的在岗工作总时长。

离席时长（dispatcher absence time）： 是指调度员在单个班次内离席时长的总和。计量单位为分钟。

离席时长比例（dispatcher absence time rate）： 是指调度员离席时长占应在岗时长的百分比。离席时长比例＝离席时长 ÷ 应在岗时长 ×100%。

离席率（dispatcher departure rate）： 是指调度员的离席人数占同时段应在岗总人数的百分比。离席率＝离席人数 ÷ 同时段应在岗总人数 ×100%。

地址定位准确率（address location accuracy rate）： 是指调度员判断的地理位置信息与实际地理位置符合的量占派车总量的百分比。地址定位准确率＝地址定位准确数量 ÷ 派车总量 ×100%。

任务单完整准确率（work order completion accuracy rate）： 是指信息完整准确的任务单量占任务单总量的百分比。任务单完整准确率＝完整准确任务单量 ÷ 任务单总量 ×100%。

调度员电话指导时间（dispatcher guidance duration）： 是指调度员通过电话等通信手段远程持续给予呼救者指导救治的时长。

（二）院前急救质控

1. 急救时间质控

出发时刻（departure time）： 是指救护车出发驶向现场的时刻。

行驶时间（drive time）： 是指救护车从出发驶向现场至到达现场的时间间隔。

到达现场时间（arrive scene time）： 是指救护车到达急救现场的时刻。

离开现场时间（leave scene time）： 是指救护车驶离现场的时刻。包括两种情况：一是急救人员将患者送往目的地的时刻；二是患者不需要送往目的地，急救人员离开现场进入途中待命的时刻。

转运时间（transport duration）： 是指救护车驶离现场至将患者送达目的地所用时长。

送达医院时间（arrival hospital time）：是指急救人员将患者送达医院的时刻。

交接时间（delivery time）：是指急救人员将患者送达医院至将其移交给院内接诊医生或护士的时间。交接内容应包括患者的个人信息及病史、诊治过程、疗效等。

院内滞留时间（retention time in hospital）：是指急救人员将患者送达医院完成病情交接至急救人员离开医院的时间间隔。

待命（stand by）：是指急救人员随时可以接受急救调度指挥中心的指令并执行急救任务的准备状态。待命包括站内待命和途中待命两种。

站内待命时间（awaiting command duration in the station）：是指急救人员在急救中心、分中心或急救工作站内等待任务指令的时间或急救人员完成急救任务回到急救站内等待下一次任务的时间。

途中待命时间（awaiting command duration on the way）：是指急救人员在完成急救任务后返回急救工作站的途中等待任务指令的时间。

单次任务时间（single task time）：是指急救人员从接到任务指令时刻开始至完成此次任务的时间间隔。

急救任务执行超时率（timeout rate of acute wounded or sick task）：是指急救人员执行急救任务超过规定所需时间的次数占同期执行急救任务总次数的百分比。急救任务执行超时率 = 超时次数 ÷ 同期执行急救任务总次数 ×100%。

急救反应时间（emergency response time）：是指调度员接到急救电话至救护车到达现场的时间间隔。

出车反应时间（ambulance response time）：是指急救人员从接到指令至救护车启动出发驶向现场的时间间隔。

出车超时率（ambulance departure overtime rate）：是指出车时间超过规定时间（如 2 分钟）的次数占出车总量的百分比。出车超时率 = 出车超时次数 ÷ 出车总量 ×100%。

现场处置时间（on-scene time）：是指从急救人员到达现场至离开现场的时间间隔。计量单位为分钟。

2. 现场救治质控

院前医疗急救处置率（prehospital medical emergency treatment rate）：是指在院前急救过程中实施医疗处置（包括心肺复苏、气管插管、电除颤、心电监护、静脉输液等）患者数量占同期院前医疗急救患者总量的比例。院前医疗急救处置率 = 医疗处置患者数量 ÷ 同期院前医疗急救患者总量 ×100%。

10 分钟完成心电图率（completion rate of electrocardiogram in ten minutes）：是指在院前急救工作中，急救人员在到达现场后 10 分钟内完成心电图检查的患者数量占同期心电图检查患者总量的百分比。10 分钟完成心电图率 =10 分钟内完成心电图检查患者数量 ÷ 同期心电图检查患者总量 ×100%。

现场心电图检查率（examination rate of electrocardiogram on scene）：是指院前医疗急救过程中实施心电图检查的患者数量占同期院前急救患者总量的百分比。现场心电图检查率＝现场心电图检查患者数量÷同期院前急救患者总量×100%。

现场心肺复苏率（cardiopulmonary resuscitation rate on scene）：是指在现场实施心肺复苏的患者数量占同期呼吸心跳停止的患者总量的百分比。现场心肺复苏率＝现场实施心肺复苏的患者数量÷同期呼吸心跳停止的患者总量×100%。

现场心肺复苏成功率（success rate of cardiopulmonary resuscitation on scene）：又称"现场自主循环恢复率"，是指在现场实施心肺复苏成功恢复自主循环的患者数量占同期实施心肺复苏患者总量的百分比。现场心肺复苏成功率＝自主循环恢复患者数量÷同期实施心肺复苏患者总量×100%。

现场静脉通道建立率（infusion established rate on scene）：是指在院前急救工作中建立静脉通道的患者数量占同期院前医疗急救患者总量的百分比。现场静脉通道建立率＝建立静脉通道的患者数量÷同期院前医疗急救患者总量×100%。

输液反应发生率（infusion reaction rate）：是指在院前急救工作中发生输液反应的患者数量占同期输液治疗患者总量的百分比。输液反应发生率＝发生输液反应的患者数量÷同期输液治疗患者总量×100%。

知情同意书签署率（informed consent signing rate）：是指急救人员向患者本人或其家属等说明伤病情况的客观事实后，患者本人或其家属等在病情告知书上签字表示知情同意的患者数量占同期急救患者总量的百分比。知情同意书签署率＝签署知情同意书的患者数量÷同期急救患者总量×100%。

途中死亡（death during driving）：是指急危重症患者在急救人员到达现场时尚有自主循环，但在现场救治或转送医院途中死亡的情况。

途中死亡率（death rate during driving）：是指在院前急救工作中，途中死亡患者数量占急救患者总量的百分比。途中死亡率＝途中死亡患者数量÷急救患者总量×100%。

急危重症预警率（advance notice rate of crisis）：是指在院前急救工作中，救护车到达医院前通知医院准备接诊的急危重症患者数量占同期急危重症患者总量的百分比。急危重症预警率＝提前通知准备接诊的患者数量÷同期急危重症患者总量×100%。

传染病漏报率（missing report rate of infectious disease）：是指在院前急救工作中发现传染性疾病而未及时上报的患者例数占同期传染病患者总量的百分比。传染病漏报率＝发现传染性疾病而未及时上报的患者例数÷同期传染病患者总量×100%。

急救处置准确率（treatment accuracy rate of emergency medical record）：是指院前急救病历中记录的处置和治疗与患者病情诊断相符合的百分率，即救治正确的病历数占同期病历总量的百分比。急救处置准确率＝急救病历救治处理准确的病历数÷同期病历总量×100%。

3. 院前院内衔接质控

急救绿色通道建立率（emergency green channel establishment rate）：是指通过急救绿色通道送达医院急诊的急危重症患者数量占院前急救急危重症患者总量的百分比。急救绿色通道建立率＝急救绿色通道送诊的急危重症患者数量 ÷ 院前急救急危重症患者总数量 ×100%。

院前院内信息传递率（transmission rate of information between prehospital and inhospital）：是指院前急救工作中，在将患者送达医院前，通过无线网络将患者信息传递到目的地医院的患者数量占同期急救患者总量的百分比。院前院内信息传递率＝传输患者信息的患者数量 ÷ 同期急救患者总量 ×100%。

交接完成率（implement rate of handover）：是指在院前急救工作中，急救人员将患者及其信息交接给院内医务人员的患者数量占同期送达医院患者总量的百分比。交接完成率＝完成交接的患者数量 ÷ 同期送达医院患者总量 ×100%。

再次转运率（secondary transfer rate of ambulance）：是指同一患者被急救中心院前急救人员送达后，24 小时内再次转至其他医院的患者数量占同期急救中心转运至其他医院的患者总量的百分比。再次转运率＝24 小时内发生再次转院的患者数量 ÷ 同期急救中心转运至其他医院的患者总量 ×100%。

4. 救护车及药品设备质控

暂停调用次数（pause dispatch times）：是指在院前急救工作中，在岗急救人员因个人、车辆、设备等原因造成的暂时不能接受任务指令的次数。

暂停调用时长（pause dispatching time）：是指在岗急救人员处于暂停调用状态的时间总和。

急救状态变更准确率（accuracy rate of emergency status change）：是指在院前急救工作中，急救人员手动变更的急救状态与车载自动定位急救状态相符合的数量占同期救护车急救状态变更总次数的百分比。急救状态变更准确率＝急救人员手工变动与车载自动定位急救状态相符合的数量 ÷ 同期救护车急救状态变更总次数 ×100%。

救护车油耗达标率（fuel consumption compliance rate）：是指在一个急救中心（站）内，救护车百公里油耗达标的车辆数占同期救护车总量的百分比。救护车油耗达标率＝救护车百公里油耗达标的车辆数 ÷ 同期救护车总量 ×100%。

医疗设备消耗（medical equipment consumption）：是指医疗设备在实际应用过程中的损耗和折旧。

急救药品耗材抽检合格率（qualified rate of medicine and consumable）：是指在院前急救质控管理抽检过程中，合格的药品和耗材的数量占同期药品和耗材总量的百分比。急救药品耗材抽检合格率＝抽检合格的药品和耗材数量 ÷ 同期抽检药品和耗材总量 ×100%。

急救物品完好率（perfectness ratio of emergency supplies）：是指在院前急救质控管理抽检过程中，符合法律法规、政策及行业规范要求，能够正常使用的急救物品数量占所储备的急救物品总量的百分比。急救物品完好率＝能够正常使用的急救物品数量÷所储备的急救物品总量×100%。

通信设备完好率（perfectness ratio of communication equipment）： 是指处于完好状态的通信设备数量占同期通信设备总量的百分比。通信设备完好率＝完好状态的通信设备数量÷同期通信设备总量×100%。

仪器设备完好率（perfectness ratio of instrument and equipment）： 是指处于完好状态的仪器设备数量占同期仪器设备总量的百分比。仪器设备完好率＝完好状态的仪器设备数量÷同期仪器设备总量×100%。

救护车辆运行完好率（perfectness operation ratio of ambulance）： 是指救护车处于完好状态下实际运行的总天数占同期救护车应当运行总天数的百分比。救护车辆运行完好率＝救护车实际运行总天数÷同期救护车应当运行总天数×100%。

救护车存油量（fuel storage of ambulance）： 是指救护车每天任务结束后油箱内的剩余油量。一般要求油箱的油量达50%以上，以保障接车人员上班即可正常使用。

5.院前其他质控

突发事件上报及时率（timely reporting rate of emergency）： 是指按照相关法律法规、政策及行业规范要求，遇有突发事件时，在规定的时间内完成上报的数量占同期突发事件总量的百分比。突发事件上报及时率＝按时上报突发事件的数量÷同期突发事件总量×100%。

急救病历甲级率（grade A rate of emergency medical record）： 是指院前急救病历评级为甲级的病历数量占同期院前急救病历总量的百分比。急救病历甲级率＝甲级急救病历的数量÷同期院前急救病历总量×100%。

急救服务满意度（satisfaction rate of emergency service）： 是指在院前急救工作中，对急救服务满意的人数占同期急救服务总人数的百分比。急救服务满意度＝满意急救服务的人数÷同期急救服务总人数×100%。

投诉处理及时率（timely handling rate of complaint）： 是指对于院前急救的投诉，在规定时间内及时给予答复处理的投诉数量占同期投诉总量的百分比。投诉处理及时率＝规定时间内给予答复处理的投诉数量÷同期投诉总量×100%。

四、灾难医学

（一）通用概念

灾难（catastrophe）： 是指自然因素或人为因素对生命健康造成严重影响和（或）重大经济损失的事件的总称。与灾害的概念相比较，灾难更强调受灾的严重程度。

灾害（disaster）： 是指给人类和人类赖以生存的环境造成破坏性影响的事物总称。根据灾害发生的原因，可分为自然灾害和人为灾害；根据灾害形成的前后关系，可分为原生灾害和次生灾害。与灾难的概念相比较，灾害更强调受灾的地域范围。

自然灾害（natural disaster）： 是指给人类生存带来危害或损害人类生活环境的自然现象。

火灾（fire disaster）： 是指在时间和空间上失去控制的燃烧所造成的热力伤害的现象。火灾的形成既有自然因素的作用，也有人为因素的作用。

灾害医学（disaster medicine）： 是指研究灾害及灾害环境与人群健康和安全的关系以及灾害对人群健康的影响及其预防的学科。

灾难医学（catastrophe medicine）： 是指研究在各种灾难条件下实施紧急医学救治、疾病防治和卫生保障的学科。

事故（accident）： 是指造成死亡、疾病、伤害、损坏或其他损失的意外情况。

交通事故（traffic accident）： 是指运输工具在航路上因过错或者意外造成人身伤亡或者财产损失的事件。广义上的交通事故还包括公路机动车与非机动车、铁路机车车辆、船舶、飞机造成的事故等。

生产事故（production accident）： 是指生产经营单位在生产经营活动中发生的造成人身伤亡或者直接经济损失的事故。

爆炸事故（explosion accident）： 是指由于人为、环境或管理等因素造成物质发生急剧的物理、化学变化，瞬间释放出大量能量，并伴有强烈的冲击波、高温高压和地震效应等，造成财产损失、物体破坏或人身伤亡等事故。爆炸事故可分为物理爆炸事故和化学爆炸事故两种。

应急预案（emergency plan）： 是指根据评估分析或经验，对潜在的或可能发生的突发事件的类别和影响程度而事先制定的应急处置方案。

灾害救援（disaster assistance）： 是指针对突发、具有破坏力的灾害事件采取的一系列紧急救援措施。灾害救援包括应急响应、现场救援、次生灾害预防、恢复重建等活动。

应急响应（emergency response）： 是指对突发事件分类分级所采取的相对应的应急处置措施。

现场救援（rescue at scene）： 是指发生突发事件时，在事件现场迅速采取应对措施，将受害者的伤害降到最低的行动。

窒息（asphyxia）： 是指由于机械、化学或生物因素的作用造成的人体内外呼吸功能障碍或氧的利用障碍而导致的缺氧状态。重度窒息可以导致迅速死亡。

机械性窒息（mechanical asphyxia）： 是指由于呼吸道阻塞或大量粉尘微粒等进入肺泡并在肺泡壁沉积，使得肺通气、换气功能障碍而引起的窒息。

多发伤（multiple injury）： 是指机体在单一机械致伤因素作用下，两个或两个以上解剖部位同时或相继遭受的损伤。

复合伤（combined injury）： 是指由两种或两种以上致伤因素同时或相继作用于机体

同一部位所造成的损伤。

途中急救（emergency rescue during transport）：是指转运过程中对伤病员进行的监护与救治。

溺水（drowning）：是指人体部分或全部浸于液体介质中而造成的损害。溺水主要为液体介质进入呼吸道造成呼吸功能障碍，从而引起缺氧，另外长时间遭受淹溺也可以导致意外低体温等。

溺亡（drowning death）：是指由于液体介质进入呼吸道造成的窒息死亡。

医疗船（medical ship）：又称"医院船（hospital ship）"，是指专门用于对海域内伤病员进行医疗救护、治疗和运送的船具。

（二）突发事件分类与分级

突发事件（emergency incident）：是指突然发生的造成或者可能造成严重社会危害，需要采取应急处置措施予以应对的自然灾害、事故灾难、公共卫生事件和社会安全事件。

事故灾难（accident and disaster）：是指在人们生产、生活过程中直接由人的生产、生活活动引发的具有灾难性后果的事故，通常会造成大量的人员伤亡、经济损失或环境污染等。

公共卫生事件（public health event）：是指造成或者可能造成社会公众健康严重损害的重大传染病疫情、群体性不明原因疾病、重大食物和职业中毒以及其他严重影响公众健康的事件。

社会安全事件（social security incident）：是指涉及社会公共安全的重大刑事案件、涉外突发公共事件、民族宗教事件、恐怖袭击事件、经济安全事件及规模较大的群体性事件等。

突发事件分级（emergency grading）：是指根据突发事件的严重程度和发展态势，将应急响应设定为特别重大事件（Ⅰ级事件）、重大事件（Ⅱ级事件）、较大事件（Ⅲ级事件）和一般事件（Ⅳ级事件）四个等级的工作。

特别重大事件（special major event）：又称"Ⅰ级事件"，是指一次事件伤亡100人以上且危重病例多的突发公共事件。

重大事件（major event）：又称"Ⅱ级事件"，是指一次事件伤亡50～99人，其中死亡或危重病例超过5例的突发公共事件。

较大事件（larger event）：又称"Ⅲ级事件"，是指一次事件伤亡30～49人，其中死亡或危重病例超过3例的突发公共事件。

一般事件（general event）：又称"Ⅳ级事件"，是指一次事件伤亡10～29人，其中死亡或危重病例超过1例的突发公共事件。

大规模伤亡事件（mass casualty incident）：又称"群体伤亡事件（mass casualty）"，

是指造成人员伤亡的规模超出了当地应急处置能力且现场急救、转运和后续救治等医疗需求大于局地医疗资源的事件。

（三）现场检伤分类与分级救治

检伤分类（triage）： 是指根据伤员受伤的严重程度，区分伤员治疗优先次序的过程。目的是利用有限的医疗资源使更多的伤员得到及时有效治疗。

第一优先（first priority）： 是指对在检伤分类过程中检出的在短时间内存在生命危险且经紧急救治有可能存活的急危重症患者给予第一时间救治的情形。该类患者用红色标识标记。

第二优先（second priority）： 是指对在检伤分类过程中检出的需尽快接受治疗，但可在短时间暂不处理又不危及生命的较重患者给予第二时间救治的情形。该类患者用黄色标识标记。

第三优先（third priority）： 是指对在检伤分类过程中检出的轻伤且又有检查与治疗需要的患者，在救治完急危重症及较重患者后再给予救治的情形。该类患者用绿色标识标记。

第四优先（fourth priority）： 是指对在检伤分类过程中检出的已经死亡的患者，可放置在特定的区域内暂不处理，以利用有限的医疗资源救治更多患者的情形。该类患者用黑色标识标记。

分级救治（grading treatment）： 又称"阶梯治疗"，是指依照患者的严重程度，由重到轻、分阶段、分层次的救治策略。

一级救治（primary treatment）： 是指在现场救援时，对存在危及生命的损伤和严重并发症的急危重症患者给予的紧急处置。

二级救治（secondary treatment）： 是指在灾区附近的医院，对急危重症患者给予稳定病情、防止加重的救治措施，以便为进一步的专科治疗和确定性手术等争取时机。

三级救治（tertiary treatment）： 是指在后方具有相应救治能力的医院对伤者进行专科治疗和确定性手术以及对伤后并发症进行综合性治疗的措施。目的是最大限度地治愈患者、减少伤残、促进康复。

五、急救技能与护理

（一）常用急救设备与检查项目

1. 急救常用仪器设备

心电图机（electrocardiograph device）： 是指能将心脏活动时心肌激动产生的生物电信号（心电信号）自动记录下来的临床诊断和科研常用的医疗电子仪器。

自动体外除颤器（automated external defibrillator，AED）：是指施救者打开电源开关并将两个电极片贴在患者胸壁正确位置后，内置电脑会自动分析和确定患者心律是否为心室颤动，并能够通过语音提示指导施救者对确定为心室颤动者进行除颤操作的一种便携式医疗设备。

心肺复苏机（cardiopulmonary resuscitator）：是指一类以机械代替人力实施人工呼吸（机械通气）和胸外按压等基础生命支持操作的设备。心肺复苏机可分为电动式和气动式两种。

电复律器（electric converter）：是指能够瞬间释放高强度电流直接或经胸壁作用于心脏，使所有心肌细胞瞬间同时除极从而恢复窦性心律的电存储设备。

便携式心电监护仪（portable electrocardiogram monitor）：是指用来监护患者的体质动态参数的便携式数字医疗检测设备。

气道管理设备（airway management device）：是指用于院前医疗急救气道管理所需的医疗器械和设备。

气道管理箱（airway management toolbox）：是指存放管理气道所需仪器、设备和耗材的容器。

吸引管（suction catheter）：是指管体头端部分有孔，两侧可有四个侧孔，呈透明或半透明状，粗细均匀，内外表面及洞口边缘光滑的软管，用于吸引稀薄的分泌物。

杨克吸引管（yankauer suction tube）：是指开口及管径较大，头端呈球根状且有弧度的硬质管，既能高效率吸引黏稠、大块异物，又能保护组织。

吸引器（aspirator）：是指能够产生并利用负压的吸引作用清除食物残渣、积血及呼吸道分泌物的装置。吸引器有手动吸引器和电动吸引器两种。

鼻吸氧管（nasal oxygen tube）：是指连接在氧源与鼻腔之间，可将氧气通过鼻腔输送到呼吸道至肺内的导管。鼻吸氧管可分为单鼻孔鼻吸氧管和双鼻孔鼻吸氧管两种。

吸氧面罩（oxygen mask）：是指进行常规吸氧的面罩。与鼻导管吸氧相比，经面罩吸氧的效率较高，可提供中等氧浓度，并能根据需要予以调整，能够部分或全部避免重复呼吸；但面罩属固定装置，使用时不容易咳痰与进食，故主要用于急救或需较高氧浓度的患者。

文丘里面罩（venturi mask）：是指根据文丘里原理制成的并通过一狭窄管道供氧的吸氧面罩。供氧时利用氧射流产生的负压从侧口夹带空气，空气夹带量受管道狭窄程度及侧口大小控制，可以较精确、恒定地控制吸入氧浓度，但氧的消耗量较多，是目前使用较广泛的吸氧面罩。

非重复呼吸面罩（non-rebreathing mask）：又称"非再呼吸面罩"，是指一种具有单向活瓣、可防止呼出气体进入储气囊的吸氧面罩。临床常用呼吸机的单向通气活瓣或单向阀防止呼出气进入面罩，保证较高的吸氧浓度，甚至达100%，但阻力稍大，主要用于换气功能障碍导致的严重低氧血症患者。

简易呼吸器（simple respirator）：是指由气囊、连接管路和单向阀组成，通过氧气连接管提供氧气并依靠人工驱动的简易通气装置。用手挤压气囊产生正压，完成吸气；手松开后，气道压力迅速降为零，肺回缩产生呼气。

简易呼吸器面罩（simple respirator mask）：是指一端连接简易呼吸器，另一端包裹被救者口鼻（口腔鼻罩）或整个面部（全面罩），是连接在简易呼吸器和被救者气道之间的氧气输送装置。

口咽通气道（oropharyngeal airway）：是指一种用于经口咽通气的简易通气导管。将其置入口腔，直达咽部，能够防止舌后坠，解除声门上的气道梗阻，适用于意识不清、咽反射及咳嗽反射消失的患者。

鼻咽通气道（nasopharyngeal airway）：又称"鼻咽通气管"，是指用于解除声门上气道梗阻的由硅胶、橡胶等柔软材质制成的通气管道。将其置入鼻腔，直达咽部，一端为斜形面，另一端带有翼缘或圆盘形结构，适用于有意识但存在咽反射及咳嗽反射的患者。

喉管（laryngeal tube，LT）：是指一种由口腔插至食管入口部位，双套囊充气后分别封闭口咽腔和食管，通气口正对喉咽腔声门上气道的装置。

喉罩（laryngeal mask airway，LMA）：是指一种由口腔插至下咽部位，套囊充气后与喉周围形成密封，从而允许自主通气或正压通气而不透入喉或食管的声门上气道装置。该装置被普遍用于全麻术中呼吸道的管理，可以保留自主呼吸，也可经此行正压通气和气道管理。

无套囊喉罩（no sleeve laryngeal mask）：是指一种由口腔插至咽部，无须套囊充气即可与口咽部及喉周结构贴合，同时又能避免压迫性创伤的声门上气道装置。该装置由特殊的软性凝胶样材料制成，可以盲插。

食管—气管联合导管（esophageal-tracheal combitube，ETC）：是指一种具有气管腔和食管腔并行的双腔声门上气道装置。气管腔远端开放，食管腔远端封闭，而导管侧面有通气孔，远端和中间部位各有一个充气套囊。当导管经口腔插入一定深度后，给予两个套囊充气，中间部位套囊封堵口腔，远端套囊无论进入气管还是食管，套囊充气封堵后均能保障食管—气管联合导管中的一个腔能够实现通气功能。该装置一般由软质塑料材质制成，可以自插。

气管插管导管（tracheal intubation catheter）：是指可以经口腔或鼻腔插至气管内的导管。使用时需准确插至气道声门裂以下的气管或主支气管，可以实现通气和气道管理功能。一般由软质塑料制成，远端有充气套囊。

呼吸机（ventilator）：是指一种能代替、控制或改变人的正常生理呼吸，增加肺通气量，改善呼吸功能，减少呼吸功消耗的装置。

急救转运呼吸机（emergency transfer ventilator）：是指用于院前急救场所和转运过程

中维持及改善肺通气 / 换气功能的便携式呼吸机。

2. 急救检查项目

生命体征（vital sign）：是指维持生命存在的最基础的体征。通常指呼吸、脉搏、血压、体温、血氧饱和度等。

呼吸检查（breath examination）：是指通过视、触、叩、听等基本的物理方法对患者呼吸状态做出判断的检查。呼吸检查包括呼吸方式、频率、节律和幅度、深度、时相以及呼吸音、啰音（性质、位置及量）、呼吸运动是否左右对称、呼气有无特殊气味等。

脉搏检查（pulse examination）：是指用指腹触及动脉搏动最明显处，感知其频率、节律及力度的检查。常见检查部位有颈动脉、肱动脉、桡动脉、股动脉、足背动脉，通过脉搏检查可以初步判断被检查者的血液循环情况。

瞳孔检查（pupil examination）：是指对瞳孔外观及瞳孔反射进行的检查。外观检查包括瞳孔的大小、形态、数目、位置及边缘是否整齐等。

体温监测（temperature monitoring）：是指用体温检测仪动态监测体温变化的方法。

毛细血管回流检查（capillary reflux examination）：是指用棉签轻轻按压手指和脚趾的腹部，等待按压部位皮肤变白，迅速取走棉签，记录从白色到红色时间的检查。正常时间：一般为 1～2 秒，若回流时间较长，考虑毛细血管回流存在阻碍。

格拉斯哥昏迷评分（glasgow comma score）：是指通过睁眼、语言和运动三方面对意识障碍程度进行的量化评分。其最高分 15 分，表示意识清楚；8 分以下，为昏迷；最低分为 3 分，表示深昏迷。

颈静脉充盈（jugular vein engorgement）：是指坐位或半坐位时颈静脉显露的现象。多见于右心衰竭、上腔静脉阻塞综合征等静脉压增高的情况。

三凹征（three depressions sign）：是指吸气时锁骨上窝、胸骨上窝、肋间隙同时发生凹陷的征象。这是胸腔负压显著增大、气体不能迅速进入肺泡的标志。若伴干咳与高调吸气性喘鸣，提示喉、气管与大支气管狭窄；若伴哮鸣音或呼气时间明显延长，则提示存在周围气道阻塞或陷闭；若呼吸频率明显增快，则提示急性肺组织病变。

反常呼吸（paradoxical respiration）：是指吸气时局部胸壁受胸腔负压吸引而内陷，呼气时受肺内正压的推动而外膨的征象。即局部胸壁的运动方向与胸廓的整体运动方向相反，常见于连枷胸、胸骨严重损伤或手术等情况。

啰音（rale）：是指由气管、支气管部分阻塞等病变所致的正常呼吸音以外附加的声音。根据性质不同，可分为干啰音和湿啰音两种。

心脏杂音（cardiac murmur）：是指在心音与附加心音之外出现的与心脏活动相关的异常声音。通常由心脏收缩或舒张时血液在心脏或血管内产生湍流所致的室壁、瓣膜或血管振动引起。

反跳痛（rebound tenderness）：是指查体时，手按压腹部出现疼痛后，迅速将手抬起，此时患者感觉腹痛骤然加重，并伴有痛苦表情或呻吟的现象。

腹肌紧张（abdominal muscular tension）：是指全腹或局部腹肌紧张度增加的现象，是腹膜刺激征之一。腹肌紧张常见于急、慢性腹膜炎及异位妊娠破裂出现血腹等。

神经系统检查（neurological examination）：包括神经系统的评估、感觉和运动的测试、脑神经功能的检查及神经系统影像学检查等项目。

呼气末二氧化碳分压监测（partial pressure of end-tidal carbon dioxide testing）：是指一种无创监测的方法，不仅可以监测通气情况，也能反映循环功能和肺血流情况。该监测可确定气管插管位置、胸外按压质量和自主循环恢复情况等。

超声心动图（ultrasonocardiography，echocardiography）：是指利用回声成像技术探查心脏和大血管结构与功能信息的超声检查方法。该方法包括 M 型超声、二维超声、脉冲多普勒、连续多普勒、彩色多普勒血流成像。

现场快速检验（point-of-care testing，POCT）：是指在采样现场利用便携式分析仪器及配套试剂快速得到检测结果的一种检测方式。

血气分析（blood gas analysis）：是指动脉血中的 pH、氧分压和二氧化碳分压的检测与分析。

心肌酶（myocardial enzyme）：是指存在于心肌中的多种酶的总称。心肌细胞发生坏死、破裂时，各种心肌酶就会释放入血液而被检测到，临床用于间接衡量心肌细胞损害程度。

（二）常用急救技能

1. 心肺复苏

心肺复苏（cardiopulmonary resuscitation，CPR）：是指针对心搏骤停患者所采取的一系列紧急医疗救治措施。心肺复苏包括心脏按压、人工呼吸或机械通气、电除颤及使用药物等，旨在维持患者在心搏骤停发生之初脑、心脏、肾脏等重要脏器的血液循环，满足其基本的代谢需要，以期促进患者自主呼吸循环恢复，达到挽救患者生命的目的。复苏可分为三个阶段：基础生命支持、高级生命支持和复苏后治疗。

基础生命支持（basic life support，BLS）：是指在抢救现场由专业或非专业人员对心搏骤停患者进行救治时采取的最基础的救治措施。基础生命支持主要包括开放气道、人工呼吸、胸外按压、自动体外除颤器除颤及基本创伤救命术。这些救治措施由施救者徒手或借助简单器械即可完成。

高级生命支持（advanced life support，ALS）：是指在基础生命支持的基础上，施救者借助专业的器械设备、特殊技术操作等对心搏骤停患者进行的高级别救治措施，如气管插管、呼吸机机械通气及使用药物等。

复苏后治疗（treatment after recovery）：是指在患者自主循环恢复后立即进行的一系

列治疗措施。包括维持呼吸功能、稳定循环、积极开展脑复苏、维持肾功能及水电解质平衡、治疗原发病和防治感染等。

心脏按压（cardiac compression，cardiac massage）：是指用人工方法替代心脏的自然收缩，以达到维持循环目的的急救方法。心脏按压是心肺复苏术的重要方法之一，临床通常采用胸外心脏按压法和胸内心脏按压法两种。

胸外心脏按压（external chest cardiac compression）：又称"闭胸心脏按压（close chest cardiac massage）"，是一种现场抢救心搏骤停的方法。操作者将双手掌根部重叠于胸骨中下 1/3 交界处，自肩背部垂直向掌根部冲击式加压，达 100～120 次 / 分，通过胸泵机制和心泵机制作用促使心脏射血、维持血液循环、保障重要器官血液灌注的操作。

胸内心脏按压（open chest cardiac compression）：又称"开胸心脏按压"，是指开胸后直接挤压心脏代替心脏泵血的抢救手法。

开放气道（open the airway）：是指应用各种措施保持声门以上的上呼吸道通畅的一种方法。

仰头提颏法（head tilt-chin lift）：又称"抬头举颏法"，是指开放气道并维持气道通畅的一种方法。施救者用一只手的小鱼际按住或用手握住前额，另一只手的两指放置在颏部，使被救者头后仰，同时提起颏部，解除舌肌后坠对呼吸道的阻塞，使呼吸道畅通。颈椎损伤的患者不建议第一时间使用此方法。

推举下颌法（jaw thrust）：是指开放气道并维持气道通畅的一种方法。对有或疑有颈椎损伤的患者，施救者两手拇指置于患者上颌部（颧弓处），其余四指置于下颌的骨性标志物处，在头部无后仰的情况下推并举起下颌以开放气道。此方法遇到气道开放困难时，不论有无颈椎损伤，均可改用仰头提颏法。

EC 手法（EC technique）：是指使用简易呼吸器时一只手的拇指和食指呈"C"形固定面罩，中指、环指、小指构成"E"形托住下颌，头部后仰打开气道的手法。该手法的目的是使面罩包住被救者的口鼻，以防漏气。

人工呼吸（artificial respiration）：是指自主呼吸停止后，用人工辅助法进行通气，以维持生命需要的急救方法。

口对口人工呼吸（mouth to mouth artificial respiration）：是指施救者用一只手的拇指和食指捏紧患者鼻孔，张口包住被救者的口部进行人工呼吸的通气方法。该方法适用于成人或儿童。

口对鼻人工呼吸（mouth to nose artificial respiration）：是指在被救者口腔遭受外伤或者其他原因致口腔不能打开时，施救者张口包住被救者的鼻部进行人工呼吸的通气方法。该方法适用于成人或儿童。

口对口鼻人工呼吸（mouth to mouth nose artificial respiration）：是指施救者张口同时包住被救者的口部和鼻部进行人工呼吸的通气方法。该方法适用于面部较小的婴幼儿。

　　心脏复律（cardioversion）：是指针对快速型心律失常，利用电复律器释放高强度电流快速通过心脏，使心脏全部心肌细胞瞬间同时除极，促使心脏自律性最高的起搏点（通常是窦房结）重新主导心脏节律的治疗方法。根据电流释放是否与心电图 R 波同步，分为同步电复律与非同步电复律两种。

　　心脏除颤（defibrillation）：是指利用除颤仪终止心脏颤动的治疗方法。

　　心脏起搏（cardiac pacing）：是指利用心脏起搏器向心脏发出微小的电脉冲，刺激心脏跳动的一种治疗心动过缓的方法。

　　人工心脏起搏（artificial cardiac pacing）：是指利用低能量直流电脉冲规律性地刺激心脏（暂时或永久），以治疗严重心动过缓、特殊心动过速、部分心肌疾病并可预防由此引起的各种严重心律失常的方法。

　　经皮心脏临时起搏（percutaneous temporary cardiac pacing）：是指临时起搏器发出的电冲动信号通过贴在患者胸壁皮肤上的电极片传到患者人体，并穿透皮肤、皮下组织等作用于心脏，使心肌产生有效收缩，恢复射血功能。该方法适用于救治血流动力学不稳定且经药物干预无效的心动过缓。

　　胸外按压通气比（chest compression ventilation fraction）：是指在实施心肺复苏过程中，有规律地、循环往复地进行胸外按压的次数与通气次数的比例。

　　胸外按压分数（chest compression fraction，CCF）：是指胸外按压时间占整个心肺复苏时间（即确认心搏骤停并立即开始心肺复苏到结束心肺复苏这段时间）的比率。胸外按压分数是量化按压连续性的指标，理想目标值为 80% 以上，一般情况下至少达到 60%。

　　高质量心肺复苏（high quality cardiopulmonary resuscitation）：是指以足够的频率与深度进行按压，保证每次按压期间胸廓要完全回弹，并尽可能减少胸外按压的中断和避免过度通气的一种心肺复苏方法。

　　终止复苏（termination of resuscitation）：是指停止对心搏骤停患者实施心肺复苏。终止复苏包括停止基础生命支持和停止高级生命支持两种方式。

　　院前终止复苏规则（prehospital termination of resuscitation rule，TOR rule）：是指对于进行心肺复苏无效的患者，通过相应指标判定可以考虑终止复苏的情况。该规则分为基础生命支持终止复苏规则和高级生命支持终止复苏规则两种。

　　基础生命支持终止复苏规则（basic life support termination of resuscitation rule）：是指在同时满足经积极复苏无自主循环恢复、没有除颤和没有急救人员目击的心搏骤停三方面条件即可停止复苏，否则都应尽快转送至医院。

　　高级生命支持终止复苏规则（advanced life support termination of resuscitation rule）：是指在基础生命支持终止复苏规则的基础上增加了无目击者的心搏骤停和无旁观者实施心肺复苏术的心搏骤停两个条件，即同时满足上述基础和高级生命支持终止复苏规则的五个条件可考虑终止复苏，否则都应尽快转运至医院。

现场自主循环恢复（return of spontaneous circulation on scene）：是指在急救现场实施心肺复苏后，患者心脏有效自主搏动再次出现，心脏泵血功能得以恢复，自主血液循环得到重建的过程。

入院存活（survival after hospital admission）：是指患者到达医院时仍然存在生命体征的状态。

2. 气道管理

口咽通气法（oropharyngeal ventilation method）：是指一种开放气道的方法。可分为直接置入法和反向置入法。直接置入法：用压舌板保护舌体，将口咽通气道的咽弯曲部分沿舌面顺势送至上咽部，将舌根与口咽后壁分开。反向置入法：把口咽通气道的咽弯曲部分向腭部插入口腔，当其内口接近口咽后壁（已通过腭垂）时，随即将其旋转180°再向下推送，将舌根与口咽后壁分开。

鼻咽通气法（nasopharyngeal ventilation method）：是指将鼻咽通气道润滑，斜面对鼻中隔置入，遇到阻力时略旋转调整或置入另一鼻腔，直至达到咽部的一种开放气道的方法。

氧气疗法（oxygen therapy）：是指使用高于空气中氧浓度的气体对患者进行治疗，以提高患者血氧饱和度和氧分压，改善患者缺氧状态、减少呼吸及循环系统负荷和促进某些组织器官的功能恢复。

鼻导管给氧法（nasal catheter oxygen inhalation）：是指将鼻导管从患者鼻孔插入一定深度给氧的方法。

面罩给氧法（mask oxygen therapy）：是指将面罩置于患者的口鼻部，氧气自面罩底部输入，呼出的气体从面罩两侧的小孔排出的给氧方法。

预给氧（preoxygenation）：又称"预吸氧"，是在气管插管操作前采取的一种提高身体内氧储备的给氧方法，目的是提高患者对气管插管操作时造成通气功能障碍的耐受力。

低流量氧疗（low-flow oxygen therapy）：又称"低流量吸氧"，是一种通过鼻导管或鼻塞等简易装置使患者吸入氧气流量不超过 5 升 / 分钟的氧疗方法。

高流量氧疗（high-flow oxygen therapy）：又称"高流量吸氧"，是一种使患者吸入氧气流量超过 5 升 / 分钟的氧疗方法。此时若通过鼻导管或鼻塞等简易装置操作，则容易增强对鼻黏膜的刺激，同时吸入氧气的浓度也不会明显升高，故需通过面罩等方式实现。

机械通气（mechanical ventilation）：是指利用机械装置来代替或控制自主呼吸运动的一种治疗方法。其目的是保障通气功能、减少呼吸肌做功等。

气管插管术（endotracheal intubation）：是指将气管导管通过口腔或鼻腔置入气管内的一种治疗技术和治疗方法。该方法通过机械通气、氧疗和清除呼吸道分泌物等措施，实现通气和气道管理的功能。

环甲膜穿刺术（thyrocricocentesis）：是指用较粗的针头在甲状软骨与环状软骨之间的

环甲膜位置，经皮垂直刺入气管腔的操作技术。常用于急性上呼吸道梗阻不能及时解除的状况，是临时性的紧急救治措施。

气管切开术（tracheotomy）：是指切开颈上段气管，插入特制气管套管的一种急救操作手术。该方法常用于解除上呼吸道梗阻、吸出下呼吸道分泌物、给氧或预防性目的的手术。

3. 气道异物急救技术

气道异物阻塞（airway foreign body obstruction）：是指异物进入呼吸道造成呼吸道不同程度的堵塞，致使肺通气功能障碍的情况。阻塞的部位和程度的不同，对呼吸功能造成的影响也不相同。

完全性气道梗阻（complete airway obstruction）：是指异物进入呼吸道造成呼吸道完全堵塞。此时因肺部通气功能丧失，可迅速出现心搏骤停等状况。

不完全性气道梗阻（incomplete airway obstruction）：是指异物进入呼吸道造成呼吸道部分堵塞，表现为呛咳或刺激性干咳、气喘和吸气性呼吸困难等状况。

海姆立克法（heimlich maneuver）：又称"海姆立克手法"，是指一种通过快速有力地冲击胸腹部或背部，减少胸腔容积，促使胸腔内压力骤然升高而使肺内空气被压出，从而将阻塞气道的异物排出的急救方法。该方法包括腹部冲击法、胸部冲击法和胸背部按压拍击法三种。

腹部冲击法（abdomen impact therapy）：是指施救者在意识清楚的被救者身后，双臂环抱其上腹部，双手相握抵在其脐与胸骨剑突之间的腹中线上，向患者颈后方向反复快速用力冲击，迫使气道内异物排出的一种解除气道梗阻的方法。对于平卧位的被救者，施救者可以采取骑跨在其股部等方式给予腹部冲击。该方法适用于普通成人及儿童气道异物梗阻等状况。

胸部冲击法（chest impact therapy）：是指施救者在被救者身后，双臂环抱其胸部，双手相握抵在其胸骨上，向患者颈后方向反复快速用力冲击，迫使气道内异物排出的一种解除气道梗阻的方法。该方法适用于孕妇、重度向心性肥胖、腹部损伤或病变不宜采取腹部冲击的成人及儿童气道异物梗阻等状况。

胸背部按压拍击法（chest and back pressing and slapping）：是指施救者用掌跟快速用力冲击被救者肩胛间区与手指按压胸部中央胸骨下半部分交替进行，迫使气道内异物排出的一种解除气道梗阻的方法。通常是连续背部拍击5次、连续胸部按压5次交替进行，1次/秒。该方法适用于婴儿气道异物梗阻等状况。

4. 外伤急救技术

清创术（debridement）：是指对开放性伤口进行污物及血凝块清除、切除失去生机组织的操作技术。目的是尽量使创面清洁、减少感染机会、促进愈合。

清创缝合术（debridement and suturing）：是指对开放创口进行处理的一种外科常用

的治疗方法。其目的是通过手术清除伤口内异物，切除坏死、失去活力的组织，同时修复受损的重要组织。

外伤急救器材（trauma emergency equipment）：是指用于外伤现场急救包扎、固定、搬运的工具。

绷带（bandage）：是指用于包扎和固定的条状纱布带。常用的绷带有普通绷带、弹性绷带、自粘性绷带等不同的类型。

三角巾（triangular bandage）：又称"三角绷带"，是指一种用棉质布品制成的正三角形消耗性医用品。三角巾常用于全身各个部位的包扎、止血和固定。

夹板（splint）：是指用于固定的板型器具，有木制夹板、铝制夹板等，常用于四肢部位骨折、关节脱位、严重扭伤等。

颈托（cervical collar）：是指对颈椎损伤或疑似颈椎损伤者的头颈部起支撑、保护作用的一种装置。常用的颈托可分为一体式不可调节颈托、分体式不可调节颈托和一体式可调节颈托三类。

铲式担架（scoop stretcher）：是指由左右两片合金板组成的担架。使用时将两片拆开，分别在患者左右两侧插入身体下面，扣合后抬起，能最大限度地减少对患者的搬动，避免由此造成的二次伤害。

抽气式负压担架（suction type negative pressure stretcher）：是指一种在使用时先将气垫充气后铺平，将患者放在垫内，抽出垫内的空气，气垫即可变硬，同时将患者牢靠固定在其中的装置。该担架适用于固定和搬运多发骨折及脊柱损伤的患者。

脊柱板（spine board）：是指一类用于搬运脊柱损伤患者的长板形状的医疗搬运器材。脊柱板通常配备有头部固定器和约束带，能够稳妥限制患者头、颈、躯干及下肢的活动，并尽可能地减少搬运、转运过程对患者造成的二次伤害。

解救套（rescue set）：是指一种用于交通事故和各类狭窄空间救援的医用固定装置。

止血（hemostasis）：是指通过压迫、填塞等物理方式或使用药物达到止血目的的方法。目的是减少出血、防止休克、挽救生命。

压迫止血法（compression hemostasis）：是指用无菌或相对无菌的敷料、纱布等覆盖在出血的伤口上进行直接压迫，以达到止血目的的方法。该方法是最简单、最快捷的止血方法，适用于体表出血。

指压止血法（digital pressure hemostasis）：是指对出血部位的供血动脉血管的表浅处进行压迫（压向骨面），直至压闭该血管，从而达到止血目的的方法。该方法适用于头面部和四肢的动脉出血。

加压包扎止血法（hemostasis by compression bandage）：是指用无菌的纱布、棉垫等敷料覆盖伤口，再用绷带或三角巾等加压包扎，从而达到止血目的的方法。该方法包扎的松紧程度以伤口不出血为宜，适用于静脉出血和毛细血管出血。

止血带止血法（hemostasis with tourniquet）：是指使用止血带在出血部位近心端进行绑扎，阻断出血部位的动脉供血，从而达到止血目的的方法。该方法适用于肢体部位不易被控制的动脉出血或大静脉出血。

填塞止血法（packing hemostasis）：是指先用无菌纱布、棉垫等敷料填塞在伤口内，再给予加压包扎，从而达到止血目的的方法。该方法适用于颈部、臀部、大腿等处较深大的伤口出血。

药物止血法（medicine hemostasis）：是指通过局部或全身使用具有止血作用的药物达到止血目的的方法。

包扎（dressing）：是指使用敷料对伤口覆盖并加以固定，从而达到保护伤口、减少污染和帮助止血目的的一种方法。

环形包扎法（ring dressing）：是先将绷带起始端斜放于伤口处，做一到两周缠绕后，将第一周斜出的一角反折，继续绕周，将斜角压住，一周压一周缠绕的一种绷带包扎伤口的方法。该方法适用于腕、踝、颈、额部等粗细相等部位损伤的包扎。

螺旋包扎法（spiral dressing）：是指先采用环形包扎固定绷带起始端，再斜行向上依次缠绕，并要求每一周的缠绕均压住上一周的二分之一至三分之二，露出上一周的三分之一至二分之一的一种绷带包扎伤口的方法。该方法适用于上肢和下肢部位的包扎。

螺旋反折包扎法（spiral fold dressing）：是先采用环形包扎固定绷带起始端，再螺旋缠绕，但每周将绷带反折一次，反折时一只手的拇指按住绷带正中，另一只手反折向后缠绕、拉紧，同时应避开伤口或骨隆起处的一种绷带包扎伤口的方法。该方法适用于小腿、前臂等粗细不等的部位的包扎。

蛇形包扎法（serpentine dressing）：是指一种先将绷带按环形法缠绕数周，再按绷带之宽度做间隔斜行向上或向下缠绕的绷带包扎伤口的方法。该方法常用于对夹板的固定。

帽式包扎法（capeline dressing）：是指先将三角巾底边折边并齐眉，中点对鼻梁，顶角向后盖住头部，两底角从耳廓上方向后压住顶角，在枕骨粗隆下交叉反折向前，在前额打结，将后面顶角拉平，压迫伤口后，将多余部分整理后塞入交叉处的一种三角巾包扎头部伤口的方法。该方法适用于头顶部出血的包扎。

头顶风帽式包扎法（headgear dressing）：是指先将三角巾顶角与底边中心线各打一结，顶角置于前额齐眉处，底边置于枕后，包住头部，将两底边向面部拉紧，并分别向内折成宽条状在颏部交叉拉至枕部，在底边结上打结的一种三角巾包扎头部伤口的方法。该方法适用于颜面部、下颌部出血的包扎。

面具式包扎法（mask dressing）：是指先将三角巾顶角打一结，提住两底角，顶角结兜住下颌部，底边拉向枕后，两底角拉紧在枕后交叉压住底边，再绕向前至前额处打结，再用手提起眼、口、鼻处，剪开小洞的一种三角巾包扎伤口的方法。该方法常用于面部创伤出血的包扎。

手悬吊包扎法（hand hanging dressing）： 是指先将受伤的手臂弯曲地放在三角巾上（即成屈肘状放在三角巾上），然后将底边一角绕过肩部，在背后打结即可的一种三角巾包扎伤口的方法。

人字包扎法（herringbone dressing）： 是指先将绷带在腕（踝）部做一圈环形缠绕以固定，然后再斜向上拉到远端第一指（趾）关节处缠绕一周余下的四指（趾），覆盖住一部分敷料，再斜向下拉覆盖住另一部分敷料，依次缠绕，且每一次缠绕的后一周压住前一周三分之二，留三分之一的一种绷带包扎伤口的方法。该方法适用于手（足）心、手（足）背轻微出血的包扎。

八字包扎法（splayed dressing）： 是指在关节上下将绷带由下向上缠绕，再由下向上成"8"字形来回缠绕的一种绷带包扎伤口的方法。该方法多用于关节处的包扎。

拳式包扎法（fist dressing）： 是指手中握一厚敷料，将三角巾折成条状，一边平第二指关节，中心线置于中指及环指指缝处，两端在手腕处交叉，经手背两侧再返回原处，各压三指，绕过腕部于手背处打结的一种三角巾包扎伤口的方法。该方法适用于手心严重出血及断肢残端的包扎。

单肩部包扎法（single shoulder dressing）： 是指将三角巾折成燕尾状（90°）放于肩上，夹角对准颈部，燕尾底边两角包绕上臂上部并打结，再拉紧两燕尾角，分别经胸背拉到对侧腋下打结的一种三角巾包扎肩部伤口的方法。

胸背部包扎法（chest and back dressing）： 是指将三角巾折成燕尾状（100°），夹角对准胸骨上窝，两燕尾角过肩过背后与底边系带围胸在后背打结，将一燕尾角系带拉紧绕横带后上提，与另一燕尾角打结的一种三角巾包扎胸背部伤口的方法。

腹部包扎法（abdominal dressing）： 是指先将三角巾底边向上、顶角向下，两底角绕到腰后打结，顶角由腿间向后拉，与底角结再打一结的一种三角巾包扎腹部伤口的方法。该方法适用于无内脏脱出的腹部外伤的包扎。

臀部包扎法（buttock dressing）： 是指先将燕尾的底边包绕至伤侧大腿根部，在腿根部内侧打结，两燕尾角分别通过腰腹部至对侧腰间打结，且后片应大于前片并压住的一种三角巾包扎臀部伤口的方法。

环形圈法（circular dressing）： 是指将三角巾围绕成环状以保护外露的脏器或者骨折断端的包扎方法。该方法要求圈的高度应超过外露组织的高度，以起到保护作用，避免受到挤压。

固定（fixation）： 是指根据需要将患者全身或头、颈、躯干、肢体的某一部分置于一定的位置并限制其活动的方法。该方法可以借助于夹板、颈托、脊柱板及支具等工具，以减轻患者疼痛，便于搬抬、转运，并能够有效避免再次损伤。

颈托固定（cervical collar fixation）： 是指通过颈托的保护与支撑作用来制动颈椎、减少二次伤害的方法。

夹板固定（splintage）：是指利用夹板按跨关节原则将伤肢用绷带固定的方法。

脊柱板固定（spinal plate fixation）：是指利用脊柱板将患者尤其是脊柱、脊髓损伤及危重患者进行限制运动的方法。

搬运（carry）：是指经过现场必要的处理后，将患者迅速、安全地搬离现场，使其脱离危险环境，避免损伤加重，并及时送往医院的一种转移方法。该方法适用于院前急救的过程中，可分为徒手搬运和器械搬运两种方式。

徒手搬运（hand carry）：是指凭借人力和技巧、不使用任何器具的一种搬运转移患者的方法。该方法适用于短距离转移患者的工作。

器械搬运（equipment carry）：是指借助铲式担架、脊柱板、轮椅、急救担架车、救护车或利用床单、被褥、木板等作为搬运器材搬运转移患者的方法。该方法适用于长距离转移患者的工作。

（三）急救护理

1. 基础护理操作

体温测量（body temperature measure）：是指用体温计测量体温的一种常用检查方法。常见有口腔测温、腋下测温和肛门测温三种方法。

血压测量（blood pressure measure）：是指用血压计测量血压的一种常用检查方法。常见有水银血压计测量和电子血压计测量两种方法。

脉搏测量（pulse measure）：是指测量手腕拇指侧桡动脉每分钟搏动次数的一种常用检查方法。另外，也可检测颈动脉、足背动脉等。

呼吸测量（breath measure）：是指通过观察胸腹部起伏判断每分钟呼吸次数的一种常用检查方法。

血氧饱和度测量（blood oxygen saturation measurement）：是指对被检者血液中氧和血红蛋白容量占全部可结合血红蛋白容量的比值的测定。通常采用简便易行的指套式光电传感器测量，测定的结果用百分比表示。

吸痰术（sputum suctioning）：是指使用吸引器将口腔、鼻腔、气管、气管导管、人工气道（气管切开术）中的呼吸道分泌物吸出的技术。吸痰的目的是保持呼吸道通畅、利于炎症控制以及预防吸入性肺炎、肺不张、窒息等并发症的发生。

洗胃（gastric lavage）：是指通过插胃管，将一定成分的液体灌入胃内，以除去未被吸收的毒性物质的治疗方法。

鼻饲（nasal feeding）：是指将胃管经一侧鼻腔插入胃内，从管内灌注流质食物、水和药物的方法。

导尿术（urethral catheterization）：是指在严格无菌操作下，将导尿管经尿道插入膀胱内，以引流尿液的操作技术。导尿目的是解除尿潴留、留取标本、记录尿量等。

2. 护理技术与操作

皮内注射（intradermal injection）：是指利用注射器将小剂量药液注入表皮与真皮之间的一种给药方法。该方法多用于药物过敏试验、疫苗注射等。

皮下注射（subcutaneous injection）：是指利用注射器将小剂量药液注入皮下组织的一种给药方法。该方法常用的注射部位为上臂三角肌下缘、两侧腹壁、大腿前侧和外侧等。

肌内注射（intramuscular injection）：是指利用注射器将少量药液注入肌肉组织的一种给药方法。该方法常用的注射部位为臀部肌肉、股外侧肌、上臂三角肌等。

静脉注射（intravenous injection）：是指利用注射器将药液注入静脉的一种给药方法。该方法常用的注射部位为体表浅静脉。

静脉输液（intravenous infusion）：是指利用输液器在药液的重力作用或加压推动作用下将药液持续注入静脉的一种给药方法。根据注射部位与药液性质的不同，可分为外周静脉输液、中心静脉输液、高营养输液与输血等。

口服给药（oral administration）：是指将药物经口服至胃内，通过胃肠道吸收进入血液循环，从而达到全身或局部治疗目的的给药方法。

舌下给药（sublingual administration）：是指将药物置于舌下，通过舌下黏膜直接吸收入血，以发挥疗效的给药方法。

吸入给药（inhalation administration）：是指通过雾化装置将药液分散成细小的雾滴，经患者的口、鼻吸入后，通过呼吸道黏膜吸收，以达到局部或全身治疗目的的方法。

骨髓内输液（intramedullary infusion）：是指将骨髓穿刺针连接输液器，在药液的重力作用或加压推动作用下将大量药液持续注入骨髓腔内的一种给药方法。骨髓腔内有丰富的血窦，药液随血窦中的血液通过髓静脉、营养静脉与穿支静脉迅速进入全身血液循环。骨髓内输液也是静脉输液的一种替代给药方法。

气管内给药（endotracheal administration）：是指将药液通过雾化吸入或滴入的方法送达气管腔内的一种给药方法。药液随呼吸可以到达各级支气管及肺泡，起到局部治疗作用，也可以吸收入血达到全身用药的治疗作用。

外周静脉导管穿刺术（peripheral intravenous catheter，PIVC）：是指将穿刺针经皮肤、皮下组织、血管壁刺入外周静脉的技术。常选择表浅静脉作为穿刺部位进行操作，如头静脉、贵要静脉、肘正中静脉、肱静脉、颈外静脉等。

中心静脉导管穿刺术（central venous catheterization）：是指经锁骨下静脉、颈内静脉、股静脉穿刺置管，尖端位于上腔静脉或下腔静脉的医疗操作技术。

治疗性胸腔穿刺术（therapeutic thoracentesis）：是指通过胸腔穿刺针经胸壁穿刺入胸膜腔进行相应治疗的操作技术。该穿刺术常用于缓解大量胸腔积液或积气造成的呼吸功能不全等病症。

胸腔闭式引流术（thoracic closed drainage）：是指将胸腔引流的引流管接入水封瓶或闭式引流袋，以便排出气体或收集胸腔内的液体，使肺组织重新张开而恢复功能的技术。该引流术适用于气胸、血胸、脓胸的引流。

腹腔穿刺（abdominocentesis）：是指借助穿刺针从腹前壁刺入腹膜腔获得腹腔标本，从而进行诊断或治疗的技术。

体外膜肺氧合（extracorporeal membrane oxygenation，ECMO）：是指将患者体内的静脉血引出体外，经过特殊材质人工心肺旁路氧合后注入患者动脉或静脉系统，起到部分心肺替代作用，以维持人体脏器组织氧合血供的技术。

第二节　急救调度岗位相关要求

在院前急救体系中，急救调度岗位是至关重要的核心岗位。急救调度员肩负着接听受理急救电话、精准调派救护车、为急危重症患者搭建通往医院的绿色通道以及在突发事件中迅速采集现场信息并及时上报等关键职责。他们的工作质量直接决定了院前急救的质效，关乎每一个呼救者的生命安全。因此，作为一名优秀的急救调度员，不仅需要具备扎实的专业知识和技能，更需要有高度的责任心、敏锐的判断力和出色的沟通协调能力。本章节将深入探讨急救调度岗位的相关要求，剖析优秀急救调度员应具备的资质与能力，以期为急救调度工作的规范化、专业化发展提供有力指导，为守护生命健康筑牢坚实的基石。

一、急救调度员资质要求

（一）学历与专业要求

1. 学历要求

基础学历要求为全日制大专及以上学历（学信网可查）。

2. 专业要求

临床医学、护理学、急诊医学等医学类专业。公共卫生管理、卫生信息管理等卫生管理类专业以及计算机应用、地理信息系统等技术类专业，满足任一类专业为备选专业。

（二）生理与心理素质要求

1. 生理条件

身体健康，无重大基础疾病、精神类疾病史，无色盲、色弱及听力障碍，能胜任夜班工作。

2. 心理素质

情绪稳定，沉着冷静，抗压能力强。

（三）核心技能与能力具体要求

1. 语言能力

具备较强的语言表达、沟通协调能力，普通话水平高于或等于二级乙等，能听懂当地方言，掌握英语沟通会话基础。

2. 技术能力

打字速度 ≥ 60 字 / 分钟，熟悉计算机（如文字录入、Word/Excel 使用）、急救调度系统及核心模块功能操作。

3. 医学能力

掌握急救医疗基础知识（如心肺复苏、气道异物阻塞、创伤处理等）及急症识别，能进行调度员生命支持。

4. 应变能力

具备敏锐的信息捕捉能力、快速的反应能力和良好的心理素质，能快速冷静处理各类突发应急事件。

二、急救调度员培训体系

急救调度员培训对于保障患者生命安全、优化急救资源配置、提升急救系统整体效能以及增强社会急救意识等都具有极其重要的意义。通过持续的培训和能力提升，急救调度员能够更好地履行自己的职责，为患者提供高质量的院前急救服务。

（一）培训目的

1. 提升专业技能

（1）精准信息采集 急救调度员需要快速、准确地获取呼救者的关键信息，如患者病情、现场地址、联系电话等。通过培训，急救调度员能够掌握有效的沟通技巧，引导呼救者提供清晰、准确的信息，避免因信息不准确而导致的急救延迟或错误响应。

（2）合理调度资源 急救资源是有限的，急救调度员要根据患者病情的轻重缓急和周边急救站的车辆、人员等情况，合理安排急救车辆和医护人员。培训可以帮助急救调度员熟悉急救资源的分布，掌握优先级判断标准，确保在最短时间内将最合适的急救资源调配到现场。

（3）熟练操作调度系统 现代急救调度依赖于复杂的调度系统，包括电话接听设备、车辆定位系统、院前急救病历等。通过培训可以使急救调度员能够熟练操作这些系统，快速记录信息、调度车辆、跟踪车辆位置，提高工作效率。

2. 增强应急处置能力

（1）应对突发状况　在急救调度工作中，可能会遇到各种各样的突发情况，如呼救者情绪失控、信息不完整、多起重大事故同时发生等。培训可以模拟这些复杂场景，让急救调度员学会在压力下保持冷静，迅速做出正确的判断和决策。

（2）协调多部门合作　急救往往需要多个部门协同作战，如消防、公安、医院等。急救调度员在培训中学习如何与这些部门进行有效沟通和协调，确保在复杂事件中各方能够密切配合，形成高效协同的急救网络。

3. 强化服务意识

（1）提供优质服务　急救调度员作为院前急救系统中的第一环，往往是最先接触患者及其家属的人，其服务的态度和质量直接影响患者的就医体验和对急救系统的信任度。培训强调以患者为中心的服务理念，让急救调度员学会用温暖、专业的话语安抚呼救者，提供及时有效的帮助。

（2）树立良好形象　良好的服务能够提升急救系统的社会形象和公信力。通过培训，急救调度员能够更好地代表急救机构，展现专业、高效、关爱的服务形象，增强社会对急救工作的认可度和支持度。

（二）培训的意义

1. 保障患者生命安全

（1）及时响应　在紧急情况下，每一分钟都可能关系到患者的生命，高效的调度是挽救生命的关键环节。经过培训的急救调度员能够快速处理呼救信息，确保急救车辆和人员在最短时间内到达现场，能够为患者争取宝贵的救治时间。

（2）精准救治　合理的调度安排能够使患者得到最合适的救治。在派出救护车过程中，急救调度员需要根据专业知识进行电话施救，成为患者的第一救援人；同时对于危重患者，能够及时调配具备相应救治能力的急救团队；对于特殊病情，能够提前通知医院做好接收准备，提高救治成功率。

2. 优化急救资源配置

（1）降低成本　合理的资源配置能够降低急救系统的运营成本，包括车辆维护、人员调度等方面的费用。同时，高效的调度还能减少因资源浪费而导致的重复出车等情况，进一步降低急救系统的运营成本。

（2）提高效率　培训后的急救调度员能够更科学地安排急救车辆和人员，避免资源的闲置或过度集中。通过精准调度，可以减少车辆空驶里程，提高急救车辆的利用率，使有限的急救资源能够服务更多的患者。

3. 提升急救系统整体效能

（1）强化团队协作　急救调度员是急救团队的重要组成部分，其工作质量直接影响整个急救流程的顺畅性。通过培训，急救调度员能够更好地与急救车组、医院等相关环节的人员协作，形成紧密配合的急救链条，提升整个急救系统的运行效率。

（2）促进持续改进 培训不仅是提升个人能力的过程，也是发现和解决急救系统问题的契机。在培训过程中，通过对实际案例的分析和讨论，可以发现调度环节存在的问题，如流程不畅、信息传递不准确等，并及时优化改进，推动急救系统整体效能不断提升。

4. 增强社会急救意识

（1）传播急救知识 急救调度员在与呼救者沟通的过程中，可以向公众传播一些基本的急救知识和自救互救方法。通过培训，急救调度员能够掌握正确的知识传播方式，在紧急情况下给予呼救者必要的指导，提高公众的急救意识和能力。

（2）提升公众信任 专业的急救调度员队伍能够增强公众对急救系统的信任。当公众遇到紧急情况时，拨打急救电话后能够得到专业、高效的服务，他们会更加放心地依赖急救系统，从而促进整个社会急救体系的良性发展。

（三）培训内容

通过系统的培训，使院前急救调度员全面掌握急救调度的法律法规、基础知识、专项技能和高级应急处置能力，提升其专业素养和综合协调能力，确保在各种急救场景中能够高效、精准地完成调度任务，保障患者生命安全，提升院前急救服务质量。

1. 基础培训

（1）法律法规与制度规范

①急救体系认知：深入学习《院前医疗急救管理办法》等相关法律法规，明确急救中心、急救网络医院（急救站）的职责与分工，理解"统一规划设置、统一指挥调度"原则。掌握急救中心（站）及急救调度员管理要求，包括培训、持证上岗并接受定期考核。②统一调度与响应时效：掌握院前医疗急救相关服务规范，掌握"统一指挥调度"原则，确保急救中心与网络医院（急救站）协同运作。明确急救调度的响应时效要求，确保在规定时间内完成调度任务。③岗位职责与流程：熟悉院前急救调度岗位职责，包括呼救电话受理、急救资源调配、任务跟踪、突发事件上报及信息记录存档等。掌握急救调度派车原则，合理调配急救资源，确保急救任务高效完成。

（2）院前急救调度基础知识

①地理环境知识：学习市区及城郊结合部位的布局、交通要道、城市标志物及参照物等地理信息，熟悉急救区域内的道路情况，以便快速准确地调度急救车辆。②沟通技巧与语言能力：掌握普通话和英语受理基础用语，学习紧急情况下的沟通技巧，确保信息传递的准确性和时效性。③急救技术支持：掌握急救调度员生命支持及视频生命支持操作培训，学习急危重症（如急性胸痛、心搏骤停、创伤等）识别和初步处理原则及医学指导。④消防安全知识：了解消防安全及急救调度系统安全注意事项，实地练习消防通道和消防

门的操作，掌握急救调度室灭火装置的使用以及急救调度系统简单故障的排除等。

（3）急救通信技术规范

①计算机与信息系统操作：学习计算机基础知识及中文输入强化训练，掌握急救调度系统、综合信息平台、数据统计台的功能及统计查询方法。了解车载定位终端、数字录音系统、北斗卫星导航系统、自定地址识别、计算机辅助调度等技术的应用。②智能化调度与数据互通：掌握院前院内信息一体化，启动急救调度员远程指导流程，强化"生命链"时效保障。学习紧急情况时与联动单位跨部门合作的方法，确保救护车与交通管理平台实时互通，提升城市救援效率。整合社会力量，积极与社区网格资源库协作，构建"第一响应人"协同网络。

2. 专项培训

（1）灾难医学调度

①调度体系与指挥机制：通过属地管理，制定分级分类预案，明确信息报告、先期处置、响应终止等流程。②数据整合与资源动态调配：通过5G通信等信息化技术平台，实现突发事件数据的快速收集与资源调度。实时监控急救车辆、医疗人员等资源分布，优先调配至重灾区，避免资源浪费。③急救调度与现场处置、患者转运与后续救治：调度后同步启动多部门联动（如110、119、122），急救人员携带设备赶赴现场实施初步救治。患者现场稳定病情后快速转运至医院，提前通知急诊科开通绿色通道，手术室及输血科等做好接收准备，保障救治链条的连续性。④多层级救援队伍和急救调度员能力培养：对沟通技巧及应急心理进行培训，提升对患者状况的精准评估能力。

（2）孕产妇及新生儿科急症优先调度体系

①精准调度、生命优先：通过模拟案例演示、录音回放、制定急救调度员电话指导规范等具体举措，对急救调度员进行产科及新生儿常见急症知识的培训，可以提高急救调度员在紧急情况下通过电话远程指导家属进行现场早产儿、新生儿复苏等操作的能力。②多环节协同保障：急救调度员在救护车到达前完成孕产妇及新生儿急症生命支持指导，及时通知院内提前开通就诊绿色生命通道，做好院前院内衔接等工作。

（3）精神心理危机干预

①危机干预的核心理念：通过专业手段帮助个体或群体应对突发性心理失衡状态，调动其内在资源重建心理平衡。通过短程高效的介入措施，恢复个体社会功能并预防心理问题恶化。②沟通技巧与情绪安抚：掌握沟通的关键技术，如共情、倾听、澄清等，建立有效对话，安抚呼救者及患者的情绪。运用干预手段，如情绪释放等，鼓励个体倾诉，减少压抑感和降低对疾病的恐惧心理。③实践应用：2024年8月的一天，某急救中心急救调度室受理到一个特殊呼救电话，一位11岁的小女孩带着哭腔，称自己压力很大，好累好累，正欲跳楼轻生。确认情况后，当班两名急救调度员互通信息，迅速反应，密切合作。一名急救调度员首先在获取现场地址后立即调派就近的救护车赶赴现场，并联动110前往现场

协助。另一名急救调度员放缓语速，保持通话，用耐心温柔的语言，安抚小女孩平复情绪。经过一番柔声抚慰，小女孩卸下了心理防备，并告知了家属的联系方式，同班的急救调度员迅速通知其家属赶回家查看情况。后来得知小女孩因学习问题和家长产生矛盾，导致内心压力过大，一时想不开就拨打了120求助。最终成功救助了这名小女孩。7分55秒的保持通话，承载了小女孩生死间的徘徊与抉择，体现了急救调度员们通过有效的沟通与情绪安抚，使呼救者情绪得到了释放，重建了心理平衡，展现出急救调度员的专业能力与职业操守。

3. 高级培训

（1）突发（特殊）事件急救调度能力

①突发事件分类与分级响应：学习突发事件分类、分级响应机制及策略，熟悉突发事件处置流程。②应急决策与综合协调：强化应急决策能力，在突发公共事件中迅速上报并启动应急预案，联动多部门救援，体现急救调度员的综合协调能力。

（2）定期复训与继续教育

①知识更新与技能提升：参与常态化定期复训，更新急救知识并适应技术迭代。部分课程纳入继续教育学分体系，定期完成学分认证。②外出培训与经验分享：每年安排急救调度员参与各地急救调度培训班，学习其他地区先进的调度经验和管理方法，与各地急救调度员分享交流，提高急救调度能力。③技能提升与流程规范化：参加全国急救技能大赛，通过赛事提升个人急救能力，推动急救流程规范化，使急救调度工作更加科学、严谨和规范。

（四）培训方式

1. 理论授课

邀请行业专家、法规制定者、技术工程师等进行调度理论、通信技术规范以及相关法律法规等知识讲解；邀请心理专家讲解精神心理危机干预技巧等。在带教过程中，带教老师采取理论与实操相结合的方式进行重点讲解。

2. 模拟演练

带教老师在调度席位上通过模拟急救场景，进行实际操作演练或在模拟训练室配备急救调度系统、通信设备等模拟场景，用于实操演练，提高调度员的应急反应能力和实际操作能力。

3. 案例分析

通过每天调度早会、每月调度例会、每季度的案例分析会集中分析真实案例，总结经验教训，提升急救调度员的决策能力和问题解决能力。

4. 实地考察

通过实地考察、查看绘制地图、接车地址描述训练等方式进行地理信息知识培训；通过跟车体验熟悉急救站工作流程和规范，学习先进经验和实践技术应用。

5. 线上学习

利用网络平台进行远程学习，方便急救调度员随时更新知识。

（五）培训考核

1. 理论考试

检验急救调度员对法律法规、基础知识、专项技能的掌握程度。

2. 实操考核

通过模拟场景进行实际操作考核，评估急救调度员的应急处置能力。

3. 案例分析

要求急救调度员提交案例分析报告，考察其分析问题和解决问题的能力。

4. 综合评价

结合理论考试、实操考核、案例分析报告以及培训期间的表现，对急救调度员进行全面评价，合格者颁发培训合格证书。

（六）培训效果评估

1. 培训后问卷调查

了解急救调度员对培训内容、培训方式、培训师资的满意度，不断优化培训方案。

2. 实际工作表现跟踪

通过跟踪急救调度员在实际工作中的表现，评估培训效果，对掌握程度不佳的培训内容进行强化和复训。

三、职业素养与道德规范标准

（一）行为规范"十不准"

根据院前急救行业纪律要求，结合急救调度岗位特性，制定急救调度员行为规范"十不准"：

1. 不准私自使用急救电话　严禁急救调度员将急救电话用于私人用途。

2. 不准在急救调度室会客或允许非工作人员进入　在未经许可的情况下，禁止任何非调度室人员进入工作区域，保持工作秩序和环境整洁。

3. 不准脱岗、睡岗或超时离席　禁止擅自离岗、睡觉或长时间离开调度席位，需提前5分钟到岗交接班。

4. 不准使用不文明用语　受理呼救时需使用规范普通话，语气和蔼，避免因方言沟通障碍延误救援。

5. 不准泄露病患信息　严格执行病患信息保密制度，不得以任何形式发布或者泄露患者信息。

6. 不准在工作时间处理私事　禁止玩手机、浏览无关网页、接打私人电话或做其他与工作无关的事情。

7. 不准暗示或索要红包、好处费　禁止以任何形式向患者或家属索取不正当利益。

8. 不准派人情车　必须遵循就近原则安排急救车辆，不得违背患者意愿或急救原则。

9. 不准乱收费　严格执行收费标准，禁止违规收取额外费用。

10. 不准将通信工具用于非急救事务　急救电话和通信设备仅限工作使用，不得用于私人联络或处理无关事项。

（二）基本行为规范

急救调度的基本行为规范是指在急救调度工作中的言谈举止必须遵循急救中心制定的各种规范，如劳动规范、定员规范、培训规范、行为规范、作风规范等。

1. 劳动规范

（1）时间规则　对值班时间、考勤办法、请假程序、交接班要求等方面所做的规定。

（2）组织规则　对调度科的权责关系、指挥关系、监督关系等内容所做的规定。

（3）岗位规则　对岗位工作规范、岗位职责、工作任务、工作手段、工作对象的特点、操作程序、职业道德等所做的规定。

（4）协作规则　对各科室、部门及各岗位之间的协作关系、上下级之间的衔接与配合等所作的规定。

2. 行为规范

（1）纪律规范　准时到岗，精神饱满，坚守岗位，禁止擅离职守、大声喧哗、玩手机或干私活。

（2）仪容规范　工作期间按规定着装，佩戴工作标识，妆容得体，保持良好的职业形象。

（3）服务规范　使用规范普通话交流，态度平和，语言简洁清晰，避免因沟通歧义延误救援。对情绪激动求助者保持耐心疏导，对就近无车可派等特殊情况，要耐心做好解释工作并积极处理相关调度任务，留存完整记录及录音，确保信息可追溯。

（4）工作规范　确保快速受理呼救电话、科学调度急救资源、全程跟踪任务状态、及时启动联动机制、实时上报突发事件、完整记录相关信息。

（三）隐私保护规范和文化敏感性

1. 隐私保护

严格执行《医疗卫生机构网络安全管理办法》等相关规定，建立三级数据加密机制，确保患者信息安全。

2. 文化敏感性

制定特殊人群沟通指南和外籍人士急救沟通方案（如残障人士无障碍呼救平台），执行统一调度标准，提高技术保障与反馈优化。

（四）急救调度员素质与能力要求

1. 心理素质

（1）较高的心理素质　急救调度员应具有较强的洞察能力、思维能力、决策能力、协调能力；应具有坚定勇敢、沉着冷静、机智灵活、刚毅果断的气质；具有"通才"与"专才"相结合的知识结构。

（2）良好的个性适应　急救调度员要适应工作环境、生活环境、工作性质和人际关系，保持愉快、开朗、自信、满足的心情，善于从生活中寻求乐趣，对生活充满希望，并将这种情绪带到工作中，使求助者感到亲切和蔼。

2. 能力要求

（1）敏锐捕捉与正确判断能力　急救调度员要能够通过主叫号码迅速捕捉患者信息或灾害事故信息，抓住呼救者陈述的关键内容，快速掌握关键信息，避免因呼救者表述不清耽误时间。要能够通过简单询问，正确判断患者病情，缩短派车时长，体现出急救调度的专业属性。

（2）快速反应与有效组织能力　时间是急救调度工作的第一标准。急救调度员须反应灵敏、动作麻利、操作熟练。遇到危重症患者或突发事件，能够快速有效地组织急救资源。

（3）专业沟通和管理呼救者能力　①专业沟通能力：通过语言传递热情、爱心和急切心情，主动引导呼救者简洁叙述呼救需求，使呼救者和患者感受到可靠、可信和希望。②管理呼救者能力：面对呼救者的慌张急躁、语无伦次、方言怪语、诉说不清等情况，要镇定自若、细心引导。面对呼救者、患者或家属的不理解、情绪化语言甚至恶意谩骂和骚扰等，要勇敢承受并善意劝解。

（4）准确掌握和灵活应变能力　①准确掌控信息：急救调度员应准确掌握患者病情、现场情况、急救资源、医疗急救进程、患者归宿等全程信息，控制医疗急救形势按照预定流程正向发展。②灵活应变能力：灵活应变是急救调度员必须具备的能力，也是"调度艺术"的体现。急救调度员需要不断适应外界环境或条件的变化，具有良好的自我调节能力，多实践、多交往、多学习，在熟悉和掌握各种医疗急救场景的前提下，争取多亲临现场学习和承担更多的现场调度实践锻炼。

（5）扎实熟练的专业能力

急救调度员必须熟练掌握计算机操作、急救调度系统、计算机辅助调度系统、地理环境知识、常见急症判断、调度员生命支持及视频生命支持操作等。

（五）职业道德核心要求

1. 生命至上，科学严谨

始终将"生命高于一切"作为院前急救工作的首要原则，坚持以患者安全为中心，确保急救资源的科学调配与快速响应。强化责任意识，杜绝因主观疏忽导致急救调度延误或资源分配失误，以严谨的态度和科学的方法保障每一次急救任务的高效完成。

2. 牢记使命，勇于奉献

坚守院前急救工作的公益属性，主动承担社会责任。在面对突发事件时，敢于担当，冲锋在前，保障救援行动的高效推进。以奉献精神为指引，不畏艰险，全力以赴守护人民群众的生命健康。

3. 尊重患者，依法执业

严格遵守医学伦理，尊重患者的人格尊严，保护患者的隐私权及知情权，杜绝因患者身份、经济状况等差异而区别对待。严格执行医疗卫生相关法律法规，确保急救调度过程合法合规，以专业的素养和规范的操作维护患者权益，树立良好的职业形象。

四、持续发展体系

（一）职业晋升

1. 职业现状

截至 2025 年，中国高等教育体系尚未设立独立的"急救调度"专业。然而，当前应急救援技术、护理学等专科专业已将急救调度相关课程纳入教学体系。国家卫健委修订的《院前医疗急救管理办法》，明确将急救调度员纳入"医疗卫生技术人员"职业序列，推动了职称评定、继续教育学分等配套制度落地。在此基础上，急救调度员的职业发展体系应紧密结合岗位专业属性、技能要求及行业特点，构建清晰的纵向晋升和横向拓展通道。

2. 职业发展路径

急救调度员可根据个人能力和职业规划，逐步提升自身综合能力。从接听急救电话、基础信息录入、协调车辆调度、执行标准化流程等基础工作入手，加强历练，逐步提升自身的沟通协调能力、快速决策能力、独立处理复杂呼救事务能力和宏观战略规划能力，最后成为一名优秀的急救调度管理人员。

（二）能力保持计划

1. 常态化基础培训

加强涵盖地理环境知识、普通话和英语急救受理用语、紧急情况下的沟通技巧、调度员生命支持及视频生命支持操作、消防安全知识、急救通信技术、综合信息平台、车载终端、数据统计台功能等核心业务内容培训，每月安排不重复的复训内容，通过强化训练提高业务能力。

2.动态化考核评估

每天通过回放录音、复盘分析、提炼总结、患者回访等方式，进行调度质控和服务质量检测。收录汇总突发公共事件（如中毒、踩踏事件等）处置经验，每季度组织调度案例复盘分析会，保障急救服务的专业化与可持续性。

（三）心理健康支持

建立心理疗愈室和沉浸式放松恢复区，配备减压音乐放松设备、沙盘、绘画工具等非语言表达媒介，并将"自然音效＋智能科技＋多感官协同疗愈"有机结合，打造一个隔绝外界干扰的疗愈空间，为急救调度员提供心理减压环境支持，帮助急救调度员快速释放压力、平衡情绪，实现身心深度放松与能量恢复。

第三章　调度岗位与工作制度

第一节　调度岗位职责

为明确和规范调度岗位职责，确保院前急救调度工作高效、有序开展，特制定以下职责。

一、调度科长职责

（一）在中心领导的指导下，全面负责调度科日常管理工作，定期向分管领导汇报工作，适时提出建设性意见和建议。

（二）负责制定科室工作计划、撰写工作总结，按计划上报年度经费预算并严格执行。定期召开科室例会，传达有关会议精神，研究、总结、布署阶段性工作。

（三）认真履行党风廉政建设、治安综合治理、文明创建等专项工作，同时做好本科室职工的思想政治及意识形态管理工作。

（四）负责督导落实院前急救质控工作，根据每月数据统计及院前急救质控分析报告，对院前急救质控存在的问题及时处理和反馈，并提出质量改进措施。

（五）遇到特殊情况或突发事件时，协助指导当班急救调度员接处警及突发事件的处置上报工作。

（六）负责主持每日早会，定期组织召开案例分析会，持续改进调度质量。

（七）负责医疗保障、应急演练、岗前培训等相关工作的协调落实。

（八）负责处理好各类投诉事件及回访工作，做好相关资料的收集、分析和归档工作。

（九）做好与网络信息科沟通与协调，收集120通信系统存在的问题，提出解决问题的对策措施。

（十）负责科室安全生产、信息安全管理及各类资料档案的收集、整理、归档及上报工作。

（十一）负责科室绩效考核，每月参与调度倒班2次，与质控管理人员形成AB岗，在质控员休息时，完成质控工作。

（十二）完成中心领导交办的其他工作。

二、急救调度员职责

（一）认真做好交接班工作，对上一班未完成的工作持续跟进，确保工作的无缝衔接与连续性。

（二）负责当班期间120电话呼救受理工作，严格落实首调负责制，按照流程科学、规范调度并对急救任务进行全程监控，确保急救响应及时、高效。

（三）实时掌握当班期间各急救站的救护车值班情况，确保车辆调度有序。

（四）密切监控急救调度系统、通信设备运行状态，发现故障立即上报网络信息科，并做好故障相关的工作记录。

（五）出现突发事件或特殊事件，应按照《突发事件报告制度》《特殊事件报告制度》等规定第一时间短信/电话上报，确保信息上报及时、准确。

（六）在调度科长的安排下，做好跟班培训带教工作，确保新进人员能够快速掌握业务技能和规范。

（七）按要求完成各类表格的填写，确保内容完整、准确。

（八）严格落实安全生产责任，加强急救调度室消防安全管理，保持干净、整洁，维持良好的工作环境。

（九）随时查看工作群（如微信/钉钉群）通知中的《每日必读》（见本书第九章第三节）内容，质控反馈、调度规范及政策文件等内容，并及时回复。

（十）接警过程中发现新增道路、小区等新地址，需及时填写《新地址登记表》，确保信息共享。

（十一）主动参与行业交流、技能竞赛等活动，按时参加单位组织的业务培训、应急演练及工作会议，持续提升调度专业能力。

（十二）完成调度科长安排的其他工作任务，积极配合科室工作安排，确保各项工作顺利开展。

三、质控员职责

（一）认真落实院前急救质控工作，重点警情及时复盘、听警，对发现的质量问题及时反馈报告，并针对性提出整改建议。

（二）认真核查急救调度员填写的表格及数据的准确性，根据每日早会领导点评重点，做好《每日必读》的记录。

（三）结合院前急救质量控制分析，对急救调度系统相关功能提出合理化建议，并及时报告调度科长。

（四）遇到特殊情况或突发事件时，协助指导当班急救调度员接处警及突发事件的处置上报工作。

（五）协助调度科长做好日常管理和安全生产等工作，负责日常排班，按需领取科内物品。

（六）负责周末及法定节假日科室日常管理及早会交班的督导工作。

（七）负责科内宣传信息的收集，及时发现调度工作亮点，协助做好科内宣传信息撰写和报送工作。

（八）服从科室安排，每月参与调度倒班 2 次，与调度科长形成 AB 岗，确保质控工作无缝衔接。

（九）完成调度科长、领导交办的其他工作。

四、调度组长职责

（一）在调度科长领导下，全面负责本班次的急救调度工作，督导急救调度员的系统规范操作，确保本班次急救调度系统及相关设备正常运行，发现故障时，协助当班急救调度员及时报告并积极应对。

（二）在疑难呼救中，凭借丰富的经验和专业知识，指导急救调度员准确判断，高效完成任务。

（三）协助带教老师帮助新进人员掌握调度沟通话术与应急判断技巧，协助调度科长制定能力提升培训计划。

（四）当发生突发事件或特殊事件时，根据紧急程度和复杂性，迅速合理调配急救资源，做好伤病员分流工作。

（五）突发事件或特殊事件发生后，第一时间向调度科长或上级领导汇报事件基本情况、已采取的措施及存在的问题。与现场急救人员和相关部门保持紧密联系，及时掌握最新动态并持续反馈重要信息。加强与多部门的沟通协调，保障高效联动，做好领导指示的上传下达工作。

（六）完成调度科长、领导交办的其他工作。

五、网络维护员职责

（一）在中心领导的指导下，全面负责全市网络运行工作，定期向分管领导汇报工作，适时提出建设性建议。

（二）负责建立和保管指挥调度信息系统所有软、硬件档案，定期检查设备运行情况，保障中心机房和网络运行的安全。

（三）及时做好全市调度系统的故障排查，填写 120 调度系统故障登记处理单，并做好维护工作。

（四）定期组织召开系统故障分析会，汇总调度系统运行异常情况，联合技术团队查明原因并制定整改落实方案。

（五）负责中心网络信息系统安全运行情况的监控管理工作。

（六）负责中心网络信息系统设备、耗材的采购及安装调试工作。

（七）负责网络信息系统相关使用人员的业务培训工作。

第二节　调度工作核心制度

一、首调负责制

（一）定义

调度工作首调负责制是指首位接听急救电话的急救调度员负责从摘机接听急救电话开始到受理派车、现场处置、送达医院等全过程的一种管理制度。

（二）工作要求

1. 急救调度室实行 24 小时值班制。急救调度员要认真、细心听取呼救者的叙述，准确掌握呼救意图、呼救原因（伤病信息）、伤病人数、现场地址、年龄、性别和有效联系电话等关键信息。

2. 尽快（通行标准 60 秒内）按照院前急救调度原则要求，向相关急救站发出出诊指令并在 15 秒钟内督促急救站接单派车。

3. 通过远程视频监控执行出诊任务的救护车离站情况，做好相关记录。发出出诊调令 90 秒内仍未见任务车离站时，应采用智能外呼功能催促急救站尽快出车。

4. 在受理突发事件时，准确判断事件性质和程度，立即通知同班急救调度员协助，第一时间派足救护车，并按《突发事件处置流程》启动应急预案。发挥应急处置与协调能力，高效分流与转运伤病员，同时平衡各急救站点和人员任务，确保忙闲均衡。

5. 按照调度员生命支持规范术语，在调度派车的同时，指导呼救者开展自救互救。

6. 执行任务车辆离站后，应立即与呼救者取得联系，告知出车情况，并再次核实呼救原因，现场地址，伤病人数，有效联系电话以及伤病员病情变化等信息。若有误差或变化，应及时告知出诊人员或急救站予以有效应对。同时告知救护车行驶路线及所在位置，确保呼救者及患者耐心等待救护车的到来，减少空诊的发生。

7. 全程监控每一次执行任务车辆运行情况，及时发现和掌握执行任务车辆的异常情况（如运行路线错误等）与现场救治的特殊情况（如救护车长时间停留现场或擅自离开等），并采取有效措施妥善处置或应对。

8. 接处异地（如各县市区、周边地市州）呼救时，按要求询问"五要素"（呼救原因、现场地址、呼救者来电号码、患者姓名、性别）等相关信息，按照《联网转单处置流程》（见第五章第九节）要求进行处置。

9. 接处 110、119、122、海事部门等应急机构联动电话时，按照《联动工作制度》（见本章第三节）进行处置。

10. 遇特殊事件，应根据《特殊事件报告制度》进行处置。

11. 任务完成后，首调调度员必须确认伤病员安全送达医院，核实出车信息和急救电子病历，确保信息反馈及时、准确、真实、全面。

12. 对于终止任务或取消派车时应认真核对"五要素"（呼车原因、现场地址、呼救者来电号码、出诊任务车辆 ID 号、与呼救者确认退车），同时需详细记录原因，持续跟踪伤病员最终去向，确保每个急救任务形成闭环，实现"有始有终、全程可溯"。

13. 遇突发事件和特殊呼救时，首调调度员应全面交接班，经领导批准后方可下班。

二、离席管理制度

（一）定义

离席管理制度是指为确保 120 急救调度工作的连续性和高效性，对急救调度员因故暂时离开工作岗位（如用餐、如厕、临时事务等）所制定的规范化管理要求。

（二）工作要求

1. 接班前，必须做好相关工作的准备。当班期间应保持精力集中，确保工作状态良好。

2. 确需离席，应向同班说明缘由，并按规定点击"离席"，一旦遇特殊情况，应立即就席，否则按擅自离席处理。

3. 同班在受理呼救电话时，不得离席或离开急救调度室。

4. 一个班次内离席累计不得超过 5 次或累计时长不得超过 30 分钟。

5. 在特殊情况下，若需延长离席时间，急救调度员应主动向调度科长说明具体原因，经调度科长同意后，由调度组长或质控员暂时顶替该席位，以确保调度坐席人员充足。

6. 调度管理人员应不定期调取监控录像进行工作抽查，确保急救调度员遵守离席规定。

7. 若因离席不当造成调度失误或事故时，将按照有关规定作出相应处理。

三、拨测制度

（一）定义

拨测制度是指对 120 急救电话系统进行的一种测试工作，主要目的是评估和监测 120 电话的通畅情况、响应速度以及通话质量等关键指标，确保 120 特服专线畅通无阻和高效平稳运行，以及时响应公众的急救需求。

（二）工作要求

1. 交接班时，必须对 120 电话进行测试，确保电话线路畅通。界面正常弹单，电话铃声响起接听后检查通话质量及回放录音，确保系统运行正常。

2. 当班期间，凡 20 分钟内未接到 120 呼救电话，必须拨测 120 一次，检查电话是否能够顺利接入。

3. 当班急救调度员必须随时监控或注意急救调度系统运行情况，一旦发现异常，应立即通过拨测 120 排查故障。

4. 当拨测 120 未响应时，应立即检查电话线接口是否插好、网络连接是否正常。若仍无法恢复，应立即报告网络信息科及科室负责人，同时启动调度系统故障应急处置措施（见本书第十章）。

5. 做好相关工作记录和交接班工作。

四、回拨制度

（一）定义

回拨制度是指 120 急救中心在接到急救电话后，因特殊情况（如电话中断、信息不清晰等）未能与呼救者保持有效沟通时，通过主动回拨呼救电话，以确保获取准确的急救信息或进一步指导呼救者进行急救操作的一种工作制度。

（二）工作要求

1. 因各种原因导致 120 呼救电话未及时接听、电话中断、无人说话或者有任何疑问（如地址不清等）时，均应及时回拨呼救电话，继续了解相关情况，以防止呼救者因疾病或者环境等原因中断报警，延误急救时间。

2. 应随时关注"120 生命绿卡"、无障碍呼救平台及中心微信企业号中的"微急救"呼救记录。若发现有呼救记录，需及时根据显示的信息进行电话回拨，确保及时响应和处理呼救需求。

3.回拨呼救电话至少响铃 15 秒后方可挂机，要求回拨呼救电话至少 1 次。

4.谨慎判断误拨电话和骚扰电话。若确定为误拨电话和骚扰电话可以联动 110，按照《骚扰电话处置流程》有关要求处理。

5.特殊情况应及时上报，并做好交接班工作。

五、信息调取制度

（一）定义

信息调取制度是指调取包括呼救者电话号码、呼救时间、呼救原因、呼救地址、呼救录音、调派医院、出车轨迹、视频监控及院前急救数据等有关信息的制度。信息调取涉及呼救者个人隐私，任何人不得随意调取或外泄。

（二）工作要求

1.调度信息归口调度科具体管理，未经中心领导同意，任何人不得随意向外透露调度信息。

2.突发事件医疗紧急救援信息以上级主管部门对外发布的信息情况（如数据、口径等）为准，不得向新闻媒体、个人等提供。

3.公、检、法部门因案件侦破等需要提取相关调度信息，需提供警官证及介绍信，由相关科室报请领导同意后方可调取，同时须按要求填写好相关表格。

4.将警官证和介绍信复印件及相关表格备存。

5.若向外泄露信息造成不良后果，按照相关规定处理。

六、交接班制度

（一）定义

交接班制度是指急救调度员在工作班次交替时，为确保急救调度工作的连续性、准确性和安全性，按照规定将特殊呼救情况、急救系统运行情况、未完成的急救任务情况、值班车辆情况等进行工作交接的一套标准化流程和规范。

（二）工作要求

1.接班人员应提前 5 分钟到达岗位，做好接班准备，认真听取上一班的交班情况，并核实相关内容。

2.交班人员在接班人员未接班之前，不得离开调度坐席。若接班人员未按时到岗，交班人员应向调度科长报告。

3.交接班时，如遇正在受理呼救时，必须认真处理完毕并做好登记后方可进行交接班。

4.交班时必须认真检查各类系统运行情况、通信设备的使用状况、各急救站值班车辆动态情况等并与接班人员翔实交代清楚。

5.各种记录本、用具、座椅归位整齐，调度坐席和急救调度室环境保持干净整洁。

6.交接班应按要求做好各类记录，做到交接清楚、记录完整。

7.每日在调度科长主持下进行早会交接班，由夜班人员对全天呼救进行交班，重点对特殊呼救进行复盘分析，以总结经验，优化流程，提升调度质量。

七、特殊事件报告制度

在日常工作中遇到特殊事件应及时、准确、全面地向行政总值班及中心领导报告，确保特殊事件应对及时高效，特制定本制度。

（一）报告内容

1.重大突发事件（伤亡人数众多、事件性质严重、社会影响大等）。

2.一次报警事件伤病者≥3人。

3.涉及学校、幼儿园、政府机关、军警机构、医疗机构、交通枢纽（机场、火车站、汽车站、港口、码头）、各类公共交通工具（公交、校车、客车）发生的重大事件。

4.涉及领导干部、公众人物、港澳台同胞、各类外籍人员以及危重孕产妇、新生儿需要紧急救治或有意外情况的。

5.事件性质为安全事故、暴力袭击、恐怖袭击、自然灾害、群体性事件、刑事案件、公共卫生等或事件可能演变、发展成重大人员伤害、恶劣社会影响的。

6.接到上级部门（包括市委、市政府应急办等部门、市卫健委等）、特殊机关机构（公安局等）或人员（上级领导）对特殊情况问询了解或特殊事件处置指示、指令的。

7.发生调度失误或急救站存在延误或影响伤病员救治，已造成或可能造成不良后果的。

8.通信急救调度设备发生故障影响调度工作的。

9.涉及直升机呼救、县市区突发事件的。

10.涉及重大活动或赛事医疗保障任务的。

（二）相关要求

1.遇上述情形均应采取短信上报，必要时采用电话上报。

2.凡涉及突发事件，当班急救调度员应及时报告科室负责人，按照调度科长或领导指示向相关部门报告。

3. 接到下级急救中心报告的突发事件后，当班急救调度员应提醒下级急救中心上报属地上级主管部门。

4. 若当班急救调度员第一时间联系不上相关人员，可立即直接向中心分管副主任或主任报告特殊情况。

5. 凡已报告的事项或内容，须在规定时间内填写相关表格，做好文字、录音、录像、运行轨迹等记录或存储，并按规定做好交接工作。

6. 发生或遇有上述事件或情况未报告或延时报告以及弄虚作假的，按有关规定处理。

八、突发事件报告制度

（一）定义

突发事件是指突然发生的造成或者可能造成严重社会危害，需要采取应急处置措施予以应对的自然灾害、事故灾难、公共卫生事件和社会安全事件。

（二）报告要求

1. 急救调度员接到突发事件呼救后，应及时向急救中心领导报告，按照急救中心领导指示向卫生健康行政部门报告；县市区急救中心受理到突发事件后，应在规定时间内向市级急救中心报告。

2. 各级各类医疗机构抵达突发事件现场或本院收治突发事件伤亡人员后，应及时向属地急救中心电话报告事件救援信息。初始报告后，院前或院内急救信息应根据属地急救中心的要求进行续报。

3. 急救中心在接到突发事件伤亡信息后，经初步核实汇总，在规定时间内向属地卫生健康行政部门报告，并且在现场应急响应期间按要求向卫生健康行政部门电话报告一次救援进展情况，并记录好报告时间和报告内容。

（三）报告内容

1. 首报（初次报告）

突发事件紧急医疗救援信息初次报告内容包括事件名称、发生时间、地点、事件类别、伤员身份、车辆调度情况、应急联动情况、医疗机构接诊和收治伤病员人数及伤情分类、报告单位、报告人员及通信方式等。

2. 续报（进程报告）

突发事件紧急医疗救援信息进程报告内容包括紧急医疗救援的进展与变化、伤病员留观治疗人数、伤情分级及转归、伤病员在不同医院的分布情况、进一步的紧急医疗救援措施以及是否需要上级卫生健康行政部门协调等。

3.终报（结案报告）

突发事件结束后，按照规范填写各类表格进行结案信息报告。当达到《国家突发公共卫生事件应急预案》和《国家突发公共事件医疗卫生救援应急预案》分级标准的事件结束后，由相应级别卫生健康行政部门组织评估，在确认事件终止后，对事件的发生和处理情况进行总结，分析其原因和影响因素，并提出今后对类似事件的防范和处置建议。

（四）报告方式

1. 紧急情况第一时间电话上报调度科长，确保快速响应。

2. 及时通过短信专用应急平台发送简要信息，如事件类型、地点、现状等。

3. 事件结束后填写突发事件相关表格，按要求上报上级主管部门，同时纸质版签字存档。

第三节 调度工作相关制度

一、回访制度

（一）定义

回访制度是指急救中心在完成急救任务后，通过电话或其他方式对患者及其家属进行回访，以了解患者康复情况，收集患者及家属的意见和建议，进一步改进急救服务质量和流程的一项工作机制。

（二）工作要求

1. 专人定期检查短信自动回访系统的回访反馈情况，整理出"不满意"和"基本满意"进行表格汇总。

2. 回访反馈为"不满意"和"基本满意"的，由调度管理人员及时进行电话回访。

3. 回访前需要对工作人员进行专业知识、回访礼仪、常见法律法规等相关知识学习培训。

4. 电话回访时，使用文明用语，态度诚恳，语气亲切，吐字清晰，注意语速适中，杜绝与回访者发生争执或不愉快。同时需向回访对象表明身份及回访目的，减少对方的疑惑，最后向回访对象表示感谢，提升工作满意度。

5. 回访应选择在回访对象的工作时段，建议在上午9点至11点或下午3点至5点，同时应避开中国的传统节假日。

6. 回访中发现的问题应及时上报。

7. 及时做好回访记录存档工作并纳入年度工作考核。

二、联动工作制度

（一）定义

联动工作制度是指在急救工作中，急救中心与相关单位或部门之间通过明确的职责分工、信息共享、协同合作等方式，形成高效、有序的联合工作机制，以确保急救工作能够快速、高效地开展，最大限度地保障患者的生命安全。

（二）工作要求

1. 建立警医联动机制，与联动单位保持24小时信息互通，确保急救与警务资源高效配合，提升救援效率。

2. 接到火灾、大型交通事故、群体性食物中毒或气体爆炸等突发公共事件呼救时，应立即启动多部门联动机制，同步执行信息上报制度。

3. 当联动单位转接呼救至急救中心时，急救调度员应迅速接听，确认呼救性质和紧急程度，并按规定立即派车前往。

4. 联动呼救应详细询问并记录事件发生的具体地点、原因（暴力伤害、群体性事件、自杀等）、人员伤亡情况、联系电话等信息。

5. 联动处理完毕后，应及时将处理情况和意见反馈给联动部门。

6. 必须在系统中详细记录联动工作的整体情况，以便备查。

三、调度例会制度

（一）定义

调度例会制度是指急救中心为持续提升调度工作质量，通过定期召开工作会议，系统分析特殊呼救及典型案例，总结经验教训，优化工作流程，从而确保急救调度工作更加规范有序、高效运行的制度性安排。

（二）工作要求

1. 每月月底组织召开调度例会。如遇特殊情况（如重大突发事件、紧急工作部署等），可酌情调整会议时间，但需提前两天发布会议通知，明确会议的时间、地点、参会人员及主要议题等。

2.确定召开调度例会后，由调度科长指定会议主持人及主讲人。同时，安排专人负责拟定会议议程、准备会议室及设备，并做好会议记录。

3.主讲人负责收集相关资料，包括患者病情的准确判断、接警用语的规范性、受理流程的合理性、接车地址的准确性、调度原则的科学性、调度记录的规范性以及特殊呼救和突发事件的处理情况等内容并制作成 PPT 课件，以利于急救调度员进行深入分析。

4.对上月急救调度员的质控分析结果进行总结，明确工作中的薄弱环节，并提出针对性改进措施。

5.传达重点工作提示及安排下一步工作。

四、调度质量安全告诫谈话制度

（一）定义

调度质量安全告诫谈话制度是指急救中心针对发生重大 / 特大调度质量安全事件或存在严重安全隐患的急救调度员，通过规范化、程序化的谈话机制，指出问题、分析原因、提出整改要求并监督落实的管理措施。

（二）工作要求

1.调度质量安全告诫谈话的对象是发生重大、特大调度质量安全事件或者存在严重调度质量安全隐患的急救调度员。

2.告诫谈话按照"一事一告诫"原则执行，一般以个别谈话为主，对普遍性问题也可采取会议告诫谈话或集体告诫谈话形式。

3.组织告诫谈话应当经中心主要负责人同意。

4.管理人员要通过调查核实和讨论分析，对调度质量安全事件进行归因分析，提出调度质量安全管理改进建议，做好告诫谈话计划安排。

5.提前将告诫谈话时间、地点及拟告诫谈话的主要内容通知谈话对象，并要求谈话对象准备书面材料。

6.谈话对象接到告诫谈话通知后，应当按照规定和要求接受告诫谈话，不得借故拖延。接收告诫谈话时，应当如实陈述事件经过及相关情况，不得捏造或隐瞒事实真相。

7.告诫谈话人员不得少于 2 人，其中 1 人为中心主要负责人或分管责任人。

8.谈话过程中向谈话对象说明谈话原因，指出存在的主要问题及其严重性和危害性。

9.听取谈话对象对有关问题的解释说明，对进一步加强调度质量安全管理工作提出具体要求，明确整改期限。整改期限一般不超过 7 个工作日，特殊情况报请领导审批后可酌情延长时间。

10.参与告诫谈话的工作人员应当认真填写相关表格，做好谈话记录，并由谈话对象签字，谈话资料须存档保管。

11. 告诫谈话结束后，科室负责人应当督促谈话对象落实整改，并在整改 5 个工作日内提交书面整改报告。

12. 经调度科告诫谈话后，当事人未及时进行整改或整改措施不到位的，调度科应对其予以批评教育并督促其继续改正。

13. 谈话对象无故拒不参加告诫谈话的，单位将予以通报批评。

五、调度交班报告书写制度

（一）定义

调度交班报告书写制度是记录当班期间急救调度工作的重要文档，用于交接班信息传递、数据分析及质量改进。报告内容涵盖调度业务数据、系统运行状态、特殊呼救处理及未完成事项等，确保调度工作的连续性、准确性和可追溯性。

（二）工作要求

1. 如实记录呼入数、摘机数、调度工作电话、急救派车总数（包括分中心派车、当班城区自出、当班长途自出、非当班自出等）、空车数（终止 / 其他）、取消派车数、联动派车数、非急救转运数据等。

2. 统计突发事件、生命绿卡用户、特殊人群（如孕产妇、新生儿等）及特殊场景（如机场、火车站、直升机呼救）的派车数与伤病员人数等。

3. 检查录音系统、车载系统、视频监控系统、急救受理台（含应急手机 / 模拟机）是否正常，故障需注明原因、时间段、应急措施（如电话派单）、受影响救护车编号及流水号等。

4. 急救站空巢需记录急救站名称、时间、车辆去向及自出车类型等。

5. 交班内容均需明确流水号、现场地址、呼车原因、呼救者身份、调派急救站点等，同时还需明确急救受理、派车、出车、补单、反应、途中等环节的用时以及伤病员去向情况、车辆情况、全程跟踪情况、调度员生命支持情况、智能推荐情况、生命绿卡用户情况、特殊时间节点情况和急救电子病历反馈情况等。

6. 其他特殊呼救（突发事件、缺陷调度、联网调度、跨区派车、死亡、回车等）按规定填写关键信息（如流水号、时间、伤病人数、联动等情况）。

7. 未完成事项需列明任务单流水号、执行车辆及未反馈急救电子病历等。

8. 早班负责白班内容的真实性、完整性，夜班负责夜班内容及数据统计。禁止虚报、错报、漏报情况的发生。

9. 交班报告语言简洁通顺，无错别字，关键信息无遗漏，交叉呼救需合并归纳。

六、保洁制度

（一）定义

保洁制度是指为确保急救中心急救调度室环境的清洁、卫生和安全所制定的一系列清洁、消毒、维护及其管理的制度规定。

（二）工作要求

1. 进入急救调度室必须着装整洁、规范。

2. 急救调度室应保持空气流通，定时开窗通风。

3. 严禁在急救调度室内喧哗、饮食、吸烟等，禁止携带与工作无关的个人物品进入调度室内。

4. 急救调度人员应保持个人工作区域整洁，不随意丢弃垃圾或杂物，在使用急救通信设施、电脑等办公设备时，应保持设备表面清洁，避免因人为因素导致设备污染。

5. 急救调度室内设置专用垃圾桶，并按要求进行分类投放。保洁人员应及时清理垃圾并定期清洗消毒，防止异味产生。

6. 每日下班后，对急救调度室进行清洁，重点清理急救调度人员工作过程中产生的垃圾、纸屑等，并将设备、物品、资料排列整齐有序，定期擦拭，保持无尘，确保急救调度室整洁有序。

7. 定期对调度坐席、急救通信设备等进行深度清洁，按规定使用专用清洁工具和清洁剂进行清洁保养，防止灰尘堆积影响设备性能。

8. 特殊时期每日对急救调度室进行消毒处理，对地面、桌面、门把手、电话等高频接触区域进行擦拭消毒，确保消毒效果达到卫生要求。

9. 调度管理人员负责监督保洁工作的执行情况，确保保洁质量达到标准。

10. 定期组织保洁工作督查，做好督查工作记录，并与保洁人员绩效考核相挂钩。

第四章　调度接警话术

第一节　一般性呼救受理话术

一、首次呼救受理规范话术

急救调度员：您好！××120！（首接语）根据情况，附加一句：请问您需要急救吗？

呼救者：我需要一辆救护车。

（一）第一方呼救者

急救调度员：请问您在什么地方？

呼救者：我在×××。

急救调度员根据呼救者描述情况，判断是否需要进一步询问详细地址信息"区域＋路名＋参照物＋具体点"。

急救调度员：请问发生了什么事情？

呼救者：×××。

急救调度员根据呼救者描述情况，判断是否需要进一步询问详细信息"目前症状＋能否被喊答应（判断意识）＋观察胸廓是否有起伏（判断呼吸）＋年龄＋性别（鉴别特殊病种病情）"。

急救调度员：好的，已经调派了救护车，请您保持电话通畅。

（如患者病情符合医学指导要求即进行医学指导）

（二）第二方呼救者

急救调度员：请问患者在什么地方？

呼救者：患者在×××。

急救调度员根据呼救者描述情况，判断是否需要进一步询问详细地址信息"区域＋路名＋参照物＋具体点"。

急救调度员：请问发生了什么事情？

呼救者：×××。

急救调度员根据呼救者描述情况，判断是否需要进一步询问详细信息"目前症状＋能否被喊答应（判断意识）＋观察胸廓是否有起伏（判断呼吸）"。

急救调度员：好的，已经调派了救护车，请您保持电话通畅。

（如患者病情符合医学指导要求即进行医学指导）

（三）第三方呼救者

急救调度员：请问患者在什么地方？

呼救者：患者在×××。

急救调度员根据呼救者描述情况，判断是否需要进一步询问详细地址信息"区域＋路名＋参照物＋具体点"。

急救调度员：请问发生了什么事情？

呼救者：×××。

急救调度员：请您将现场联系电话和患者姓名告诉我。

呼救者：×××。

急救调度员：好的，已经调派了救护车，请您保持电话通畅。我们会和现场取得联系。

二、催车规范话术

呼救者：救护车怎么还没有来？

急救调度员：您好！请问您刚才是什么位置需要救护车的？

呼救者：在×××。

急救调度员：请稍等，我帮您查询一下（查询车辆轨迹），现在救护车正在赶往现场途中，已经行驶到×××位置。

急救调度员：请问患者目前情况怎样？

呼救者：×××。

急救调度员：好的，请您保持电话通畅。

（如患者病情符合医学指导要求即进行医学指导）

三、同一急救任务多人呼救规范话术

急救调度员：您好！××120！

呼救者：快来救护车。

急救调度员：请问您在什么地方？

呼救者：×××。

急救调度员通过询问事件性质（若为交通事故应问清车牌号）、患者信息（姓名、性别、年龄、着装特点等），确定为同一起呼救时：

急救调度员：刚才已经有人呼叫了120，已经调派了救护车，请您保持电话通畅。

四、特殊病种询问规范化话术

（一）晕倒

急救调度员：请问发生了什么事情？

呼救者：×××。

急救调度员：请问以前有什么疾病？患者年龄？是否有外伤？（询问目的是注意鉴别是内科心脑血管疾病还是因摔伤引起的倒地？）

呼救者：×××。

（若回答只是摔伤引起的倒地，有外伤）

急救调度员：好的，已经调派了救护车，请您保持电话通畅。

同时按照病情的判断进行相应医学指导。

（若回答既往病史有高血压或者心脏病等）急救调度员根据呼救者描述情况，判断是否需要进一步询问详细信息"目前症状＋能否被喊答应（判断意识）＋观察胸廓是否有起伏（判断呼吸）"。

急救调度员：好的，已经调派了救护车，请您保持电话通畅。

（同时按照病情的判断进行相应医学指导）

（二）一氧化碳中毒、沼气中毒、工厂气体中毒

急救调度员：请问发生了什么事情？

呼救者：×××。

急救调度员：请问是在洗澡/吃火锅/沼气池/工厂上班的时候发生的吗？（询问的目的是进一步了解发生中毒的原因等作为病情判断的依据）

呼救者：×××。

急救调度员：请问有多少人？患者身份？是否离开了中毒现场？

呼救者：×××。

急救调度员：现在马上离开事发现场/或者打开门窗通风。

急救调度员根据呼救者描述情况，判断是否需要进一步询问详细信息"目前症状＋能

否被喊答应（判断意识）＋观察胸廓是否有起伏（判断呼吸）"。

急救调度员：好的，已经调派了救护车，请您保持电话通畅。

（同时按照病情的判断进行相应医学指导）

（三）腹痛

急救调度员：请问发生了什么事情？

呼救者：×××。

急救调度员：请问患者是男性还是女性？

（询问目的是注意鉴别性别，作为进一步判断病情的依据。若为女性腹痛患者，应询问月经史；若为孕妇，则按照孕产妇规范话术进行询问）

（四）食物中毒

急救调度员：请问发生了什么事情？

呼救者：×××。

急救调度员：请问是在什么地方吃过什么东西吗？

（询问目的是了解此前饮食情况及事发地址，若为学生、幼儿等或事故地点为学校、幼儿园或大型宴会等，则表明事故性质严重，作为进一步判断的依据）

呼救者：×××。

急救调度员：请问多少人？现在典型的症状是什么（呕吐等）？

呼救者：×××。

急救调度员根据呼救者描述情况，判断是否需要进一步询问详细信息"目前症状＋能否被喊答应（判断意识）＋观察胸廓是否有起伏（判断呼吸）"。

急救调度员：好的，已经调派了救护车，请您保持电话通畅。

（同时按照病情的判断进行相应医学指导）

（五）孕产妇

急救调度员：请问发生了什么事情？

呼救者：×××。

急救调度员：请问目前有什么症状？（询问目的是注意鉴别是否处于临产或其他不适）

呼救者：×××。

（若回答只是出现孕妇胎膜早破相关症状）

急救调度员：请问孕妇为初产妇或经产妇，孕周为多少？

呼救者：×××。

急救调度员：好的，已经调派了救护车，请您保持电话通畅。

（同时按照当前症状判断进行相应医学指导）

（若回答否定为临产状态）

急救调度员：好的，已经调派了救护车，请您保持电话通畅。

（急救调度员根据呼救者描述情况，同时按照病情的判断进行相应医学指导）

（六）溺水

急救调度员：请问发生了什么事情？

呼救者：×××。

急救调度员：请问溺水者有几人，是否救上岸？

呼救者：×××。

（若回答为已救上岸）

急救调度员：请问目前有什么症状？

呼救者：×××。

急救调度员：好的，已经调派了救护车，请您保持电话通畅。

（同时按照当前症状及患者年龄判断进行相应医学指导）

（若回答为未救上岸）

急救调度员：好的，已经调派了救护车，请您保持电话通畅。

（急救调度员根据呼救者描述地址，及时联动海事部门及110）

（七）电击伤

急救调度员：请问发生了什么事情？

呼救者：×××。

急救调度员：电源是否已切断？所处环境是否安全？

呼救者：×××。

（若回答为环境安全）

急救调度员：请问触电有几人？目前有什么症状？

呼救者：×××。

急救调度员：好的，已经调派了救护车，请您保持电话通畅。

（同时按照当前症状及患者年龄判断进行相应医学指导）

（若回答未脱离危险环境）

急救调度员：好的，已经调派了救护车，请您切断电源，注意自身安全，并保持电话通畅。

（急救调度员根据呼救者描述情况，同时按照病情的判断进行相应医学指导）

第二节　特殊人群呼救规范话术

一、无障碍呼救平台受理文本规范

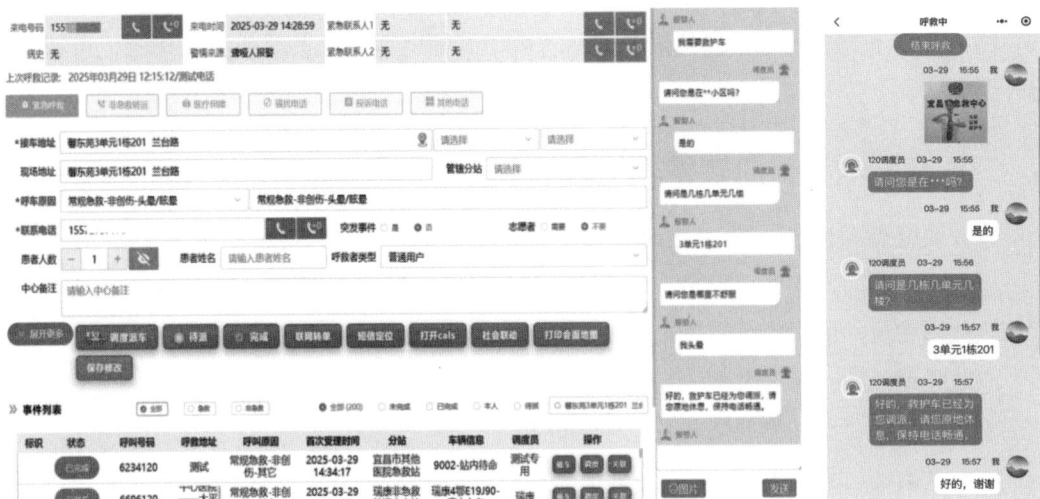

图 4-1　无障碍呼救平台界面

急救调度员输入：您好！××120！（首接语）根据情况，附加一句：请问您需要急救吗？

呼救者输入：是的。

急救调度员输入：请问您是在×××？（根据平台上传的位置信息进行确认）

呼救者输入：是的。

急救调度员输入：请问发生了什么事情？

呼救者输入：×××。

急救调度员输入：好的，已经调派了救护车，请您告知家属或者紧急联系人电话号码，方便急救人员与他联系。

呼救者输入：×××。

急救调度员输入：请您不要关闭此界面，便于我们随时联系。

（如患者病情符合医学指导要求即进行视频医学指导）。

二、外语呼救受理规范话术

急救调度员：Hello，this is ×× Emergency Medical Service System，can I help you? 您好！

这里是××紧急救援医疗服务体系（机构），您需要我们为你提供医疗服务吗？

呼救者：×××。

急救调度员：Can you speak Chinese? 请您用汉语与我对话好吗？

呼救者：No，I can't。（不，我不会）

急救调度员:Hold the line，please，I'll put you through to our interpreter。请您不要挂机，我马上接通翻译人员对话，请将您的需要告诉翻译人员。

急救调度员：ok，now，you can speak to her/him。好了，现在您可以与他/她通话了！

注：采用三方通话时首选英语老师，若英语老师电话无法拨通或无人接听，可选择远盟外语坐席。

三、应急联动部门转警规范话术

急救调度员：您好！××120！

应急联动部门：您好！我是××，在××发生一起××事件，需要救护车。

急救调度员：请问现场有几人需要急救？

应急联动部门：×××。

急救调度员：请您将现场联系电话告诉我。

应急联动部门：×××。

急救调度员：好的，已经调派了救护车。稍后会和现场联系，如有其他特殊情况请您随时致电！

应急联动部门：好的。

注：情况紧急或受伤人数多且"三要素"清楚，应立即派车；情况不明或存有疑问时，可先与现场取得联系，问明情况后再派车。

四、流浪乞讨人员呼救受理规范话术

急救调度员：您好！××120！（首接语）根据情况，附加一句：请问您需要急救吗？

呼救者：您好！我是过路人，这里有个人躺在地上，像是流浪汉，快来个救护车。

急救调度员：请问您可以叫醒他吗？

呼救者（回答一）：醒了醒了，但是他身上还有伤，没有人管。

急救调度员：请问患者在什么地方？

呼救者：×××。

（急救调度员根据呼救者描述情况，判断是否需要进一步询问详细地址信息"区域＋路名＋参照物＋具体点"）

急救调度员：请问他哪里受伤/不适？

呼救者：×××。

急救调度员：好的，已经调派了救护车，请您暂时不要离开现场，同时保持电话通畅，以便急救人员随时与您联系！

呼救者（回答二）：醒了醒了，她（他）说不要救护车，要回家。

急救调度员：您说的这种情况请直接与110、救助站联系寻求帮助。如果需要医疗帮助请与我们联系！

呼救者：好的，谢谢！

注：首调调度员要落实全程跟踪制度，落实流浪乞讨人员的最终去向。

五、精神障碍人员呼救受理规范话术

（一）有躯体性疾病的精神障碍患者报警

急救调度员：您好！××120！（首接语）根据情况，附加一句：请问您需要急救吗？

呼救者：这里有一个患者发疯了或精神有点异常。（或者用别的叙述表明为精神障碍患者）

急救调度员：请问您是患者家属吗？患者以前是否有精神障碍？

呼救者：我是他家属／过路人。

急救调度员：现在患者最主要的表现是什么？有无外伤或其他疾病？

呼救者：×××。

急救调度员：请问患者在什么地方？

呼救者：×××。

（急救调度员根据呼救者描述情况，判断是否需要进一步询问详细地址信息"区域＋路名＋参照物＋具体点"）

急救调度员：好的，已经调派了救护车！请您保持电话通畅！

（二）无躯体性疾病的精神障碍患者报警

急救调度员：您好！××120！（首接语）根据情况，附加一句：请问您需要急救吗？

呼救者：这里有一个患者发疯了或精神有点异常。（或者用别的叙述表明为精神障碍患者）

急救调度员：请问您是患者什么人？患者以前是否有精神障碍？现在患者最主要的表现是什么？有无躯体性疾病？

呼救者：我是患者家属（过路人），现在患者没有躯体性疾病（受伤、昏迷等），就是狂躁不安，需要把他送到精神专科医院。

急救调度员：好的，已经为您调派了精神专科医院救护车。同时请您拨打110并和所属居委会联系。

注：派车后急救调度员应及时联动 110、所属社区居委会，做好联动处置。

六、生命绿卡呼救规范话术

急救调度员：您好！××120！（首接语）根据情况，附加一句：请问您需要急救吗？

呼救者：我需要一辆救护车，这里有人××不舒服。

急救调度员：现在与您核实一下信息，请问您是住在×××吗？（根据生命绿卡显示内容重点核对地址，必要时可核对患者姓名、紧急联系人相关信息）

（一）地址一致时

呼救者：是的！

呼救者可能会继续追问：你怎么知道我的信息？

急救调度员：您之前登记的 120 生命绿卡信息，已提前录入到 120 系统中，您拨打120 电话时系统会自动显示您登记的信息。

急救调度员：已经调派了救护车！请您保持电话通畅！

（如患者病情符合医学指导要求即进行医学指导）

（二）地址不一致时

呼救者：不是的！（根据正常呼救继续受理）

急救调度员：请问患者在什么地方？

呼救者：在×××。

（急救调度员根据呼救者描述情况，判断是否需要进一步询问详细地址信息"区域＋路名＋参照物＋具体点"）

急救调度员：好的！已经调派了救护车！请您保持电话通畅！

第三节　特殊呼救受理规范话术

一、跨区派车规范话术

（一）按照呼救者意愿跨区派车

1. 病情平稳且所属急救站与所要求的急救站距离相差无几

急救调度员：您好！××120！（首接语）根据情况，附加一句：请问您需要急救吗？

呼救者：快派一辆×××医院救护车来。

急救调度员：请问患者在什么地方？

呼救者：×××。

（急救调度员根据呼救者描述情况，判断是否需要进一步询问详细地址信息"区域＋路名＋参照物＋具体点"）

急救调度员：请问发生了什么事情？

呼救者：×××。

急救调度员：已经按照您的意愿调派×××医院救护车。请您保持电话通畅。

2. 病情平稳且呼救者意愿强烈，但所属急救站与所要求的急救站距离相差较远

急救调度员：您好！××120！（首接语）根据情况，附加一句：请问您需要急救吗？

呼救者：快派一辆×××医院救护车来。

急救调度员：请问患者在什么地方？

呼救者：×××。

（急救调度员根据呼救者描述情况，判断是否需要进一步询问详细地址信息"区域＋路名＋参照物＋具体点"）

急救调度员：请问发生了什么事情？

呼救者：×××。

急救调度员：按照调度原则，距离您这里最近的是×××医院，但是您需要到×××医院的意愿强烈，根据您的描述，现在患者情况比较平稳，按照您的意愿调派了×××医院救护车。请保持电话通畅。如果途中病情变化，请您再次拨打120，我们会随时指导您急救。

（二）按照就近就急原则调派

病情危急，无论所属急救站与所要求的急救站距离长短，均按照就近就急原则派车。

1. 呼救者能达成共识，同意按照急救原则派车

急救调度员：您好！××120！（首接语）根据情况，附加一句：请问您需要急救吗？

呼救者：快派一辆×××医院救护车来。

急救调度员：请问患者在什么地方？

呼救者：×××。

（急救调度员根据呼救者描述情况，判断是否需要进一步询问详细地址信息"区域＋路名＋参照物＋具体点"）

急救调度员：请问发生了什么事情？

呼救者：×××。

急救调度员：根据您的描述，患者出现了×××（病情简单评估一下），现在患者病情非常危急，为了争取抢救时间，为您调派最近的×××医院救护车，急救人员到达现场后，会对患者病情进行评估，在病情允许的情况下可以按照您的需求将患者送往您想去的 ××× 医院进一步救治。

2. 呼救者不能达成共识

急救调度员：您好！××120！（首接语）根据情况，附加一句：请问您需要急救吗？

呼救者：快派一辆 ××× 医院救护车来。

急救调度员：请问患者在什么地方？

呼救者：×××。

（急救调度员根据呼救者描述情况，判断是否需要进一步询问详细地址信息"区域＋路名＋参照物＋具体点"）

急救调度员：请问发生了什么事情？

呼救者：×××。

急救调度员：根据您的描述，患者出现了 ×××（病情简单评估一下），现在患者病情非常危急，为了争取抢救时间，为您调派最近的 ××× 医院救护车，急救人员到达现场后，会对患者病情进行评估，在病情允许的情况下可以按照您的意愿将患者送往 ××× 医院进一步救治。

呼救者：不行，我就要去 ××× 医院……

急救调度员：现在我再次给您说明一下，××× 医院的救护车到患者身边路程较远，花费时间较长，这期间患者病情可能发生变化，存在一定的风险，请您再次考虑一下。

（如果呼救者经劝说达成共识，则按照急救原则派车）

（如果呼救者不听劝说，执意要求按照其意愿派车，急救调度员则继续）

急救调度员：您还是确定要 ××× 医院救护车吗？

呼救者：确定，就派 ××× 医院的救护车。

急救调度员：好的，已按照您的意愿调派 ××× 医院的救护车，请您保持电话通畅。如果途中患者病情发生变化，请您再次拨打120，我们会随时指导您急救。

（三）所属医院急救站出现空巢导致跨区派车

急救调度员：您好！××120！（首接语）根据情况，附加一句：请问您需要急救吗？

呼救者：快派一辆 ××× 医院救护车来。

急救调度员：请问患者在什么地方？

呼救者：×××。

（急救调度员根据呼救者描述情况，判断是否需要进一步询问详细地址信息"区域＋路名＋参照物＋具体点"）

急救调度员：请问发生了什么事情？

呼救者：×××。

急救调度员：现在需要给您说明一下，距离患者最近的×××医院救护车都在执行急救任务，我们将调派相对较近的×××医院救护车，请您保持电话通畅。如果患者病情发生变化，请您再次拨打120，我们会指导您急救。

二、接听投诉电话规范话术

急救调度员：您好，××120！

投诉者：我要投诉×××。

急救调度员：非常感谢您向我们反映情况，我完全理解您现在的心情，为了尽快帮您处理，请您告诉我具体发生了什么事情？

投诉者：×××。

急救调度员：请问您与患者什么关系？

投诉者：我是××。

急救调度员：我已做好详细记录，会将此情况上报领导进行调查核实，相关负责人也会在第一时间给您回复，请您电话保持通畅。

三、直升机救援规范话术

急救调度员：您好！××120！

呼救者：我需要直升机帮忙护送患者。

急救调度员：请问患者在什么地方？

呼救者：×××。

急救调度员：请问患者是什么病情？

呼救者：×××。

急救调度员：请问您需要送往哪家医院？

呼救者：×××。

急救调度员：您的情况我已了解，请您不要挂机，我马上将电话转接至×××空中救援中心，由对方工作人员与您进一步对接。

（三方通话接通后）

急救调度员：××空中救援中心，您好，这里是××120，转接一起空中救援任务，患者在××医院，需要送至××医院，请您直接与呼救者沟通。

急救调度员：呼救者，电话已经接通，请您告知×××空中救援中心您的需求。

呼救者：×××。

（沟通结束后）

急救调度员：请您电话保持通畅，便于随时联系。

四、高速公路呼救规范话术

急救调度员：您好！××120！（首接语）根据情况，附加一句：请问您需要急救吗？

呼救者：我需要一辆救护车。

急救调度员：请问患者在什么地方？

呼救者：在高速上。

急救调度员：请问在哪条高速上？

（急救调度员根据呼救者描述情况，判断是否需要进一步询问详细地址信息"高速路名、公里数、行驶方向、就近收费站、服务区、上下高速路口等"）

呼救者：×××。

急救调度员：请问发生了什么事？

呼救者：×××。

（急救调度员根据呼救者描述的事件性质，进一步询问相关信息"伤病员人数、伤病情、车牌号码、身份信息等"）

急救调度员：好的，已经调派了救护车，请您保持电话通畅。同时请您及时拨打122或者高速专用报警电话，在施救过程中注意做好安全防护。

（如患者病情符合医学指导要求即进行医学指导）

五、水上救援规范话术

急救调度员：您好！××120！（首接语）根据情况，附加一句：请问您需要急救吗？

呼救者：我需要一辆救护车。

急救调度员：请问患者在什么地方？

呼救者：×××。

（急救调度员根据呼救者描述事件性质，判断是否需要进一步询问详细信息"所在水域、附近水上转运点、货轮/游轮名称、患者身份信息等"）

急救调度员：请问发生了什么事情？

呼救者：×××。

（若第一时间明确地址）

急救调度员：好的，已经调派了救护车，请您保持电话通畅。

（若第一时间无法确定地址）

急救调度员：我马上将电话转接至××海事部门。

急救调度员：（接通后）××海事局您好，这里是××120，转接了一起水上救援呼救，需要您协助确定事发地址和就近的水上应急医疗救助转运点，请您直接与呼救者沟通。

（沟通结束后根据转运点调派所属急救站点救护车）

急救调度员：已经调派了救护车。请您保持电话通畅。

（如患者病情符合医学指导要求即进行医学指导）

六、骚扰电话处理规范话术

（一）无聊者拨打 120

急救调度员：您好！××120！（首接语）根据情况，附加一句：请问您需要急救吗？

呼救者：×××。（讲一些与急救毫无关系的话语）

急救调度员：不需要急救请挂机。

（二）恶意拨打 120

急救调度员：您好！××120！（首接语）根据情况，附加一句：请问您需要急救吗？

呼救者：×××。（讲不文明语言）

急救调度员：这是 120 急救电话，请不要随意拨打。

（呼救者仍不听劝告，继续讲与急救无关的不文明的语言）

急救调度员：如果您不听劝告，我们将向公安报警以追究责任。

七、无声电话处理规范话术

急救调度员：您好！××120！（首接语）根据情况，附加一句：请问您需要急救吗？

呼救者：无声……

急救调度员：您好！这里是医疗急救报警电话，请讲话！

呼救者：无声……

急救调度员：您好！这里是 ××120，如果不需要医疗帮助请您挂机。（如果需要急救请采用敲击、拍打的方式告知）

注：急救调度员至少保持通话 15 秒仍然无声方可挂机，挂机后立即按照回拨制度进行回拨，不少于 1 次，以免有遗漏。

八、误拨电话处理规范话术

急救调度员：您好！××120！（首接语）根据情况，附加一句：请问您需要急救吗？

呼救者：不好意思，打错了。

急救调度员：好的，请您挂机。

九、多方通话规范话术

急救调度员：您好！××120！（首接语）根据情况，附加一句：请问您需要急救吗？

呼救者：我需要一辆救护车。

急救调度员：请问患者在什么地方？

呼救者：×××。

（急救调度员根据呼救者的描述判断事发地点所属区域为异地呼救，或者需要与其他部门联动）

急救调度员：我马上将电话转接至×××。

急救调度员：（接通后）×××您好，这里是××120，转接一起×××呼救，请您直接与呼救者沟通。

急救调度员：请您保持电话通畅，方便随时联系。

注：必要时根据情况进行联网转单。

十、马拉松医疗保障指挥调度规范话术

（一）对讲机（手台）点名话术

指挥中心：全体注意！这里是马拉松医疗指挥中心，现在开始点名。所有岗位保持静默，点到请回复"收到"。

××号救护车，收到请回答！（必要时重复一遍）

××号医疗点，收到请回答！（必要时重复一遍）

点名完毕！缺勤岗位：×号救护车、×号医疗点，后勤组立即核实。完毕。

（二）呼叫受理话术

呼救者：指挥中心，这里是×号医疗点/AED骑行岗，请求支援！

指挥中心：收到，请报告：

1. 患者所在赛道公里数及参照物（如"25.5公里，补给站东侧"）；

2. 参赛者编号；

3. 症状详情（意识/呼吸/出血等）；

4. 是否需要增援。完毕。

呼救者：患者位于××公里蓝色帐篷旁，编号×××，无意识，无自主呼吸，需AED支援。完毕。

指挥中心：×号医疗点，已记录。已调度最近AED岗（×号骑行员）和×号救护车前往。请保持手台畅通。完毕。

（三）重症优先处置（信道拥堵时）话术

紧急通知！现优先处置××公里重症患者，非紧急事件请保持手台静默，可通过应急手机或微信工作群上报。完毕。

（四）调度派车话术

我是指挥中心，请×号救护车立即前往××公里处（参照物：××），接诊一名××症状患者（编号××）。到达后回复患者状态。完毕。

（五）转运定点医院话术

我是指挥中心，请×号救护车将患者转运至××医院（地址：××路××号），路线：前行至××路左转/右转→急诊绿色通道。对接人：×主任（电话××××），到达后反馈交接情况。完毕。

（六）救护车转岗话术

我是指挥中心，请×号救护车立即转岗至××公里处待命（附详细地址描述），到达后报告。完毕。

（七）救护车跟跑规范话术

我是指挥中心，请×号救护车待收容车队经过后开始进行全程跟跑。完毕。

（八）救护车撤离话术

全体注意，医疗保障任务结束。请各救护车确认赛道无遗留伤员并清点设备确认无误后有序撤离。指挥中心离线，感谢各位！完毕。

（九）应急场景话术

1. 通信中断时：各岗位注意！主频道故障，请立即切换至备用频道2，或拨打应急手机（123×××）。重复：主频道故障！完毕。

2. 车与骑行岗协作：请×AED骑行岗到达×公里处处置一名×患者，请×号救护车前往×公里处协同处置。完毕。

第四节　非常规接警话术

一、咨询类规范话术

（一）关于救护车收费的规范话术

急救调度员：您好！××120！（首接语）根据情况，附加一句：请问您需要急救吗？

呼救者：我想咨询一下，救护车是如何收取费用的？

急救调度员：院前急救收费是按照省医保局和省卫健委核定标准收取，一般情况下是 200 元，含院前急救费 150 元、救护车费 50 元。若路程超过 5 公里按 3 元 / 公里加收费用；因病情需要在救护车上开展化验、特殊检查、用药、输血的，将按照当地医疗服务价格收费标准据实收取费用。

（二）关于咨询非急救转运相关事宜规范话术

急救调度员：您好！××120！（首接语）根据情况，附加一句：请问您需要急救吗？

呼救者：请问非急救转运的救护车是正规的吗？

急救调度员：×××非急救转运中心是由×××卫健委批复的正规非急救转运机构，救护车上有基本抢救设备。

呼救者：请问是如何收费的？

急救调度员：其收费为议价（协商）机制。

（三）关于开具死亡证明的规范话术

急救调度员：您好！××120！（首接语）根据情况，附加一句：请问您需要急救吗？

呼救者：×××。

急救调度员：您好，您的需求我已经知道了，像您这种情况，不属于院前急救范围，我可以告诉您其他方法，请您注意倾听。

呼救者：×××。

急救调度员：您需要到所管辖社区居委会开具相关证明，然后携带证明到您所在辖区内的社区卫生服务中心开具死亡证明。

注：如遇晚上要求开死亡证明的，可向呼救者解释等到上班后再按流程前去办理死亡证明。（节假日期间可告知其联系社区值班人员）

（四）关于询问呼救信息的规范话术

1. 询问呼救任务相关情况

急救调度员：您好！××120！（首接语）根据情况，附加一句：请问您需要急救吗？

呼叫者：我想咨询一下，在×××路伤病员的情况。

急救调度员：请问您与伤病员是什么关系？

呼叫者：我是伤病员的×××（家属 / 记者 / 其他）。

急救调度员：请您描述一下具体时间、地点及伤病员姓名。

呼叫者：×××。

急救调度员：这名伤病员目前在×××医院，请您与×××医院急诊科联系，电话是×××。

2. 询问及调取呼救相关资料

急救调度员：您好！××120！（首接语）根据情况，附加一句：请问您需要急救吗？

呼叫者：我想查一下在××路的车祸呼救者的电话号码/录音/录像。

急救调度员：请问您与伤病员是什么关系？

呼叫者：我是伤病员的×××（家属/记者/其他）。

急救调度员：请您描述一下具体时间、地点及伤病员姓名。

呼叫者：×××。

急救调度员：120涉及患者相关信息是有保密制度规定的，相关信息只针对公检法等部门提供，如果您要调取相关资料，可以到您所属管辖范围的派出所，请民警带上警官证及介绍信在工作日到急救中心调取。

（五）关于咨询狂犬疫苗接种的规范话术

急救调度员：您好！××120！（首接语）根据情况，附加一句：请问您需要急救吗？

呼救者：不需要，请问哪里可以接种狂犬疫苗？

急救调度员：距您较近的××医院急诊科24小时可接种狂犬疫苗，如果咨询其他疫苗接种相关情况，您也可以拨打12320进行详细咨询。

二、医疗机构转诊类规范话术

（一）不需要调派救护车

1. 城区二级以上医疗机构（含急救网络医院）的门诊患者或住院患者请求急救中心调派车辆将其送至另一医疗机构救治的情形

急救调度员：您好！××120！（首接语）根据情况，附加一句：请问您需要急救吗？

呼救者：快派一辆救护车，我们要转院到×××医院。

急救调度员：请问患者在什么地方？

呼救者：×××医院。

（急救调度员根据呼救者描述情况，判断是否需要进一步询问详细地址信息"区域+路名+参照物+具体点"）

急救调度员：请问发生了什么事情？

呼救者：×××。

急救调度员：您这种情况属于医疗机构之间的转诊，不属于120的急救范围，请您直接与所在医院的管床医生联系，告知您的需求，他们会按照医疗机构之间的转诊处理。如没有得到妥善处理，您可以再次拨打120，我们会给您协调处理。

2. 县市区医疗机构需要转上级医疗机构的情形

急救调度员：您好！××120！（首接语）根据情况，附加一句：请问您需要急救吗？

呼救者：快派一辆救护车，我们要转院到×××医院。

急救调度员：请问患者在什么地方？

呼救者：×××医院。

（急救调度员根据呼救者描述情况，判断是否需要进一步询问详细地址信息"区域+路名+参照物+具体点"）

急救调度员：请问发生了什么事情？

呼救者：×××。

急救调度员：这里是市急救中心，您是在×××县市区，您的这种情况，由您所在地的急救中心协调处理，请您不要挂断电话，我马上将电话转接到您所辖的××县急救中心，对方会妥善处理您的呼救，电话正在接通中……

急救调度员：（接通后）××县急救中心，您好，这里是××120，现在受理到你们区域××医院、××病患者需要转诊至××医院的任务，请您直接与呼救者沟通。

急救调度员：呼救者，电话已经接通，请您告知××120您的需求，对方会妥善处置。

注：按照三方通话规范话术进行后续处置。

（二）需要调派救护车

1. 社区医疗机构、民营医疗机构内因患者病情危急请求调派救护车的情形

急救调度员：您好！××120！（首接语）根据情况，附加一句：请问您需要急救吗？

呼救者：快派一辆救护车，我们要转院到×××医院。

急救调度员：请问患者在什么地方？

呼救者：×××医院。

（急救调度员根据呼救者描述情况，判断是否需要进一步询问详细地址信息"区域+路名+参照物+具体点"）

急救调度员：请问发生了什么事情？

呼救者：×××。

急救调度员：好的，已经调派了救护车，请您保持电话通畅。

2. 各县市区急救中心有关食物中毒、特大交通事故、滑坡等突发事件请求增援的情形

市急救调度员：您好！××120！（首接语）根据情况，附加一句：请问您需要急救吗？

×××县急救调度员：您好！这里是×××急救中心，我们这里发生了一起×××突发事件，需要市里增援。

市急救调度员：好的，请告知具体情况（含事件性质、伤亡人数、具体需求等）。

×××县急救调度员：×××。

（市急救调度员根据描述的情况，在第一时间按照"就医院能力"原则指挥调度急救车辆和医护人员紧急赶往现场增援，并立即启动相关应急预案，按照规定做好逐级上报工作）

市急救调度员：好的，已经调派了×××救护车，请您随时和我们保持联系，持续跟踪事态发展和救治情况并及时互通信息。

（三）非急救转运规范话术

急救调度员：您好！××120！（首接语）根据情况，附加一句：请问您需要急救吗？

呼救者：我需要一辆救护车转运患者回家／送到××医院（下级医院）。

急救调度员：请问患者在什么地方？

呼救者：×××。

（急救调度员根据呼救者描述的情况，进一步询问"患者病情、相关需求"等）

呼救者：×××。

急救调度员：您这种情况属于非急救转运服务，请您不要挂机，我马上将电话转接至非急救转运中心。

急救调度员：××非急救转运中心，这里是××120，转接一个非急救转运任务，患者在××医院，需要送至××医院（下级医院）／送回家，请您直接与呼救者沟通。

急救调度员：呼救者，请您告知××非急救转运中心您的需求，对方会妥善为您处理。

三、短信链接操作指导规范话术

（一）发送视频短信链接指导规范话术

（当患者病情符合医学指导需要发送视频短信链接时）

急救调度员：我们已经调派了救护车，请问您身边还有其他人吗？

呼救者（回答一）：就我一个人，没有其他人。（直接进入电话医学指导）

呼救者（回答二）：还有其他人。（启用远程视频医学指导）

急救调度员：请您不要挂断电话，我现在和您进行视频通话指导您急救。我会向您的手机发送一条短信，请收到短信后点开短信链接（您的手机要处于联网状态），按照提示进行操作，将摄像头打开。

呼救者：好的。

1. 视频医学指导链接成功后

急救调度员：现在您将手机摄像头调整到可以看到患者的画面，我看一下患者的情况。

呼救者：好的。

急救调度员：（判断患者意识状态，若呼吸心搏骤停，按照心肺复苏指导流程进行视频指导）现在给您的手机发送了××医学指导视频，请您跟随视频进行操作。

2. 视频医学指导链接未成功

呼救者：未收到短信／链接点不开／网络卡顿。

急救调度员：好的，请不要着急，您把电话设为免提状态，我用电话方式指导您急救。

（二）发送短信定位链接指导规范话术

（当呼救者无法描述具体地址信息时）

急救调度员：好的，请您不要着急，为了尽快获取您的位置，我已向您的手机发送一条定位短信，点开短信中的链接（您的手机要处于联网状态），按照提示进行操作，及时上传您的位置。

呼救者：×××。

急救调度员：我们已经定位到您所在的位置，为您调派了救护车，请保持电话通畅。

四、拨测电话规范话术

急救调度员：您好！××120！

客服代表：×× 例行拨测，请问您的工号？

急救调度员：我的工号×××！拨测效果良好！

第五节　服务禁语类

一、态度类禁语

（一）冷漠推诿

☒ "这不归我们管，你自己打别的电话吧。"

☑ "我帮您确认最近的急救资源，请稍等。"

（二）不耐烦

☒ "你说了半天也没说清楚！"

☑ "请慢慢说，我需要确认其他信息。"

（三）嘲笑讽刺

☒ "这点小伤也打 120？浪费资源！"
☑ "请您描述具体症状和不适，我们会进行评估后调派救护车并给您适当的指导。"

（四）敷衍应付

☒ "知道了，等着吧。"
☑ "我们已经调派了救护车，请保持电话畅通，我们会持续跟进。"

（五）情绪化回应

☒ "你冲我吼有什么用？"
☑ "我非常理解您的心情，请您配合，以便更好地帮助您。"

（六）威胁挂断

☒ "你不说清楚地址我怎么给你派车！"
☑ "请冷静，我需要了解您的地址才能准确派车。"

（七）否定家属

☒ "你不懂急救，听我说就可以了。"
☑ "请您按照我的指导操作，避免二次伤害。"

（八）无礼貌性

☒ "喂，有什么事情，你说？"
☑ "您好，请问有什么需求。"

二、专业能力类禁语

（一）错误指导

☒ "直接把人背下楼！"
☑ "避免移动患者，等待急救人员处理。"

（二）盲目承诺

☒ "保证 10 分钟内到！"
☑ "我们已经调派了救护车，在道路通畅的情况下会以最快的速度赶赴现场。"

（三）沟通生硬

⊠ "常规我们要问一下情况。"

☑ "为了更快地派出救护车，确保患者的安全，请您配合我回答相关问题。"

（四）延误评估

⊠ "等车到了让医生看吧。"

☑ "请您配合查看患者的情况，以便更好地帮助您。"

（五）主观臆断

⊠ "你是不是打错了，你到底要不要救护车？"

☑ "请问您哪里不舒服，是否需要救护车？"

三、沟通技巧类禁语

（一）质问指责

⊠ "你搞错了吧，这里没有这条路，你到底在哪里？"

☑ "请问在哪条路，周围有哪些标志性建筑？"

（二）重复追问

⊠ "地址到底在哪？说了三遍还听不懂！"

☑ "请准确描述附近标志性建筑或路口，我来帮您定位。"

（三）忽视情绪

⊠ "你这么激动我没办法给你派车。"

☑ "我知道您很担心，现在只有您能帮助到他，请您平复心情后告诉我患者情况。"

（四）打断叙述

⊠ "你先听我说！"

☑ "请先告诉我具体的位置/主要的症状，便于我们第一时间调派救护车。"

（五）激化矛盾

⊠ "你态度这么差，我们没法处理！"

☑ "我们的目标是尽快救治患者，请配合提供信息。"

（六）忽视语言障碍

☒ "听不懂方言，换个人打！"
☑ "请尽量用普通话描述，您旁边还有其他人员吗？"

四、责任规避类禁语

（一）推脱延误

☒ "堵车是交通部门的问题。"
☑ "我们已联系交警协助开通绿色通道，请耐心等待。"

（二）逃避指导

☒ "我只是接线员，不是医生，不负责救人。"
☑ "我会全程指导您，直到急救人员到达。"

（三）推诿协作

☒ "您要求的医院不是我们网络医院，我们派不了车！"
☑ "您指定的医院暂未接入120急救网络，我们将就近为您调派××医院救护车。"

（四）否认失误

☒ "系统问题，不是我的错！"
☑ "系统问题我们已经联系网络工程师处理。"

（五）过度免责

☒ "您坚持要××医院，出了事情后自己承担！"
☑ "为了患者的安全，我们将按照急救原则为您调派救护车。"

五、法律与伦理类禁语

（一）虚假记录

☒ "随便填个时间就行。"
☑ "接警时间为×点×分，请您再次核实填写。"

（二）宗教歧视

☒ "你们信迷信耽误治疗！"

☑ "尊重您的信仰，但请允许我们按医学规范处理。"

（三）区别对待

☒ "外地的自己找当地医院，我们派不了车！"

☑ "我们已联系当地急救中心协同处理。"

（四）拒绝监督

☒ "投诉随便，反正我没责任！"

☑ "您的反馈已记录，我们会如实核查并改进。"

第五章　院前急救调度工作流程

第一节　院前急救调度工作流程

院前急救工作是守护生命健康的关键防线，而精准高效的调度流程则是其核心保障。本院前急救工作流程的编写，旨在为急救中心调度工作提供一套清晰、规范、科学的操作指引，确保在紧急情况下能够迅速、准确地调配急救资源，提升急救响应效率，最大限度地保障患者生命安全。本章节涵盖了从呼救受理到现场处置、途中监护到转运交接的全过程，以可视化方式呈现关键环节，更易于理解和执行。院前急救调度工作流程图见图5-1。

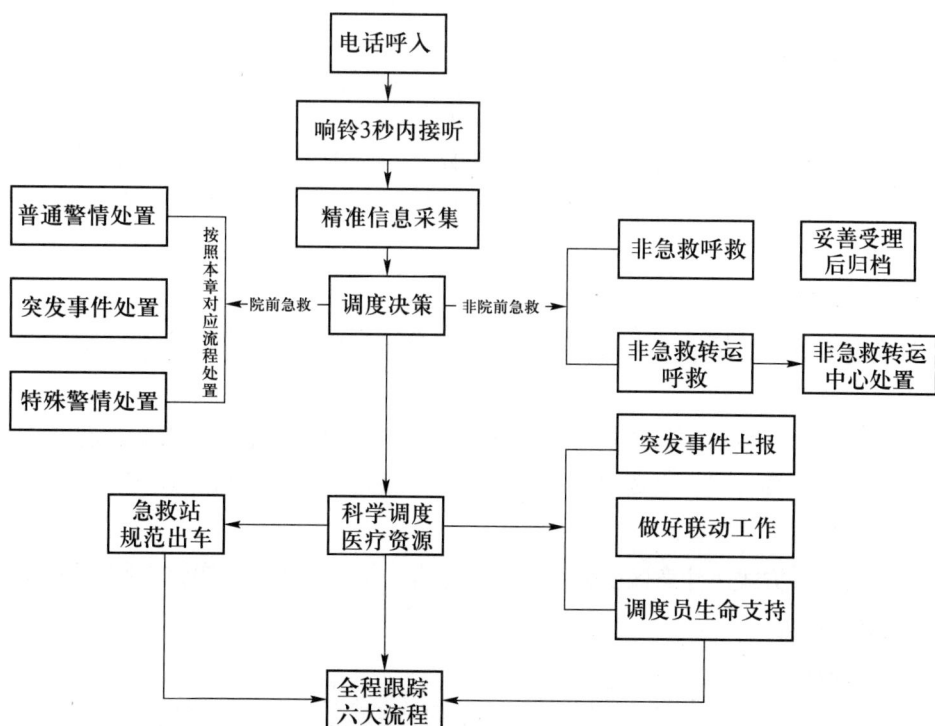

图 5-1　院前急救调度工作流程图

第二节　急救调度流程

一、受理呼救流程

（一）快速接听，多通道响应

1. 普通语音呼救　铃响 3 秒内接听急救电话，使用标准话术。

2. 视频呼救

（1）呼救者操作　确认设备和网络支持并开启摄像头，通过"120 生命绿卡"小程序进行视频呼救，上传精准定位，接通后保持画面清晰稳定。

（2）急救调度员操作　立即响应，接通视频信号，优先确认可视状态及定位准确性，指导呼救者调整摄像头角度以观察患者的情况。

3. 无障碍呼救

（1）呼救者操作　确认设备和网络支持，通过"120 生命绿卡"小程序进行无障碍呼救，上传精准定位，输入关键信息或采用手语表情包进行沟通。

（2）急救调度员操作　受理界面弹框、声音提示，立即响应，启用智能语音转换系统或手语表情包翻译服务。

（二）精准信息采集

按照规范话术进行信息采集，信息内容如下：

1. 呼救者需求　急救调度员倾听呼救者的陈述，准确了解呼救者的呼救意图，可以借助预览受理界面同步显示的历史记录、生命绿卡用户档案、智能呼救上传的地址信息等，辅助识别判断。

2. 核心五要素

（1）事发地点　现场地址，采用"区域＋路名＋参照物＋具体点"的问询方式，必要时采用手动定位地址辅助。

（2）病情信息　采取"目前症状＋能否被喊应答（判断意识）＋观察胸廓是否有起伏（判断呼吸）"的问询方式，必要时询问既往病史、发病时间、是否有外伤，同时要注意区分精神专科病症等。

（3）有效联系方式　注意区分第一方、第二方、第三方呼救者提供的联系方式。

（4）患者性别。

（5）患者年龄。

3. 其他信息

（1）交通事故、斗殴、食物中毒、工伤事故、灾害事故等，应问明事故性质、车牌号和人数等特殊信息。

（2）对于涉及特殊人群或特殊场所的情况，也需详细询问相关信息，如患者身份、家属或监护人联系方式、事件性质、人数等重要信息。

（3）询问呼救者为第几方呼救者，确认患者与呼救者的位置关系。

（三）信息确认

急救调度员需对采集到的信息进行快速整理和确认，确保信息的准确性和完整性，便于急救人员在出发前对患者情况有清晰的了解，保障急救工作的顺利进行。

1. 对于关键信息（如现场地址、呼车原因、主叫号码、特殊需求等）需再次核实，避免因信息错误导致调度失误。

2. 对于跨区派车、远郊派车、中途拦截等情况，应告知存在的风险和注意事项，以便达成共识。

（四）信息录入

将精准采集的信息，如五要素及特殊需求信息等录入系统相应栏目中。

二、急救车辆调度

（一）实时掌握急救站车辆待命情况，按照院前急救派车原则（就近、就急、满足专业需求、兼顾患者意愿），结合系统智能化推荐，选择最合适的急救站，通过急救调度系统在60秒内向选定的急救站下达任务指令，并在15秒内督促急救站接单派车。

（二）调派车辆后常规回放本次呼救录音，以便及时发现错误，采取补救措施。

三、实时指导与告知

（一）在调度车辆的同时，使用规范话术安抚患者或呼救者的情绪，并根据患者病情，给予必要的调度员生命支持。

（二）在挂断电话前，提示呼救者保持通信畅通。

四、全程跟踪六大流程

（一）接收任务及出车督导流程

1. 急救调度员需要关注受理界面急救站接单信息的弹框提示情况，若15秒内未见弹框反馈应及时督促。

2. 若发出出诊调令90秒仍未见任务车辆离站时，应电话或者智能外呼催促急救站尽快出车，并持续关注车辆行驶状态。

3. 若急救站3分钟内仍未出车，应再次催促并做好考核记录。

（二）出车途中期间工作流程

1. 急救前移 执行任务车辆离站后，急救调度员应在 5 分钟内与呼救者联系，告知出车情况，并再次核实呼车原因、现场地址、患者人数、主叫号码以及患者病情变化等相关信息。若有误差或变化，应立即告知出诊人员或急救站予以有效应对。

2. 告知督导 遇特殊情况（专科疾病或者特殊呼救）时，应提前告知急救站出诊人员，并及时指导呼救者进行自救互救。

3. 监控行驶 利用车载定位终端跟踪掌握车辆的行驶轨迹。对于特殊呼救需求，要及时打开救护车视频监控及单兵记录仪，了解途中行驶情况，并进行录像。

（三）现场救护期间工作流程

1. 确认到达 急救调度员保持与出诊人员、呼救者的联系，确认救护车在正常时间内到达现场。

2. 了解情况 遇到车辆在现场滞留时间超过 10 分钟，急救调度员应采取措施了解现场情况。

3. 及时增援 若现场事故性质严重，人数较多，应在第一时间内做好增援工作，确定事故性质后应及时履行上报程序。

4. 协调处理 对于现场需协调处理的事宜，应及时给予指导，若为特殊事件，应及时履行上报程序。

（四）途中转运期间工作流程

1. 确认上车 急救调度员根据车载定位终端、视频监控、单兵记录仪等，了解患者上车情况。

2. 转运跟踪 确认患者上车后，继续跟踪车辆运行轨迹，发现异常情况，及时核实、沟通和协调。

3. 转送医院 根据特殊情况，需要开通绿色通道的，应提前协调急救站。

4. 了解原因 当出车信息显示"异常任务"状态时，应引起注意，必要时与呼救者、出诊人员取得联系，了解患者未上车的原因，落实患者的具体去向。

（五）车辆返站期间工作流程

1. 核实返站 任务车辆返回急救站时，应通过远程监控系统掌握患者到达医院情况。

2. 核实人数 通过远程监控或其他方式，再次核对患者人数及病情程度，若有异常，应及时进行核实。

3. 确认状态 出诊车辆返站后，要确认车辆是否处于"待命"状态，是否停在规定位置。

（六）信息反馈期间工作流程

1. 督促填写　急救调度员应督促、提醒急救站接线员及时填写反馈各类信息。

2. 核对信息　急救调度员要查看出车信息节点反馈是否属实，患者信息（人数、初步诊断等）是否准确无误。若有疑问，应及时与接线员沟通，督促查证和更正，并在备注处注明保存。

3. 信息上报　对于特殊事件、重大急救事件或突发事件，应履行上报程序，及时追报。

4. 填写记录　遇到重大急救事件或突发事件时，应按特事特办有关规定进行信息收集和反馈，并填写好突发事件上报表。

5. 考核记录　在出车任务中，对于急救站出现的问题，按照《市、县级急救站日常运行月考核评定标准》（见本书第九章第三节）进行考核登记。

五、急救调度流程图

1. 普通语音呼救调度流程图（见图 5-2）

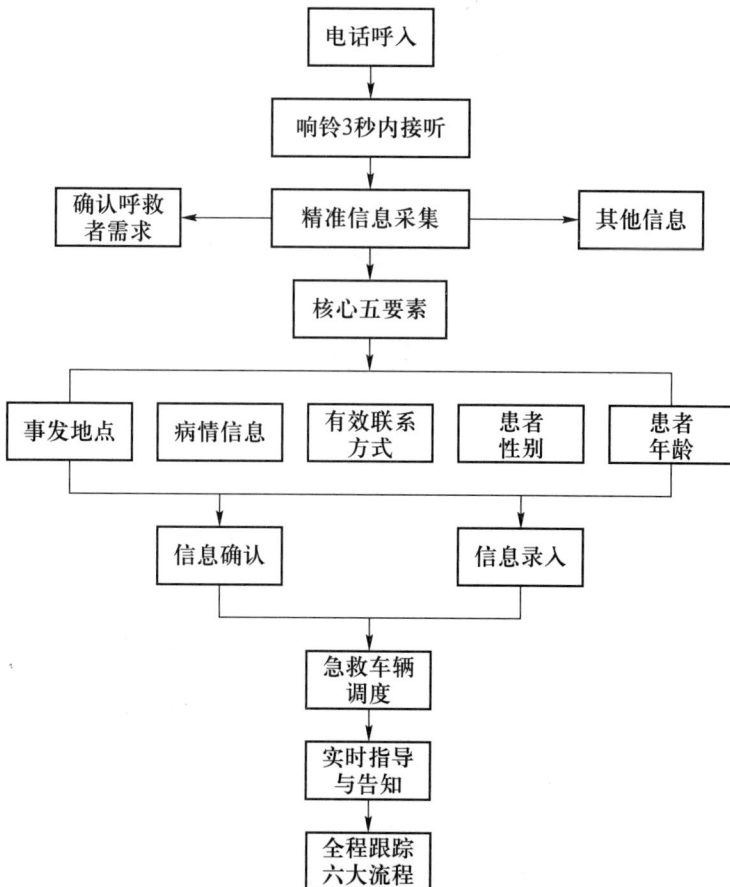

图 5-2　普通语音呼救调度流程图

2. 视频呼救调度流程图（见图 5-3）

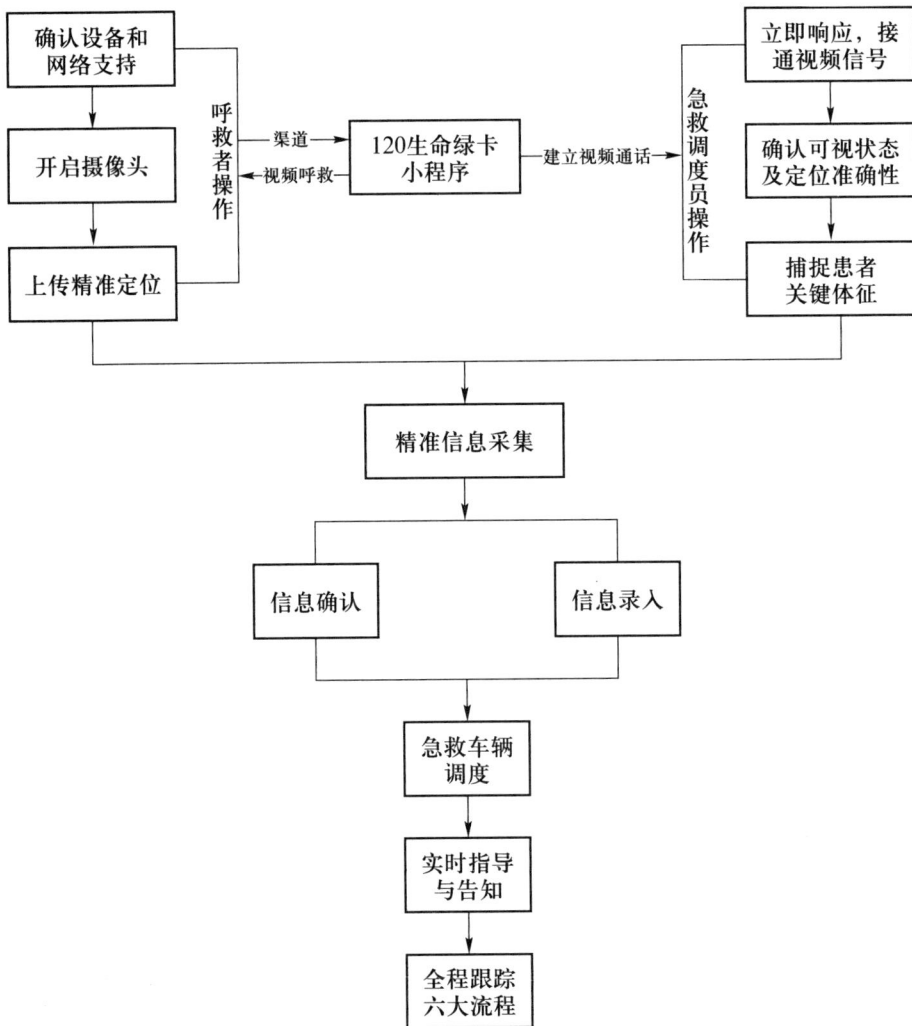

图 5-3 视频呼救调度流程图

3. 无障碍呼救调度流程图（见图 5-4）

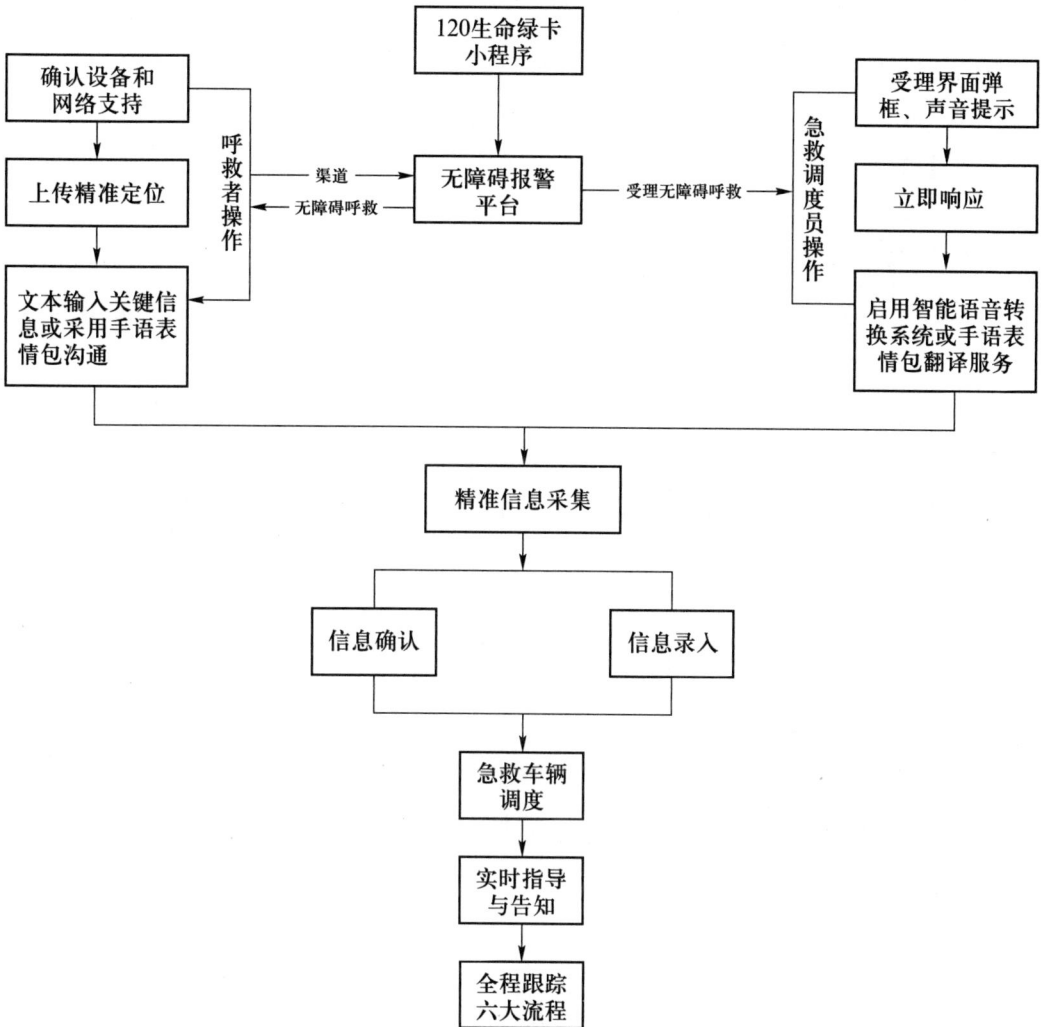

```
                        ┌──────────────┐
                        │  120生命绿卡  │
                        │   小程序      │
                        └──────┬───────┘
                               │
┌──────────┐                   ▼                    ┌──────────────┐
│ 确认设备和 │          ┌──────────────┐           │ 受理界面弹    │
│ 网络支持   │   呼     │               │  受理无障  │ 框、声音提示  │
└────┬─────┘   救  渠道 │ 无障碍报警    │  碍呼救   └──────┬───────┘
     │         者      │ 平台          │──────────        │
     ▼         操 无障碍└──────────────┘    急救      ▼
┌──────────┐  作  呼救                        调度     ┌──────────────┐
│ 上传精准定位│                                 员      │  立即响应     │
└────┬─────┘                                  操      └──────┬───────┘
     │                                        作              │
     ▼                                                        ▼
┌──────────────┐                              ┌──────────────┐
│ 文本输入关键信│◄─────                        │ 启用智能语音转│
│ 息或采用手语表│                              │ 换系统或手语表│
│ 情包沟通      │                              │ 情包翻译服务  │
└──────┬───────┘                              └──────┬───────┘
       │                                             │
       └────────────────┐      ┌────────────────────┘
                        ▼      ▼
                   ┌──────────────┐
                   │  精准信息采集  │
                   └──────┬───────┘
              ┌──────────┴──────────┐
              ▼                     ▼
         ┌─────────┐          ┌─────────┐
         │ 信息确认 │          │ 信息录入 │
         └────┬────┘          └────┬────┘
              └──────────┬─────────┘
                         ▼
                   ┌──────────┐
                   │ 急救车辆  │
                   │ 调度      │
                   └────┬─────┘
                        ▼
                   ┌──────────┐
                   │ 实时指导  │
                   │ 与告知    │
                   └────┬─────┘
                        ▼
                   ┌──────────┐
                   │ 全程跟踪  │
                   │ 六大流程  │
                   └──────────┘
```

图 5-4 无障碍呼救调度流程图

第三节　突发事件处置流程

一、受理呼救流程

（一）快速接听、及时响应

（二）精准信息采集

1. 问清事发地点、性质、人数、伤亡情况等。
2. 一个事件多途径（群众、110、122、119 等）收集相关信息并进行核实。

（三）信息确认

根据收集到的信息，初步判断事件的性质和严重程度，确定是否为突发事件。

（四）信息录入

将收集到的关键信息详细记录在调度系统受理界面，按"突发事件"来电类型操作受理界面。

二、急救车辆调度

根据事件的性质和严重程度，选择合适的急救车辆和医疗设备。若发生突发事件但受伤情况不明时，首先派出至少 2 辆车进行救援，然后再根据需要调派能力较强的急救站增援。

三、告知重要信息

向急救站告知事件地点、事件性质、人员伤亡情况等关键信息，提醒做好个人防护。同时要求第一到达现场的急救单元履行现场指挥官义务，做好检伤分类及现场评估工作。

四、履行上报

按照《突发事件报告制度》（见本书第三章第二节）进行上报。

五、现场指挥协调

（一）急救中心统一协调

1. 急救调度员立即电话向调度科长报告并短信上报中心领导及行政总值班。调度科长应立即赶往急救调度室了解情况，向中心领导报告，及时联动"110""119""122"等社会应急机构采取联合救援行动。

2.中心领导到达后，急救调度员应简明扼要地汇报现场急救情况。

3.急救调度员做好上传下达和工作记录，保证信息传递的准确性和及时性。

4.发生突发事件时，中心所有人员必须随时待命和服从统一指挥。

（二）事发现场救援协调

1.现场评估　第一个到达现场的急救单元对现场情况进行评估，做好检伤分类，及时向急救调度室报告现场救治情况。

2.请求增援　若需增援，应及时向急救调度室报告。急救调度员根据现场反馈情况及时调派急救单元前往支援。

六、全程跟踪六大流程

见本章第二节。

七、总结与应用

（一）总结

在突发事件处置结束后，调度科应迅速组织召开案例分析会，通过对信息传递、资源调配、现场处置等全过程复盘，查摆问题，总结经验，提出切实可行的改进措施，为今后的突发事件处置工作提供参考和借鉴。案例分析主要从以下方面进行：

1.受理环节　重点复盘如何实现精准的信息收集，确保呼救信息的准确性、完整性和及时性，为后续调度工作提供可靠依据。

2.调度环节　着重分析资源调配的合理性，包括急救车辆、急救人员、医疗设备等资源的分配是否科学高效，是否充分考虑了事件的紧急程度、地理位置、患者数量等因素。

3.现场救援环节　关注救援行动的高效实施情况，考察急救人员的现场处置能力、团队协作能力以及与相关部门的沟通协调能力。

4.事件跟踪环节　评估持续跟进的效果，是否能够及时掌握事件动态，为后续救治提供支持。

（二）应用

1.流程优化与完善　根据突发事件处置总结中提出的改进措施，结合实际运行情况，对调度工作制度、流程进行全面梳理和完善。

2.应急演练参考　设置与实际案例相似的突发事件场景，让急救调度员在模拟环境中运用改进后的流程进行操作，从而检验其可行性，及时发现演练中存在的问题，便于进一步优化和改进。

3. 人员培训与能力提升　将总结的经验、教训和改进措施纳入急救调度员管理的日常培训和考核内容之中，形成长效机制，帮助急救调度员提升专业素养和应急处置能力。

八、突发事件处置流程图（见图 5-5）

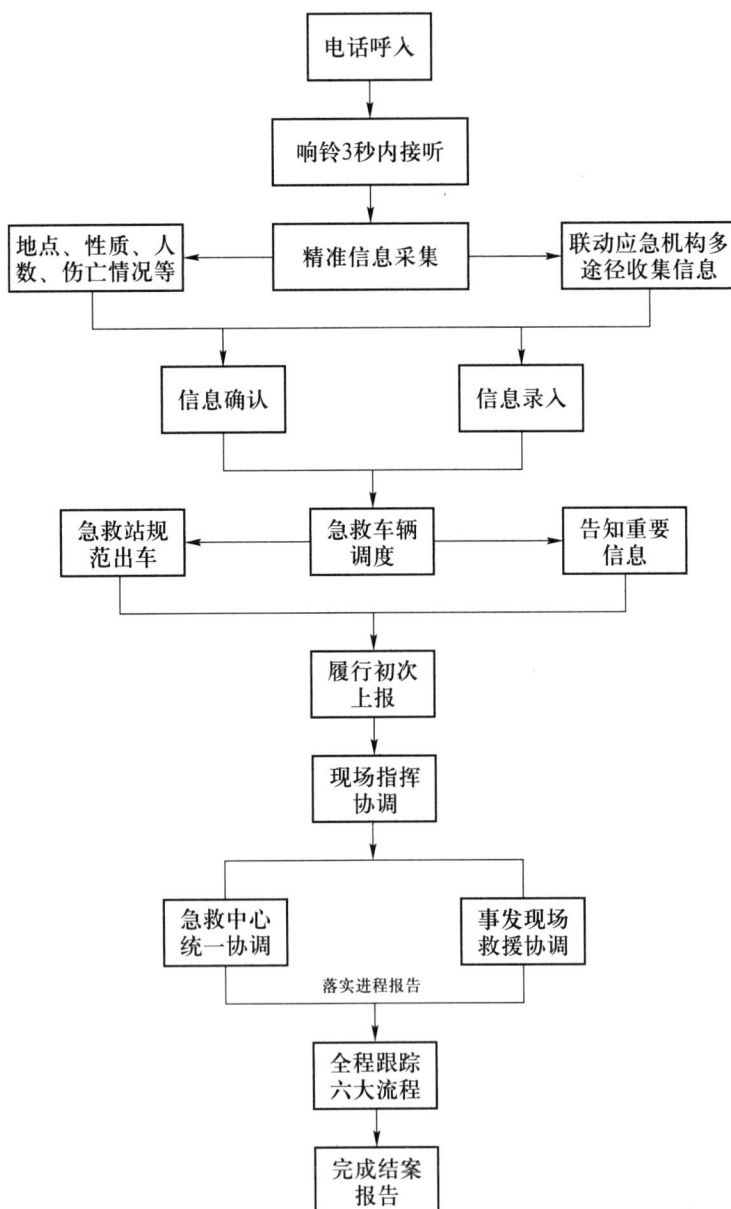

图 5-5　突发事件处置流程图

第四节　特殊呼救处置流程

一、医疗机构请求调派院前急救车辆接处置流程

（一）受理呼救流程

1. 急救调度员首接应迅速受理呼救，快速问清五大要素。

2. 对于医疗机构的来电，应问清呼救者身份、调派目的、患者目前生命体征以及是否需要特殊设备（如呼吸机、除颤仪）或药品。

（二）评估需求、科学决策

根据患者病情和所需医疗机构的不同，进行科学决策。

1. 不需要调派救护车

（1）城区二级以上医疗机构（含急救网络医院）的门诊患者或住院患者请求急救中心调派车辆将其送至另一医疗机构救治时，由所属医疗机构按照医疗机构之间的转诊处理。

（2）县市区医疗机构需要转上级医疗机构的，由属地 120 急救中心进行协调，并告知按照医疗机构之间的转诊处理。

2. 需要调派救护车

（1）社区医疗机构、民营医疗机构内因患者病情危急请求调派救护车的，急救调度员应按照"就近、就急、满足专业需要、兼顾患者意愿"的原则及时调派急救车辆。

（2）凡涉及不需要实施紧急医疗处置的院后转运和助行便民服务，如非急救院际转运、出院患者转运或为行动不便的就医患者提供转运服务等，急救调度员可三方通话转接至非急救转运中心。

（3）各县市区急救中心有关食物中毒、特大交通事故、滑坡等突发事件增援时，急救中心应立即启动相关应急预案，并在第一时间按照"就救治能力"原则指挥调度急救车辆和医护人员紧急赶往现场增援。

（三）全程跟踪六大流程

见本章第二节。

（四）综合协调

1. 各医疗机构经本院医务科协调后需要进行转运的，不得动用院前急救值班待命车辆

执行转诊等非急救任务。

2.上述事项若在实际工作中遇到困难或问题时，急救中心应及时与相关医疗机构进行沟通协调，妥善处理。

（五）医疗机构请求调派院前急救车辆接处置流程图（见图 5-6）

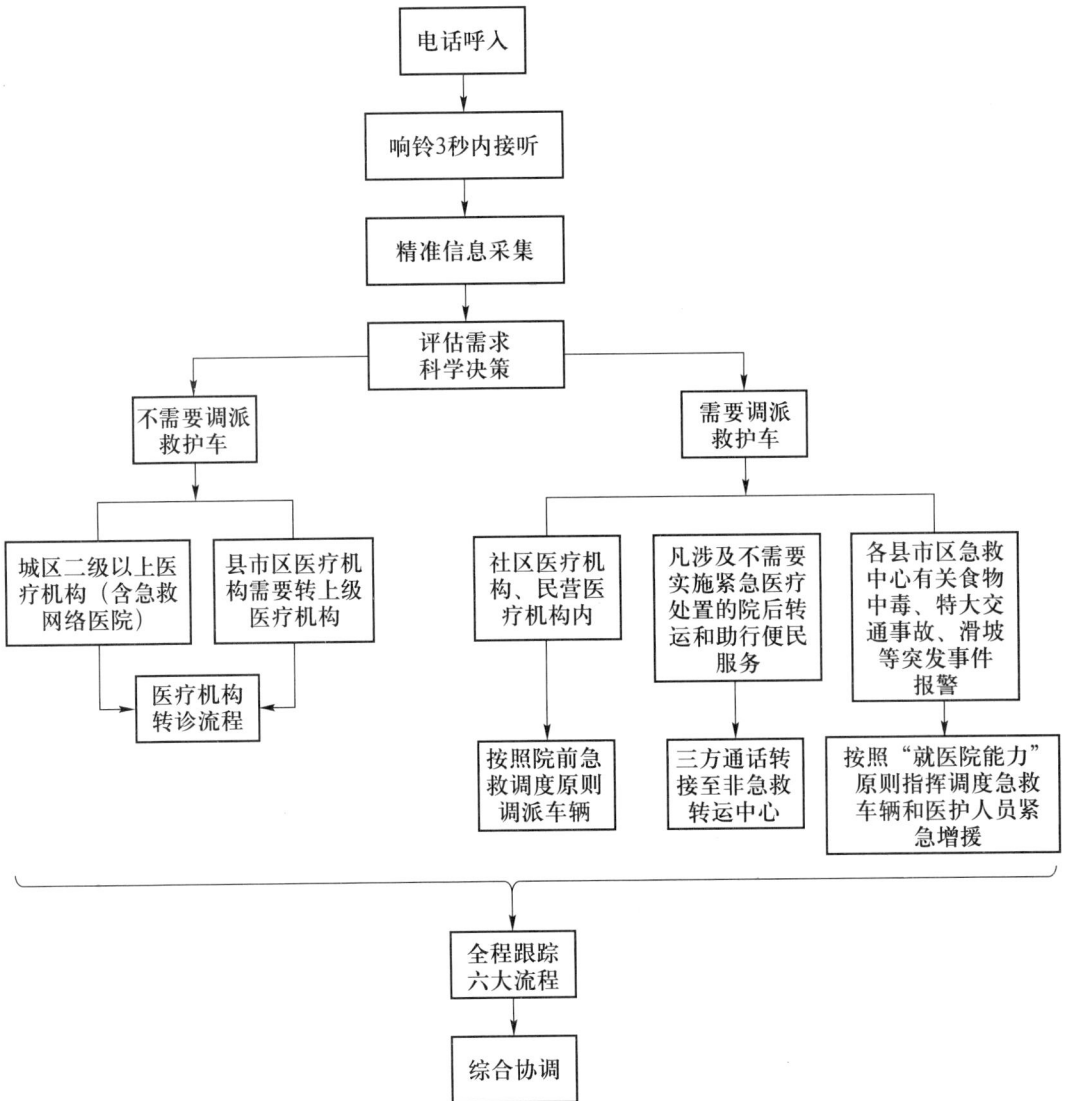

图 5-6　医疗机构请求调派院前急救车辆接处置流程图

二、高速呼救调度处置流程

（一）受理呼救流程

1.快速接听、及时响应。

2.精准信息采集　在询问五要素的基础上，重点问清高速名称、方向、公里数或收费站及服务区等明确标志以及受伤人数、伤情、车祸性质、车牌号等。

3.辅助定位　对于地址描述不清者，可使用智能定位系统（如短信定位、位置共享等方式）获取。

（二）急救车辆调度

1.按照"就近、救急、满足专业需求"的原则及时调派足量救护车辆（按重伤员人数确定派车数量），确保快速到达现场。

2.若出现多名伤员且事故性质严重，应边派车边履行初始报告职责。

（三）联动核实

1.联动高速交警再次核实地址、事故性质、伤亡人数以及其他需要协助现场管控的信息，确保救援车辆安全通行。

2.做好交界区域急救中心的联动工作。

（四）告知重要事项

派车后及时监控出车，并将事故信息反馈给出诊医护人员，告知现场情况和注意事项。对于伤员数量较多的情况，由最先到达现场的急救医生担任现场指挥官，负责做好检伤分类、伤者清点及搜寻工作，确保有序处理、转运及时、不留隐患。

（五）全程跟踪六大流程

见本章第二节。

（六）同班协作

在处置过程中，既要分工明确，又要团结协作、互通信息。涉及多人报警时应注意鉴别，同时要关注、识别现场的二次事故报警。

（七）高速呼救调度处置流程图（见图 5-7）

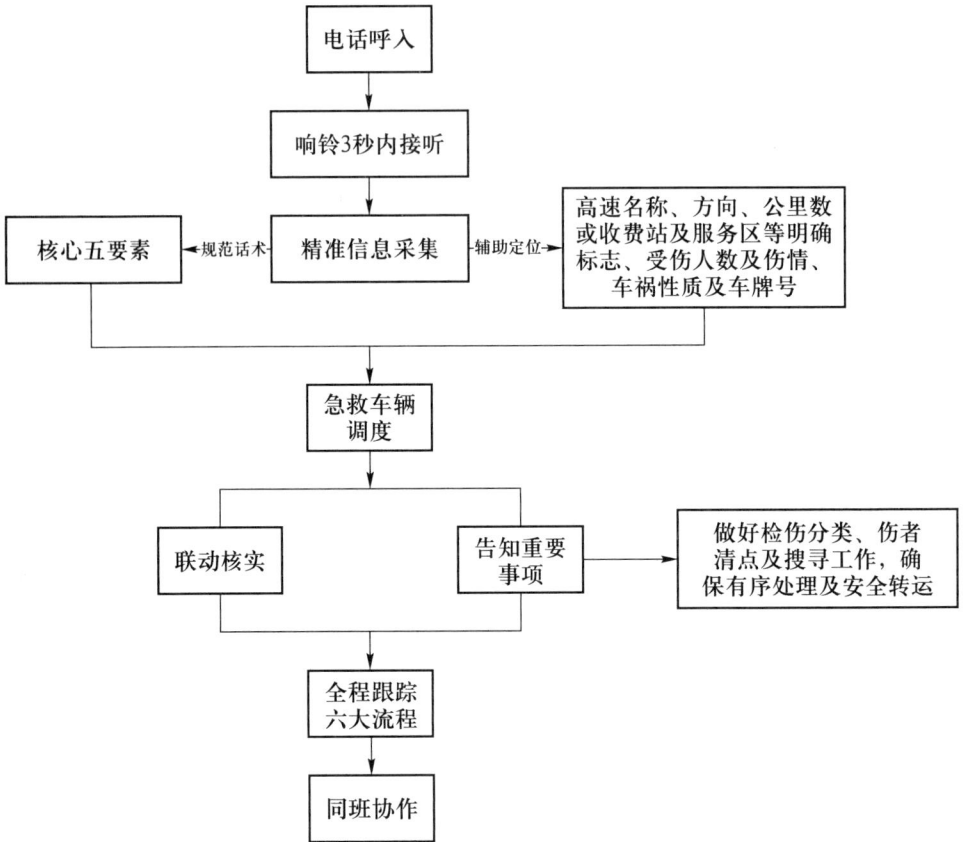

```
                        ┌──────────┐
                        │  电话呼入  │
                        └────┬─────┘
                             ↓
                    ┌───────────────┐
                    │ 响铃3秒内接听   │
                    └───────┬───────┘
                            ↓
┌──────────┐  规范话术  ┌──────────┐  辅助定位  ┌──────────────────┐
│ 核心五要素 │←────────│ 精准信息采集 │←────────│ 高速名称、方向、公里数 │
└────┬─────┘          └──────────┘          │ 或收费站及服务区等明确 │
     │                                      │ 标志、受伤人数及伤情、 │
     │                                      │ 车祸性质及车牌号       │
     │                                      └──────────────────┘
     └──────────────────┬──────────────────────────┘
                        ↓
                ┌──────────┐
                │ 急救车辆   │
                │ 调度      │
                └────┬─────┘
          ┌──────────┴──────────┐
          ↓                     ↓
    ┌──────────┐          ┌──────────┐        ┌──────────────────┐
    │ 联动核实   │          │ 告知重要   │───────→│ 做好检伤分类、伤者  │
    └────┬─────┘          │ 事项      │        │ 清点及搜寻工作，确  │
         │                └────┬─────┘        │ 保有序处理及安全转运 │
         └────────┬────────────┘              └──────────────────┘
                  ↓
            ┌──────────┐
            │ 全程跟踪   │
            │ 六大流程   │
            └────┬─────┘
                 ↓
            ┌──────────┐
            │ 同班协作   │
            └──────────┘
```

图 5-7　高速呼救调度处置流程图

三、跨区派车处置流程

（一）受理呼救流程

快速接听、及时响应。

（二）精准信息采集

问清呼救者需求及五大核心要素。

（三）急救车辆调度

根据呼救者意愿、患者病情，综合分析后给予不同的处置。

1. 就呼救者意愿调派

（1）接车地址所属急救站与呼救者要求的医疗机构距离相差无几且病情稳定，可按其意愿调派所需网络急救站前往。

（2）病情平稳且意愿强烈，履行告知义务后并达成共识，按其意愿调派所需网络急救站前往。

2. 就病情危急程度调派

对于病情紧急、危重的患者，按照《跨区派车规范话术》（见第四章第三节）履行告知义务后，就近就急调派急救站前往。

3. 空巢状态调派

接车地址所属急救站出现空巢无车可派的情况下，按照智能推荐调派就近急救站前往，并依据《跨区派车规范话术》相关要求履行告知义务。

（四）全程跟踪六大流程

见本章第二节。

（五）跨区派车处置流程图（见图5-8）

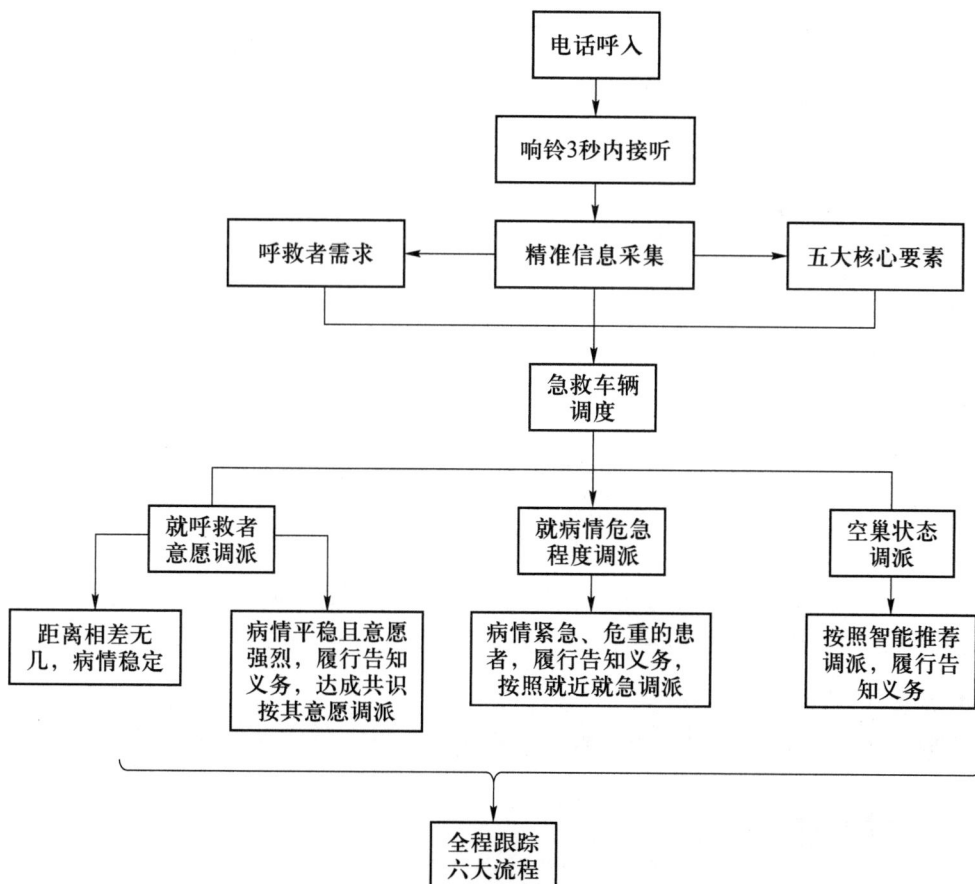

图5-8　跨区派车处置流程图

四、中途拦截处置流程

中途拦截是指在执行任务中的急救单元，中途被另一起呼救事件现场拦截。

（一）受理呼救流程

现场呼救者或执行任务的出诊人员拨打120电话时，急救调度员应迅速接听电话。

（二）精准信息采集

快速确认拦截地点、伤病员人数、伤（病）情程度、有效联系方式，并了解现场需求。

（三）综合分析决策

1. 问清现场情况后，结合现场情况综合分析后协调处理。
2. 做好评估、解释工作，避免纠纷、投诉事件的发生。
3. 特殊情况应及时上报科室负责人，请求指导与支持。

（四）急救车辆调度

1. 转运患者时的中途拦截

（1）若车上患者病情一般且平稳，立即向急救调度室报告并停车进行初步评估，急救调度室应及时就近调派急救站前往支援。

（2）若车上转运的患者病情危急，立即向急救调度室报告，并向现场做好解释工作，由急救调度室迅速就近调派急救站前往支援。

2. 前往急救现场时的中途拦截

急救单元的出诊医师对两个事故现场的患者病情情况进行评估，优先处理病情危重的患者，同时立即报告急救调度室，由急救调度室就近调派急救站前往支援。

3. 执行急救任务空车返站时的中途拦截

急救人员下车后应尽最大可能救治患者，并迅速上报急救调度室。如遇特殊情况，应及时请求支援，并将患者送往就近医疗机构就医。

4. 调度派车后续工作

根据情况按照规范进行电话或视频医学指导。

（五）全程跟踪六大流程

见本章第二节。

（六）中途拦截处置流程图（见图 5-9）

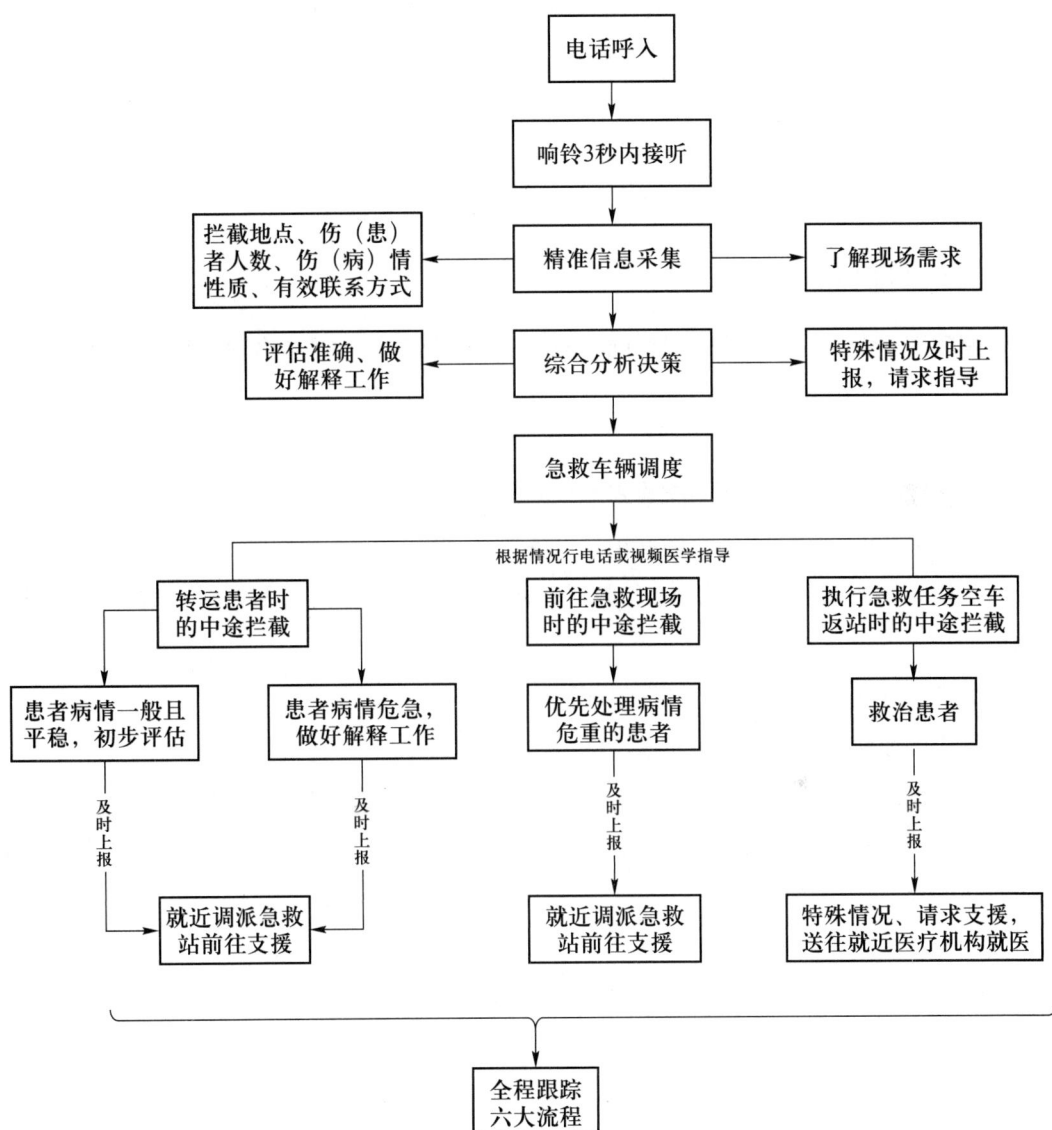

电话呼入

↓

响铃3秒内接听

↓

拦截地点、伤（患）者人数、伤（病）情性质、有效联系方式 ← 精准信息采集 → 了解现场需求

↓

评估准确、做好解释工作 ← 综合分析决策 → 特殊情况及时上报，请求指导

↓

急救车辆调度

根据情况行电话或视频医学指导

| 转运患者时的中途拦截 | 前往急救现场时的中途拦截 | 执行急救任务空车返站时的中途拦截 |

患者病情一般且平稳，初步评估　　患者病情危急，做好解释工作　　优先处理病情危重的患者　　救治患者

及时上报

就近调派急救站前往支援　　就近调派急救站前往支援　　特殊情况、请求支援，送往就近医疗机构就医

↓

全程跟踪六大流程

图 5-9　中途拦截处置流程图

五、重复呼救处置流程

重复呼救是指在较短的时间内（通常不超过 24 小时值班段），同一患者的两次及以上的呼救。

（一）受理呼救流程

快速接听、及时响应。

（二）精准信息采集

快速问清五大要素，根据情况询问呼救者需求，同时提示呼救者保持通信畅通。

（三）综合决策及急救处置

1. 患者需要治疗但又拒绝来院或不便来院而反复呼救

（1）尽力劝说，如不采纳，做好记录以备核查。

（2）当再次呼救时，按照院前急救派车原则调度车辆，同时及时将有关情况告知急救站。

（3）必要时联动社区安排社区医生前往协助处理。

2. 首次出诊判断为死亡的患者家属认为患者仍存在抢救意义而重复来电

（1）不得推诿，应用规范话术核实现场情况后，按照院前急救派车原则调度车辆。

（2）要特别注意平素身体健康，但因触电、溺水、有害气体中毒等导致的猝死，需要长时间的持续抢救。

（3）抢救时间原则上应超过半小时或更长，若无持续抢救的意义，须现场做好死亡判断（如做心电图以备查），并向家属做好解释工作，告知开具死亡证明的具体流程。

（四）全程跟踪六大流程

见本章第二节。

（五）重复呼救处置流程图（见图 5-10）

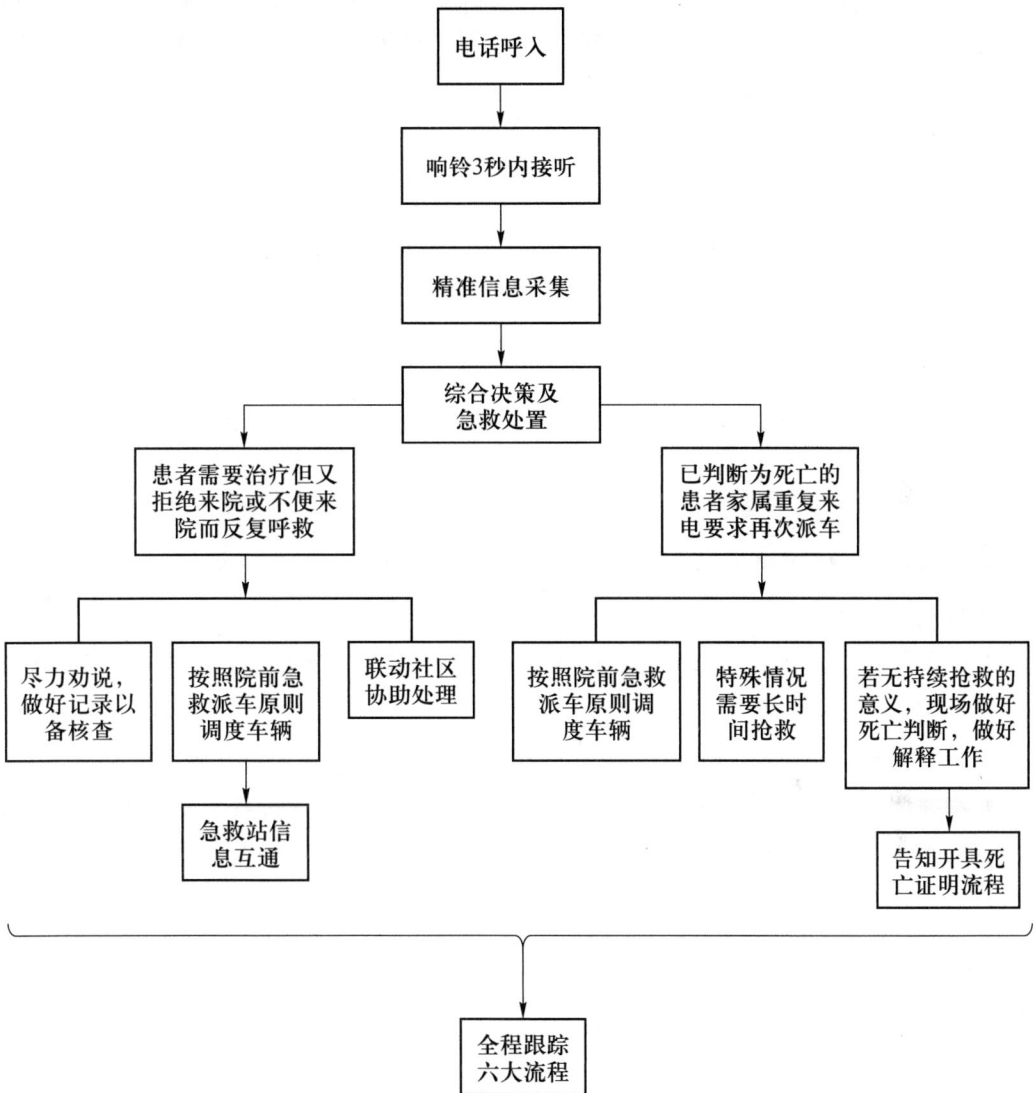

图 5-10 重复呼救处置流程图

六、骚扰电话处置流程

骚扰电话是指非真正需要急救服务，出于恶意、无聊、好奇或其他非紧急原因拨打120电话的行为。骚扰电话分为技术骚扰和人为骚扰两大类，其中人为骚扰又可分为无意骚扰、有意骚扰和恶意骚扰共三种。

（一）受理呼救流程

急救调度员应迅速受理接警，耐心倾听。对于骚扰电话，应保持冷静，避免与对方发生冲突。

（二）初步判断

至少保持通话15秒，尝试询问对方意图，并根据通话内容，判断是否为骚扰电话。

（三）科学有效处置

1.礼貌提醒 使用规范话术，礼貌地终止通话。这种方式主要是对因误拨呼入120的人群进行友善的提示。

2.明确警示 直接指出部分有意骚扰120的行为是不文明的，目的是劝阻其尽快挂机，恢复120线路的畅通。

3.严厉警告 对于不听劝阻且故意长时间占线或反复骚扰者要进行严厉的警告。

4.屏蔽锁定 对于多次警告无果且反复来电的骚扰电话可通过系统设置进行拦截。拦截时间控制在5～10分钟，若锁定后仍不断骚扰的来电可延长屏蔽锁定时间在20～30分钟。

5.报警处理 如骚扰电话严重影响工作，可向公安机关报警，请求协助处理。

（四）全程跟踪六大流程

见本章第二节。

（五）规避相关风险

1.准确判断骚扰电话，处置时务必慎之又慎。

2.增强心理素质，不惧怕任何干扰，同时要强化语言表达能力，做到处置恰当稳妥。

3.对于多次拨打的骚扰电话，应特别予以关注，不要因判断失误而漏派救护车。

（六）骚扰电话处置流程图（见图 5-11）

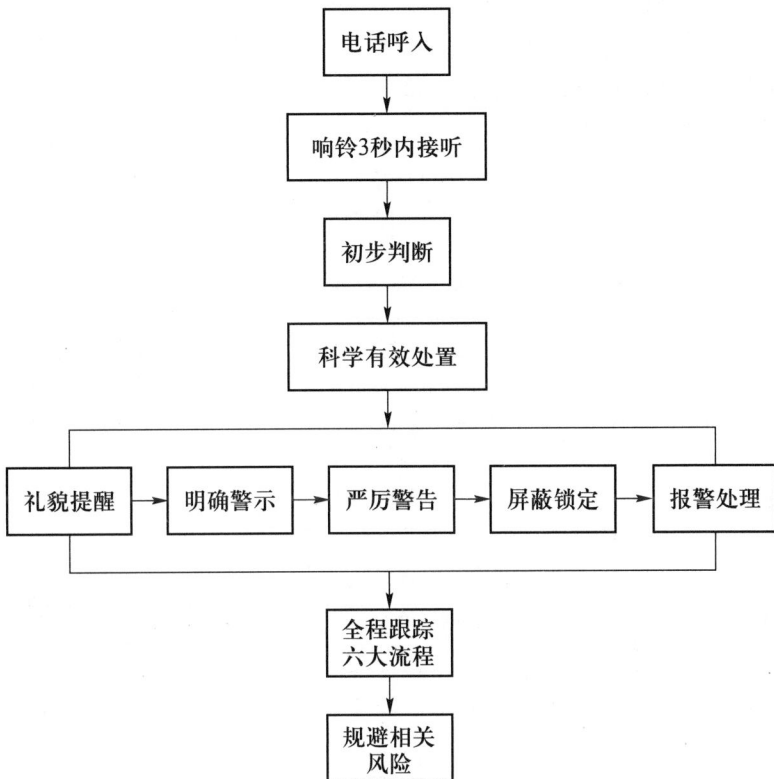

```
              ┌──────────┐
              │  电话呼入  │
              └────┬─────┘
                   │
              ┌────┴──────┐
              │ 响铃3秒内接听 │
              └────┬──────┘
                   │
              ┌────┴─────┐
              │  初步判断  │
              └────┬─────┘
                   │
              ┌────┴─────┐
              │ 科学有效处置 │
              └────┬─────┘
                   │
┌──────┬────────┬─┴──────┬────────┬──────┐
│礼貌提醒│→│明确警示│→│严厉警告│→│屏蔽锁定│→│报警处理│
└──────┴────────┴────┬───┴────────┴──────┘
                    │
              ┌─────┴─────┐
              │  全程跟踪   │
              │  六大流程   │
              └─────┬─────┘
                   │
              ┌─────┴─────┐
              │  规避相关   │
              │   风险     │
              └──────────┘
```

图 5-11　骚扰电话处置流程图

七、特殊人群呼救处置流程

（一）精神疾病患者处置流程

1. 受理呼救流程　快速接听、及时响应。

2. 精准信息采集　问清五大核心要素、呼救者身份以及需求。

3. 快速决策与调度　精神障碍患者的呼救较为特殊，急救调度员需要在短时间内准确判断患者当前需要处理的病情，这一点尤为重要。根据患者病情的不同，采取不同的处理方式。

（1）若患者为精神障碍患者，虽未发作但有躯体疾患时，急救调度员应就近调派救护车前往。

（2）若患者为精神障碍患者且处于病情发作期，但无躯体疾病时，急救调度员应调派精神疾病专科医院救护车前往。

（3）若患者为精神障碍患者且处于病情发作期，同时伴有躯体疾病时，急救调度员应按照院前急救派车原则调度派车，同时增援精神疾病专科医院救护车支援。

4. 及时联动 遇特殊情况，对于狂躁且有危险性的精神障碍患者，提醒出诊人员保障自身安全，并及时联动 110 应急部门，确保急救人员的人身安全。

5. 全程跟踪六大流程

见本章第二节。

6. 精神疾病患者处置流程图（见图 5-12）

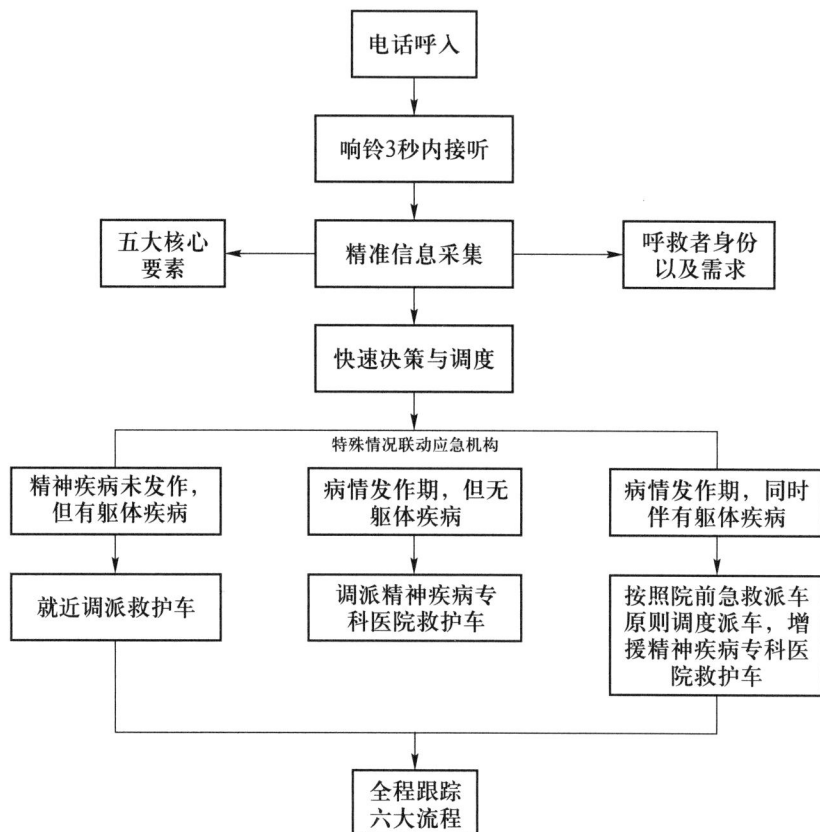

图 5-12 精神疾病患者处置流程图

（二）乞讨人员、三无人员、弃婴呼救处置流程

1. 受理呼救流程 快速接听、及时响应。

2. 精准信息采集 问清五大核心要素、呼救者身份以及需求。

3. 快速决策与调度

（1）首次受理呼救需要灵活、妥善处置，准确判断是否需要救治。

（2）若需急救，按照院前急救派车原则调度车辆，将患者送至医疗机构救治。

（3）若无需急救，可联动 110 应急部门、民政部门、福利院协助处理。

4. 全程跟踪六大流程

见本章第二节。

5. 乞讨人员、三无人员、弃婴呼救处置流程图（见图 5-13）

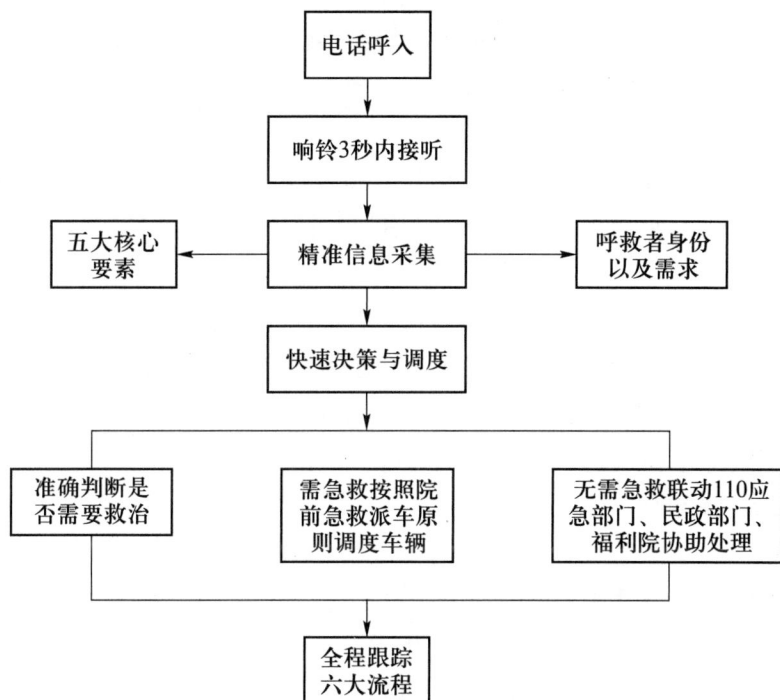

图 5-13 乞讨人员、三无人员、弃婴呼救处置流程图

（三）传染病呼救处置流程

1. 受理呼救流程 急救调度员受理到与传染病相关呼救时，应及时响应，谨慎有序地进行询问并快速处置。

2. 精准信息采集 问清五大核心要素及旅居史，确认近期是否去过中高风险区或者接触过从中高风险区回来的人员。

3. 快速决策与调度

（1）基本原则

①辖区防控指挥部来电要求调派救护车的，无论转运对象是否有症状，均应按要求及时派车，并将其送至指定地点。②与传染病相关的呼救，应及时派车并要求急救站安排负压救护车出诊，做好出诊人员个人防护、车辆消杀和人员健康监测。同时要求呼救者上报所在社区、辖区防控指挥部。

（2）分级分类处置

【特殊人员】

①确诊病例和无症状感染者

对于确诊病例和无症状感染者，要按照防控指挥部相关文件要求专车转运至指定医疗机构（如定点医疗机构、亚定点医院或方舱医院）进行隔离治疗。

②急危重症和特殊患者

对于中高风险区内需要医疗机构紧急救治的患者或患者有特殊情况（透析患者、孕产妇、行动不便者等）需要到医院就诊的，应按照"就近、就急"原则调派负压救护车进行救治和处置，并按规定落实院感相关工作要求。

③80 岁以上老人

对于需到医疗机构老年人服务专区就诊的 80 岁以上老年患者，要及时调派救护车转运至相关医院。就诊结束后，由社区（村）安排专用车辆接回，继续实行居家健康管理。

【特殊场所】

①精神专科医院需将患者送往传染病医院进行排查的，按照"就近、就急"原则调派负压救护车，同时要求精神专科医院安排医务人员随同救护车将患者送至传染病医院发热门诊。

②集中隔离点隔离对象病情危急，经集中隔离点评估需要紧急救治的，由隔离点拨打120，急救调度室就近调度救护车转接患者并送往传染病医院。

4. 全程跟踪六大流程

见本章第二节。

5. 传染病呼救处置流程图（见图 5-14）

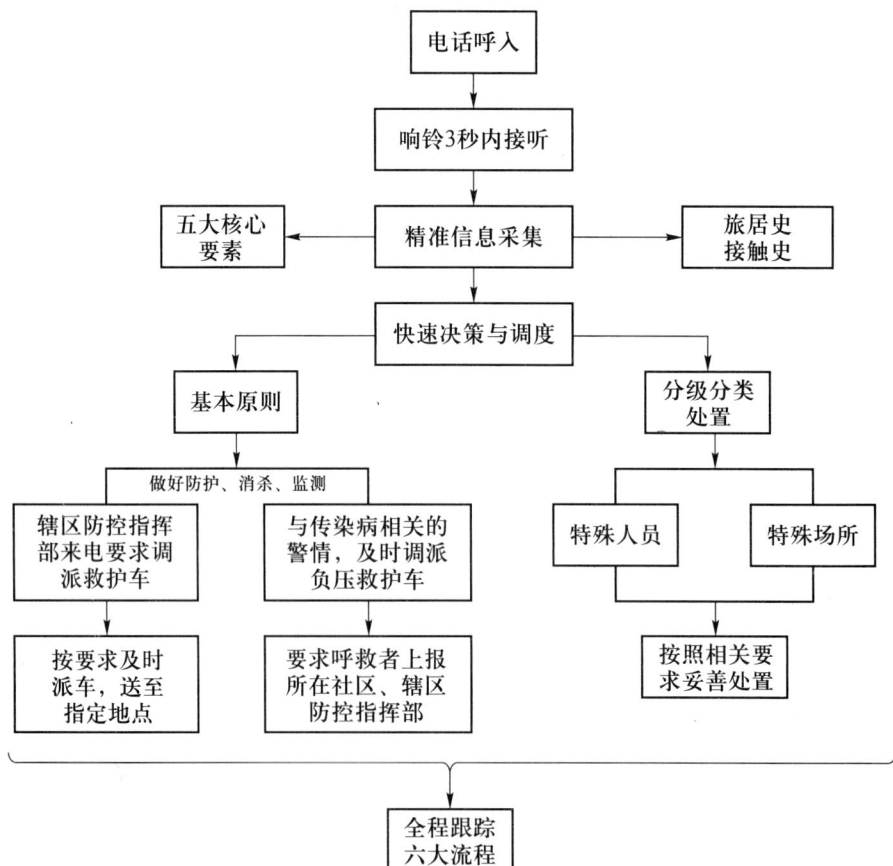

图 5-14　传染病呼救处置流程图

（四）危重孕产妇、儿童和新生儿处置流程

1. 受理呼救流程　快速接听、及时响应。

2. 精准信息采集

（1）**问清五大核心要素**。

（2）**孕产妇询问要点**　孕周、胎动情况、是否破水或见红、宫缩频率及持续时间。

（3）**儿童询问要点**　患儿年龄、性别、体重、既往病史（如过敏史、先天性疾病）。

（4）**新生儿询问要点**　新生儿基本情况 出生时间、胎龄（是否早产）、分娩方式（顺产/剖宫产）。

（5）**相关人员信息**　监护人联系方式及现场陪同人员情况。

3. 信息确认

（1）**孕产妇确认要点**　胎儿是否娩出、胎盘状态、出血情况、既往病史，是否为高危妊娠等。

（2）**儿童确认要点**　若涉及误食异物、溺水、外伤等情形，需询问具体细节（如误食物品种类、溺水时间、受伤部位）。

（3）**新生儿确认要点**　是否伴有产伤（如头部血肿、骨折）、脐带处理情况、是否有先天性病史等。

4. 信息录入

将精准采集的信息录入系统相应栏目中。

5. 急救车辆调度

按照院前急救派车原则，结合智能化推荐进行调度派车。

（1）**孕产妇调派要点**　确保车辆配备产科急救包（含产钳、脐带夹、宫缩剂等）及新生儿复苏设备，同时通知急救站安排具备产科急救资质的医护人员。

（2）**儿童调派要点**　配备儿科急救设备，如儿童气管插管工具、小儿除颤仪等。

（3）**新生儿调派要点**　配备新生儿专用设备，如暖箱、新生儿复苏囊、喉镜等，优先选择有新生儿急救资质的急救站。

6. 实时指导

（1）**孕产妇指导要点**　指导家属或现场人员帮助孕妇保持侧卧位，避免窒息。若已破水，避免直立行走；若出血量大，指导压迫止血。

（2）**儿童指导要点**　提供儿童专用急救指导（如海姆立克急救法、止血方法），提醒保持患儿呼吸道通畅，避免二次伤害。

（3）**新生儿指导要点**　指导家属清理呼吸道（如侧卧拍背、使用吸球）、保持体温（用干燥衣物包裹），禁止喂食。若呼吸停止，指导进行新生儿心肺复苏等。

（4）**必要时采用三方通话**　联系产科或新生儿科专科医生加入通话，提供专业指导。

7. 全程跟踪六大流程

见本章第二节。

8. 危重孕产妇、儿童和新生儿处置流程图（见图5-15）

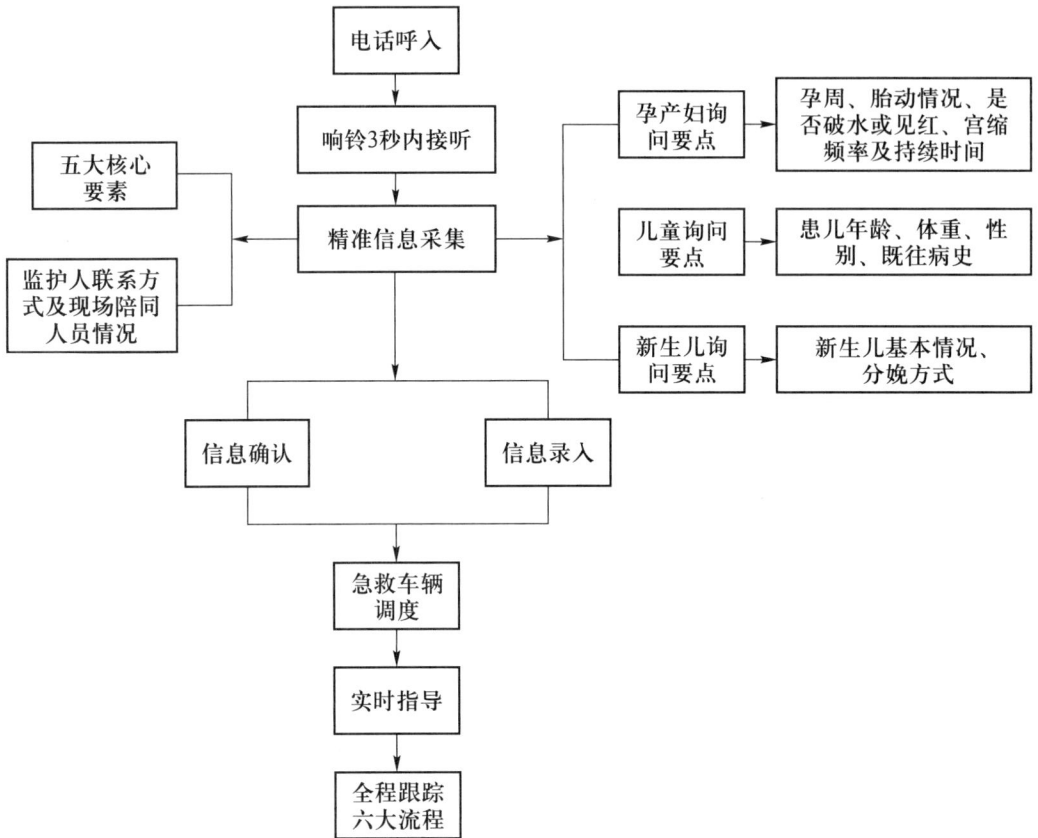

图 5-15　危重孕产妇、儿童和新生儿处置流程图

第五节　应急联动处置流程

一、与海事部门（包含水上公安）联动处置流程

（一）接警与信息收集

1. 接到水上公安部门转接的水上呼救后，急救调度员应立即接听，确认事件性质和紧急程度。

2. 详细询问并记录事件发生的具体水域、时间、人员伤亡情况、事件原因等信息。

（二）快速响应与调度

1. 根据呼救信息，按照"就近、就急、满足专业需求"的原则，迅速调派合适的急救车辆。

2. 如遇水上事故，优先调派水上救援力量，并通知相关部门协助。（详见本书第十章第四节《水上医疗救援应急调度处置措施》）

（三）全程跟踪与反馈

及时将呼救信息反馈给出诊医护人员，并告知其现场情况和注意事项。

（四）信息互通与联动

在呼救处置过程中，与水上公安部门和出诊医护人员保持密切联系，及时掌握现场动态。

（五）及时上报与记录

1. 对于重大呼救或特殊情况，及时向上级部门和相关领导汇报。
2. 呼救处置结束后，详细记录呼救处理过程和结果。

（六）与海事部门联动处置流程图（见图 5-16）

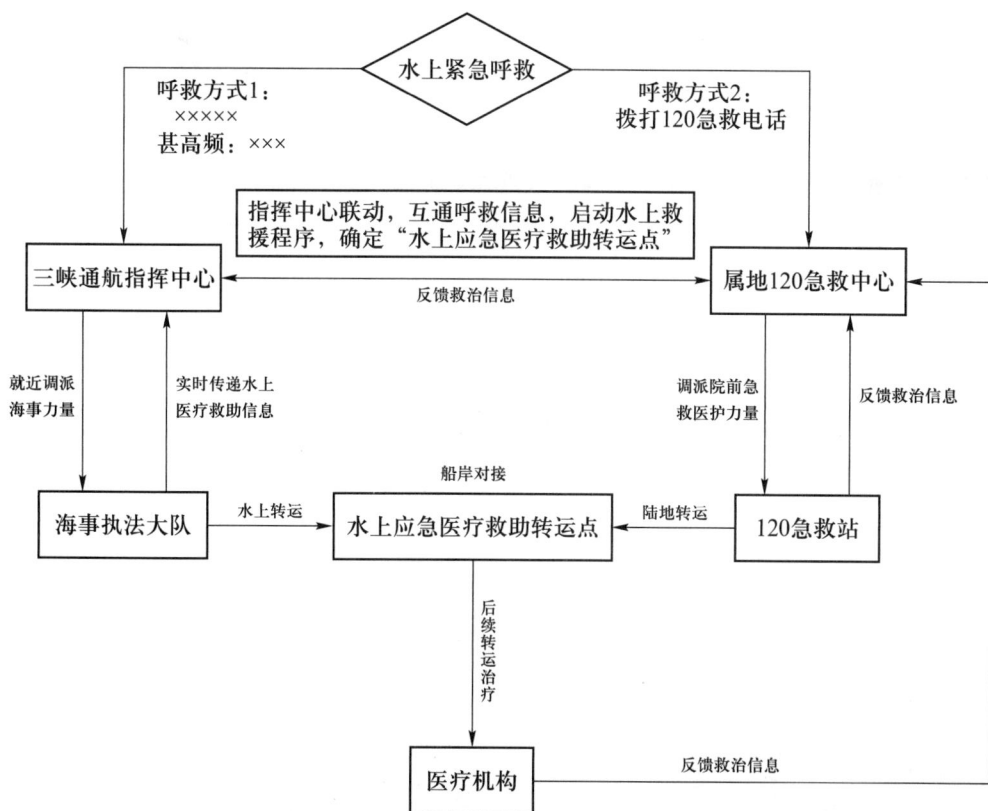

图 5-16　与海事部门联动处置流程图

二、与 110 公安部门联动处置流程

（一）接警与信息收集

1. 当 110 公安部门转接呼救至急救中心时，急救调度员应迅速接听，确认事件性质和紧急程度。

2. 详细询问并记录事件发生的具体地点、时间、人员伤亡情况、联系电话、事件原因（暴力伤害、群体性事件、自杀）等信息。

（二）快速响应与调度

1. 根据呼救信息，按照"就近、就急、满足专业需求"的原则，迅速调派合适的急救车辆。

2. 在调度过程中，与 110 公安部门保持实时沟通，确保信息准确无误。同时，根据具体情况，向公安部门提供远程专业医学指导，实现协同处置。

（三）信息反馈与跟踪

1. 及时将呼救信息反馈给出诊医护人员，并告知其现场情况和注意事项。对有攻击性风险的事件，提醒急救人员保护自身安全。对伤者众多的事件，要求第一到达现场的急救医生担任现场指挥官，做好伤者统计及有序救治工作。

2. 在呼救处置过程中，与 110 公安部门和出诊医护人员保持密切联系，及时掌握现场动态。

（四）后续处理

1. 呼救处置结束后，详细记录呼救处理过程和结果。

2. 对于重大呼救或特殊情况，及时向上级部门和相关领导汇报。

（五）与 110 公安部门联动呼救处置流程图（见图 5-17）

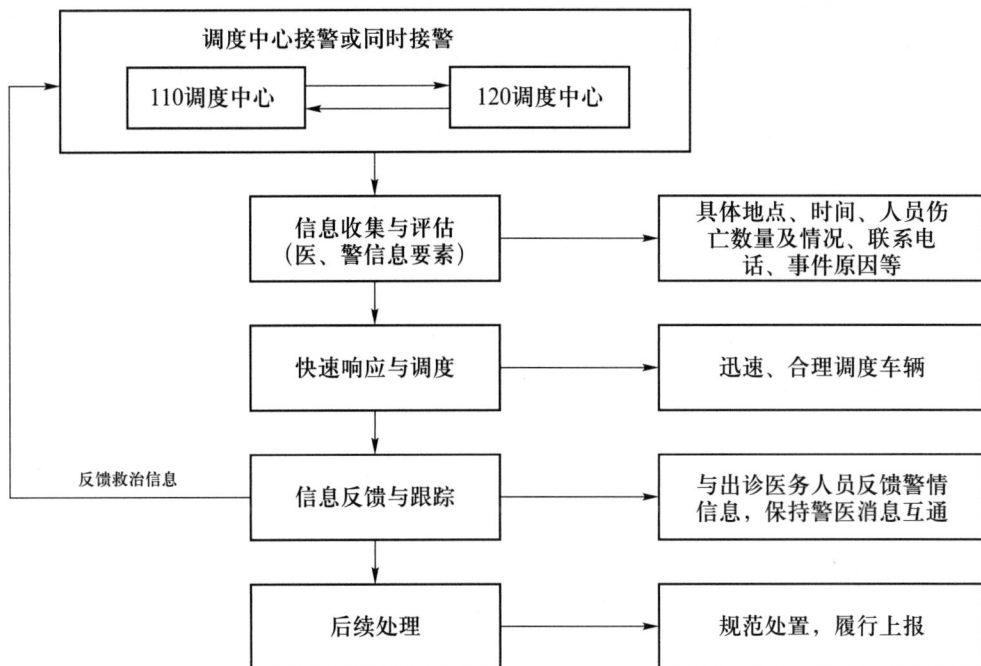

图 5-17 与 110 公安部门联动呼救处置流程图

三、与 122 交通部门（包含高速）联动处置流程

（一）接警与信息收集

1. 接到 122 交通部门转接的交通事故呼救后，急救调度员应立即接听，确认事故地点、时间、受伤人数及伤情。

2. 询问事故现场是否安全，是否存在二次事故风险。

（二）快速响应与调度

1. 根据事故地点和伤情，就近调派急救车辆。

2. 如遇高速交通事故，优先联动高速交警，调派高速救援车辆前往协助。

（三）信息反馈与跟踪

1. 及时将呼救信息反馈给出诊医护人员，告知事故现场情况及可能存在的风险。

2. 在呼救处置过程中，与 122 交通部门和出诊医护人员保持密切联系，及时掌握现场动态。

（四）后续处理

1. 呼救处置结束后，详细记录呼救处理过程和结果。

2. 对于涉及重大交通事故的呼救，及时向上级部门和相关领导汇报。

（五）与122交通部门（包含高速）联动处置流程图（见图5-18）

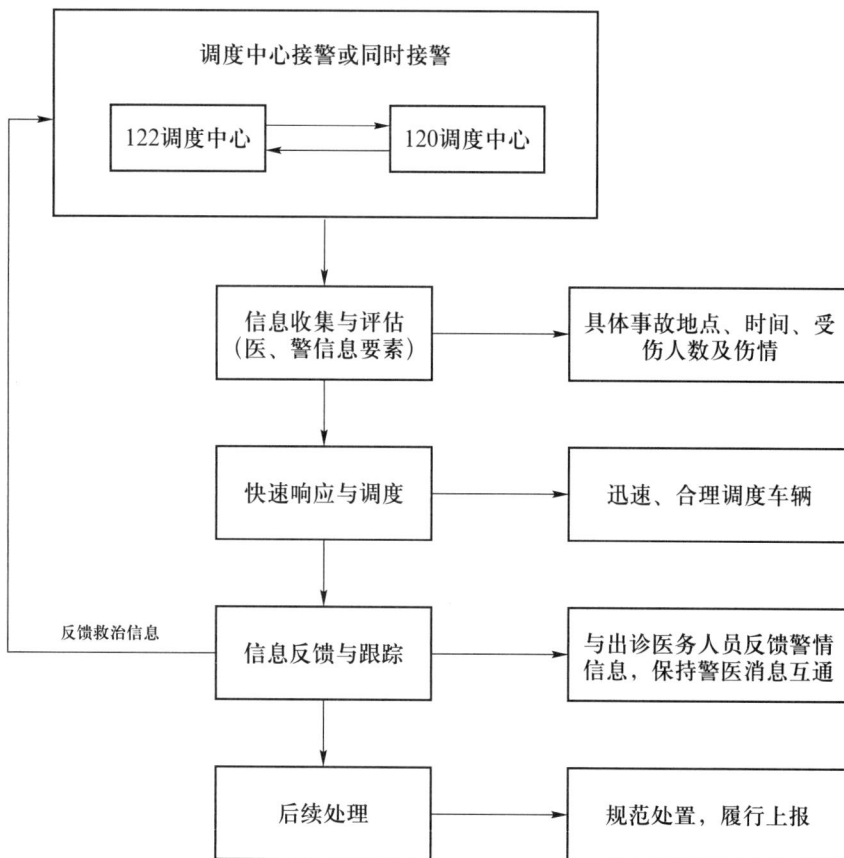

图 5-18　与 122 交通部门（包含高速）联动处置流程图

四、与119消防部门联动处置流程

（一）接警与信息收集

1. 当119消防部门转接呼救至急救中心时，急救调度员应迅速接听，确认呼救性质和紧急程度。

2. 详细询问并记录火灾或其他消防事故的发生地点、时间、人员伤亡情况、事故原因等信息。

（二）快速响应与调度

1. 根据呼救信息，按照"就近、就急、满足专业需求"的原则，迅速调派合适的急救车辆。

2. 在调度过程中，与119消防部门保持实时沟通，确保信息准确无误。

（三）信息反馈与跟踪

1. 及时将呼救信息反馈给出诊医护人员，并告知其现场情况和注意事项。

2. 在呼救处置过程中，与119消防部门和出诊医护人员保持密切联系，及时掌握现场动态。

（四）后续处理

1. 呼救处置结束后，详细记录呼救处理过程和结果。

2. 对于重大呼救或特殊情况，及时向上级部门和相关领导汇报。

（五）与119消防部门联动处置流程图（见图5-19）

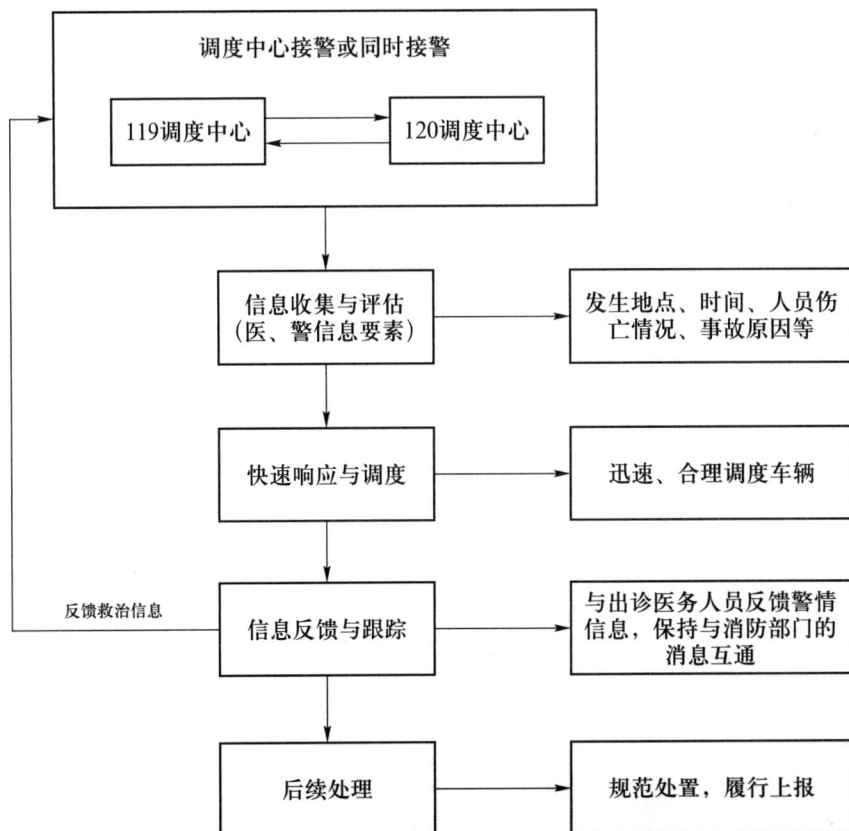

图 5-19　与119消防部门联动处置流程图

第六节 直升机空中医疗救援调度工作流程

一、受理呼救

（一）当地方应急办、卫健委、政府机关、医疗机构或个人申请直升机执行救灾救援或医疗救护及转运等任务时，由急救中心 120 统一受理。

（二）急救中心急救调度室接到申请空中医疗救援的呼救时，当班急救调度员按照接警规范询问事件的性质、事发地点、时间、伤病人数、伤病程度及特殊需求，确保决策符合直升机紧急医疗服务调度标准，合理分诊，并在第一时间报告中心领导。

二、协调调度

（一）直升机协调

1. 地方急救中心 120 急救调度室受理报警电话后，立即采用三方通话方式与上级急救中心 120 急救调度室取得联系，告知需要空中医疗救援的事件。

2. 按照相关规范，完成直升机救援任务单的系统生成操作。

（二）急救车辆调度

经确认开展空中医疗救援后，当班急救调度员根据协商情况，以及对接医院提供的飞机起降时间，按照"就近、就急、就医院能力"的调度原则，科学合理调派急救单元（医务人员和救护车）给予支援，并通知准备收治的医院开启绿色通道，同时向呼救者反馈直升机调派情况及相关事宜。

三、全程跟踪

调派直升机和救护车后，采用手持终端、对讲、救护车视频、道路监控等技术手段或微信群全程监控救护车行程和直升机起、降情况。

四、部门联动

1. 在确定直升机救援后，及时与对接急救中心联动或所辖区域急救中心联动报备，互通信息。

2. 联动直升机起降点相关工作人员，做好起降点场地清场督导工作。

3. 遇到特殊情况需要联动的，及时与110等联动部门做好联动，确保紧急救援高效、快捷。

五、及时上报

1. 执行转运任务的救护车出诊人员，应及时向急救调度室报告相关时间节点、现场救治情况以及转运途中监护情况。

2. 对接医疗机构空中救援负责人应与急救中心急救调度室保持信息互通，及时报告直升机起、降及转运救治等准确信息。

六、信息收集

1. 当班急救调度员应及时将接警调度和报告过程的有关电话录音、文字记录和上级有关指示进行收集整理备存。未经主管领导同意，不得调阅。

2. 及时做好相关宣传报道，确保宣传的时效性。

七、直升机空中医疗救援流程图（见图 5-20）

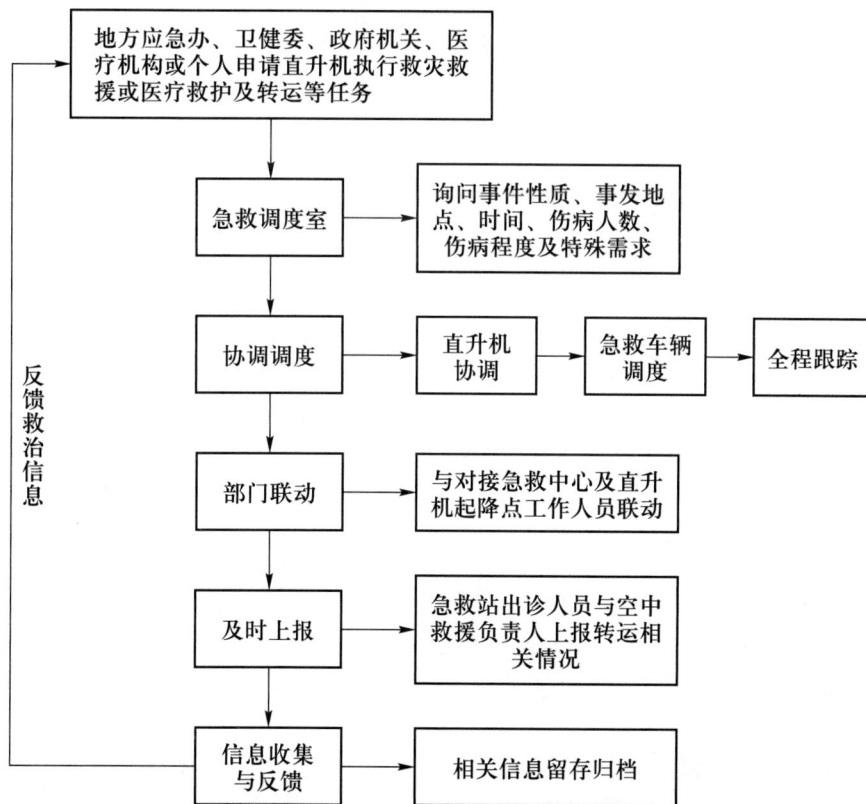

图 5-20 直升机空中医疗救援流程图

第七节　非急救转运工作流程

一、非急救转运工作范围及注意事项

（一）服务范围

非急救转运是指不需要实施紧急医疗处置的院后转运和助行便民服务，如非急救院际转运、出院患者转运或为行动不便的就医患者提供的转运服务等。

（二）注意事项

1. 工作电话务必保持 24 小时畅通，随时有人受理，保持良好的服务态度，耐心解答患者及家属的疑问，避免与患者或家属发生冲突。

2. 转运过程中确保行车安全，医护人员应密切关注患者病情变化，确保患者安全。

3. 严格保护患者隐私，不得泄露患者个人信息。

4. 遇到系统、终端故障及其他特殊情况时应及时上报急救中心。

5. 发生突发事件、大型事件时服从急救中心的统一调度。

二、非急救转运工作流程

（一）受理呼救流程

快速接听、及时响应。

（二）精准信息采集

采集五大核心要素、出发地和目的地、呼救者特殊需求（如是否配备抢救设备、是否医护人员陪同）等。

（三）评估需求、科学决策

1. 根据患者病情和转运需求，评估是否需要医护人员陪同及特殊设备支持。

2. 对于病情稳定的患者，可安排普通转运车辆；对于需要医疗护理的患者，安排配备医护人员的转运车辆。

（四）急救车辆调度

1. 按照属地管理原则通过三方通话方式派单至转运中心，派单信息包括患者基本信息、病情、出发地点、目的地、特殊需求等。

2.根据患者需求，安排足够数量的医护人员或搬运人员。

（五）全程跟踪六大流程

见本章第二节。

（六）非急救转运工作流程图（见图5-21）

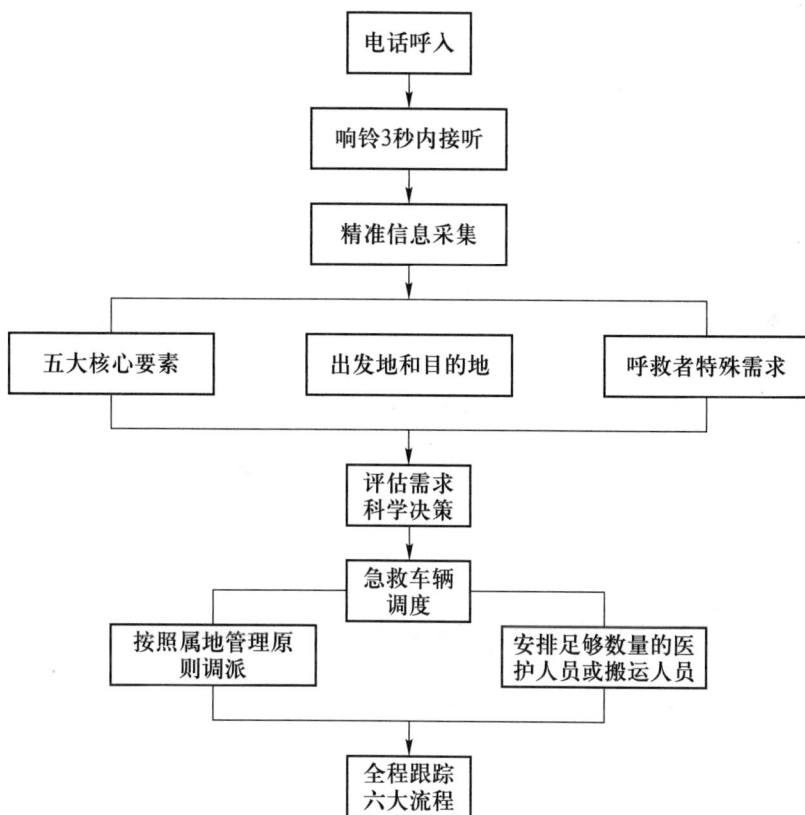

图 5-21　非急救转运工作流程图

第八节　医疗保障调度工作流程

一、医疗保障工作概述

（一）基本概念

医疗保障是指在院前急救过程中，为了确保患者能够在突发疾病或遭受意外伤害等紧急情况下得到及时、有效的医疗服务而采取的一系列措施和安排。它涵盖了从患者拨打急救电话开始，到患者被安全转运至医院并得到进一步救治的整个过程中的医疗支持。

（二）目的和意义

医疗保障的目的是在突发事件发生时，确保受影响人群能够及时获得必要的医疗救治和卫生服务，以最大限度地保障人民生命安全和身体健康，维护社会稳定。这需要政府、医疗机构、救援队伍以及社会各界的共同努力和协作，同时也体现出社会对生命的尊重和对公众健康的重视。例如，在大型赛事或活动中，完善的医疗保障可以及时处理运动员或观众的突发疾病或受伤情况，确保活动的顺利进行，保障人员的生命安全。

（三）医疗保障的关键要素

1. 急救人员与设备

（1）急救人员 是医疗保障的核心力量。他们需要具备专业的急救技能，包括但不限于心肺复苏（CPR）、创伤处理、急救药物使用等。例如，在遇到心搏骤停的患者时，急救人员能够迅速进行高质量的心肺复苏，并能够使用自动体外除颤器（AED）进行除颤。

（2）急救设备 是医疗保障的重要组成部分。救护车应配备完善的急救设备，如呼吸机、监护仪、除颤仪、吸引器等，以便能够为患者提供必要的生命支持。

2. 急救网络与调度系统

（1）高效的急救网络是医疗保障的基础 急救网络的合理布局，能够确保急救车辆能够在最短的时间内到达患者所在的位置。例如，在城市中心区域，急救站点的分布要考虑到人口密度、交通状况等因素，以保证急救响应时间不超过一定标准。

（2）调度系统是急救网络的神经中枢 当患者拨打急救电话时，急救调度员需要准确判断患者的病情，合理安排急救资源。例如，对于危重患者，调度系统可以优先调度离患者最近且装备完善的急救车辆，并且根据患者的病情和地理位置，协调医院做好接收准备相关工作。

3. 与收治医院的衔接

在转运患者过程中，提前与接收医院的急诊科保持密切沟通，告知患者的病情、生命体征等信息，有利于院前急救与医院急诊的紧密衔接。例如，对于严重创伤患者，急救人员可以提前通知医院准备好手术室、输血设备等，使患者到达医院后能够无缝对接，快速进入抢救流程。

4. 培训与质量控制

（1）培训是医疗保障质量的关键 执行医疗保障任务之前，应对保障人员进行相关培训。培训内容包括急救技能的提升、急救设备的规范操作、患者转运路线的合理规划等。

（2）质量控制是医疗保障质量的检验 对急救过程的评估，如通过对急救响应时间、急救措施的正确性等指标的监测，可以发现并改进医疗保障过程中的不足之处。例如，如果发现某一急救站点的响应时间经常超出标准，需要分析是交通问题还是急救车辆调度问题等，从而采取相应措施进行优化。

（四）医疗保障工作流程图（见图5-22）

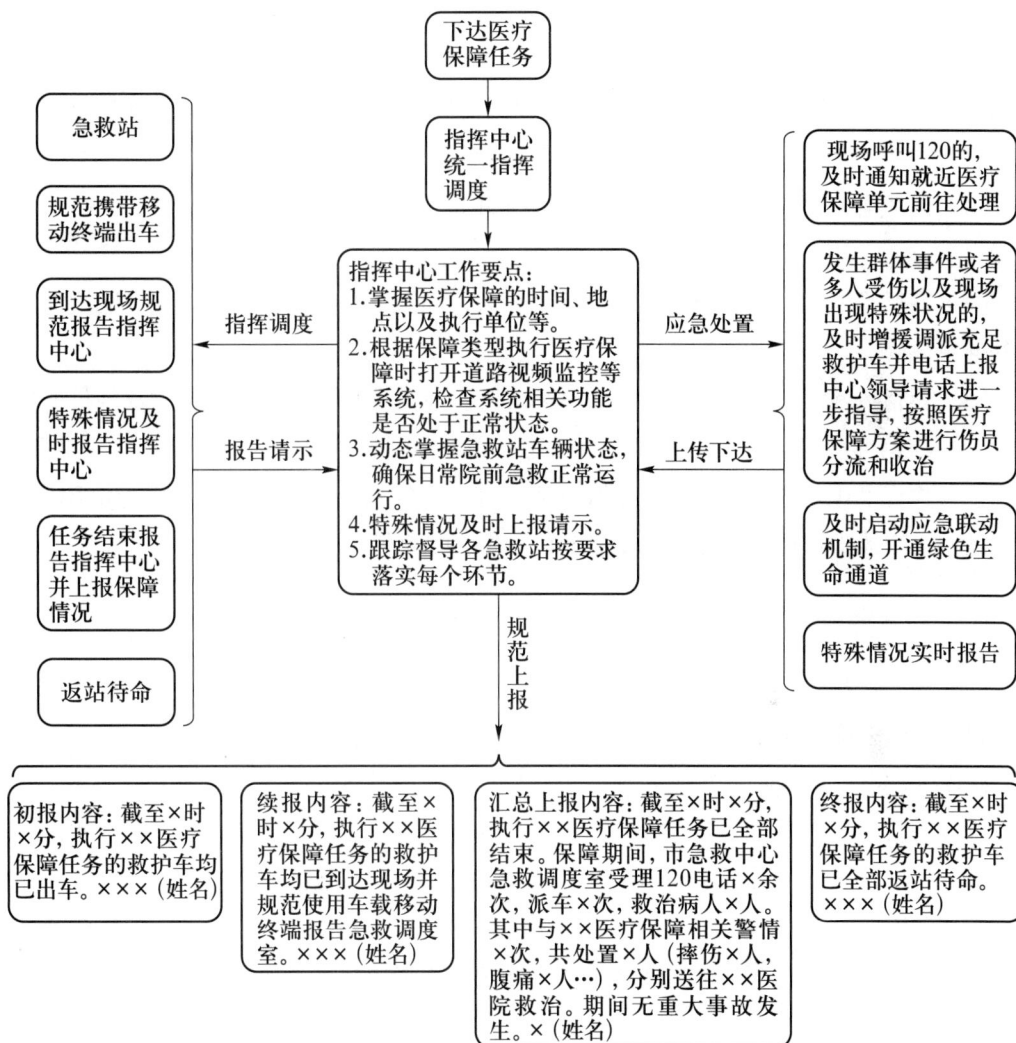

图 5-22　医疗保障工作流程图

二、马拉松赛事医疗保障工作流程

（一）赛事特点与风险评估

1. 赛事特点

（1）马拉松赛事参赛人数多、路线长、持续时间长，参赛者体力消耗大，易出现心搏骤停、中暑、低血糖、脱水、肌肉拉伤等突发情况。

（2）赛事路线通常穿越城市主要道路和公共场所，交通疏导和人群管理难度大。

2. 风险评估

（1）高风险人群　重点关注有基础疾病、家族心脏病史、肥胖、不良生活习惯、身体不适、缺乏专业训练等参赛者。此外，隐匿型心脏病患者也是需要特别关注的高风险人群（隐匿型心脏病指的是那些在常规体检中可能不易被发现，但在高强度运动中可能突然引发心脏问题的心脏疾病）。

（2）高风险路段　对爬坡段、冲刺段、人群密集区域等进行重点评估，增加急救资源配备。

（3）高风险时段　冲刺时段和终点后是马拉松选手发生心搏骤停等严重事件的高发时段。

（4）高风险气候　气候条件对赛事影响较大，高温、高湿度或寒冷天气可能增加参赛者的健康风险。

（5）舆情风险　在马拉松大型赛事举办之时，应高度重视外籍运动员、裁判员的传统文化、民族信仰和生活习惯，避免因忽视这些因素而引发的舆情风险。此外，赛事直播、自媒体传播以及围观群众的参与，都有可能会进一步放大舆情风险。因此，赛事组织者需要对这些潜在风险进行有效管理和控制，确保赛事的顺利进行。

（二）资源配置与科学分级

1. 医疗资源配置

设置 7 级保障救援体系，分别是：

（1）一级　医疗观察志愿者

①在起终点及赛道沿线每 100 米配备 1 名医疗观察志愿者。②负责实时观察赛道运动员身体状况，为擦伤、抽筋等简单病情的运动员提供快速有效的治疗帮助。③发现运动员突然倒地或其他紧急状况时，应第一时间报告指挥中心，并按照培训中学到的应急处理流程进行初步救助。④需要转移伤病者时，协助救护车到达和离开现场、疏散占用医疗资源和急救通道的人员等。

（2）二级　急救跑者

增加急救跑者移动急救力量，确保能够快速发现并处理突发情况。

（3）三级　骑行 AED 急救人员

负责在赛道规定区间内骑行来回巡查，观察运动员有无突发意外情况，通过赛事专用对讲机快速准确通报地点，同时进行现场救治。

（4）四级　固定医疗点设置

①马拉松路程长达 42.195 公里，医疗保障时间一般在 8～10 小时，且要求极高，需要在患者发病后 1 分钟内响应，2 分钟内施救，6～8 分钟救护车到达现场。这对于固定

医疗点的设置、医务人员、急救设备及药品配备的要求极高。在半／全程前 15 公里每 2.5 公里设置一个医疗点，15 公里后每 1.5 公里设置一个医疗点，25 公里起每 5 公里增加一个转移医疗点。每个医疗点配备至少一名急救医生、两名急救护士和必要的急救设备、药品（如除颤监护仪、AED、急救箱等）。②在起点、终点及高风险路段增加医疗点的密度，确保能够快速响应。

（5）五级　急救车辆保障

每 2～3 公里配备一辆救护车，在起点、终点及高风险路段增加救护车密度。每台救护车配备一名医生、两名护士及一名驾驶员，服从指挥中心统一调度安排，密切关注保障赛段运动员身体状况，对出现不适症状的运动员实行移动施救并做好转运工作。

（6）六级　定点医院保障

①指定具备急救能力的医院作为赛事定点医院，预留急救床位，开通绿色通道，及时做好伤病运动员的接诊和救治。②定点医院需设立专门的赛事急救专家组，确保患者到达医院后能够立即得到救治。

（7）七级　指挥调度中心

①负责赛事急救呼叫、受理派车。②指挥赛事保障人员和救护车对参赛选手及赛道周边群众开展医疗救援。③汇总、统计救治信息。

2. 智能化辅助系统配置

①以规范的话术询问为基础，采用手动定位获取准确地址，为精准调度提供支撑。②综合利用北斗定位、城市道路监控系统、骑行 AED 急救人员对讲系统等，保障急救调度人员能够实时掌握急救资源的分布和使用情况。③利用 350W 集群对讲系统为组委会、医疗救护的调度管理、沟通巡视、突发事故应对及紧急医疗援助等工作提供通信支持。通过集群对讲系统，实现一键即呼、单呼、组呼、紧急呼叫等多种语音呼叫功能，提升响应速度，提高通信效率。④利用车载定位终端合理调配资源，实时监控急救车辆和人员的位置、活动现场的医疗情况等。⑤通过远程视频可以在紧急情况下远程指导现场施救，提高患者抢救效率。⑥利用单兵记录仪实时掌握现场情况，优化资源调配。⑦利用 AI 语音识别技术快速识别提取信息，缩短调度用时。⑧引入智能穿戴设备、急救无人机等，实时监测参赛者健康情况，预防突发状况，紧急应对。

3. 应急机构联动配置

通过加强与活动组委会、公安、交警等部门的协同配合，形成高效联动机制，可以在应急情况下及时协调解决交通拥堵、人群疏散等问题，确保急救车辆能够快速到达现场。

（三）设备配备与药品清单

1. 配备必要的通信设备，确保急救站点、车辆、人员之间能够实时沟通。
2. 保证每个固定医疗点急救所需的车辆、设备、药品齐全。

3.骑行 AED 急救人员和急救跑者需配备便携式急救包。

4.急救设备、物品配备建议清单（见表 5-1）。

表 5-1　救护车物品配备建议表

序号	物品名称	规格	数量
1	急救箱（包）	只	
2	听诊器	只	
3	血压计	只	
4	异物钳	把	
5	开口器	个	
6	压舌板	个	
7	手术剪	把	
8	止血钳	把	
9	镊子	把	
10	体温计	个	
11	环甲膜穿刺针	根	
12	一次性无菌手套	双	
13	无菌敷料	块	
14	各种型号一次性注射器	副	
15	各种型号一次性头皮针	只	
16	棉签	包	
17	冰袋	袋	
18	创可贴	片	
19	动静脉留置针	支	
20	安尔（60ml）	瓶	
21	砂轮	片	
22	胶布	卷	
23	纱布绷带	卷	
24	弹力绷带	卷	
25	夹板	个	
26	气压止血带	套	
27	便携式瑜伽垫	个	
28	担架推车	台	

5. 急救药品配备建议清单（见表 5-2 ）。

表 5-2　医疗点物品配备建议表

序号	物品名称	规格	数量	备注
1	急救箱（包）	只	1	
2	听诊器	只	1	
3	血压计	只	1	
4	体温计	个	1	
5	棉签	包	若干	
6	冰袋	袋	若干	
7	创可贴	片	若干	
8	胶布	卷	1	
9	纱布绷带	卷	若干	
10	弹力绷带	卷	若干	
11	无菌敷料	块	若干	
12	一次性无菌手套	双	若干	
13	便携式瑜伽垫	个	3	
14	保温毯	个	若干	
15	除颤仪	台	1	
16	氧气瓶	10L	1	
17	污物桶	个	1	
18	便携式心电图机	台	1	
19	利多卡因气雾剂	60g/ 瓶	10	
20	补液盐	14.75g/ 袋	10	
21	云南白药气雾剂	60g/ 瓶	5	
22	安尔（60ml）	瓶	1	
23	藿香正气液	盒	若干	
24	速效救心丸	盒	1	
25	镇痛冰喷雾	瓶	若干	
26	50% 葡萄糖	支	若干	

（四）赛前培训与实地拉练

对所有参与医疗保障的人员（包括医护人员、驾驶员、医疗观察志愿者、骑行 AED 急救人员、急救跑者等）进行专项培训。培训内容包含：

1. 理论知识培训　深入讲解马拉松现场医疗保障工作流程、职责分工及纪律要求。重点熟悉调度指挥流程、救护车转运路线、通信设备的使用及注意事项等。

2. 急救技能、赛事常见伤病处理、急救设备使用　包括心肺复苏（CPR）、自动体外除颤器（AED）使用、创伤急救（止血、包扎、固定）、中暑急救等。

3. 赛道实地拉练　组织急救调度员、医务人员实地拉练，熟悉赛道环境和救援流程，确保在赛事中能够为参赛选手提供及时、有效的救助。

4. 模拟场景演练　组织参训人员进行赛道模拟演练，优化急救流程，提高急救人员的应急处置能力。

5. 实战场景推演　通过模拟场景实战推演（如心搏骤停的现场急救、中暑患者的快速降温、低血糖患者的紧急处理等），辅以专家的现场点评，确保培训成果转化为实战能力。

（五）指挥调度及处置流程

急救调度员受理到赛事相关紧急呼救，应快速响应，询问伤员编号，进行病情评估，判断位置及区域，并由医疗调度组下达指令，同时通过电话、对讲机或视频指导现场急救。

1. 现场呼救

（1）对于轻症患者，指导转移至医疗点进行救治。

（2）对于急危重症患者，按照"就近、就急"原则调派最近的急救单元（救护车、医疗点、AED 骑行急救人员）前往救治，同时按照转运路线送至定点医院进一步救治。

（3）处理结束后，及时上报处理结果。

2. 医疗点、救护车、骑行 AED 急救或定岗人员、急救跑者、医疗观察志愿者等呼救

（1）对于轻症患者，初步判断无生命危险的，指导其转移至就近医疗点救治。

（2）对于急危重症患者，初步判断病情严重甚至危及生命的，应立即指导呼救者进行现场救治，并根据现场医疗急救资源的实时分布情况，指挥最近的急救单元（救护车、医疗点、AED 骑行急救人员）前往施救，同时调派就近救护车按转运路线送至定点医院进一步救治。

（3）处理结束后，及时上报处理结果。

3. 出现大量人员受伤呼救

（1）立即上报主管部门，按医疗调度组的指令采取相应措施。

（2）根据现场医疗急救资源的实时分布情况，遵循突发事件处置流程，科学合理地指挥急救资源前往现场。

（3）必要时协调指挥中心其他救护车辆前往事发地点增援，做好检伤分类、现场救治和伤员转运工作。

4. 如遇重大突发性事件，应按《突发事件医疗应急救援规范》（见第十章第四节）相关规定处理。

（六）现场救治原则

1. 第一优先　在赛事保障过程中，短时间内存在生命危险的伤病员，需第一时间最先救治。

2. 第二优先　在赛事保障过程中，需尽快接受治疗，但在短时间内不予以处理又不会危及生命的较重伤病员，需第二时间给予救治。

3. 第三优先　在赛事保障过程中，出现的轻伤但又有检查与治疗需要的伤病员，在救治完急危重症及较重伤病员后给予救治。

（七）总结与持续改进

1. 对活动期间的急救数据（急救事件数量、患者病情分布、急救措施实施情况等）进行统计分析，为后续改进提供依据。

2. 数据分析需涵盖急救反应时间、车辆到达时间、患者转运时间等关键指标。

3. 根据总结分析结果，制定整改落实措施，优化医疗保障方案。

4. 定期对医疗保障工作进行评估和更新，确保能够适应不同赛事的需求。

（八）马拉松赛事医疗保障流程图（见图5-23）

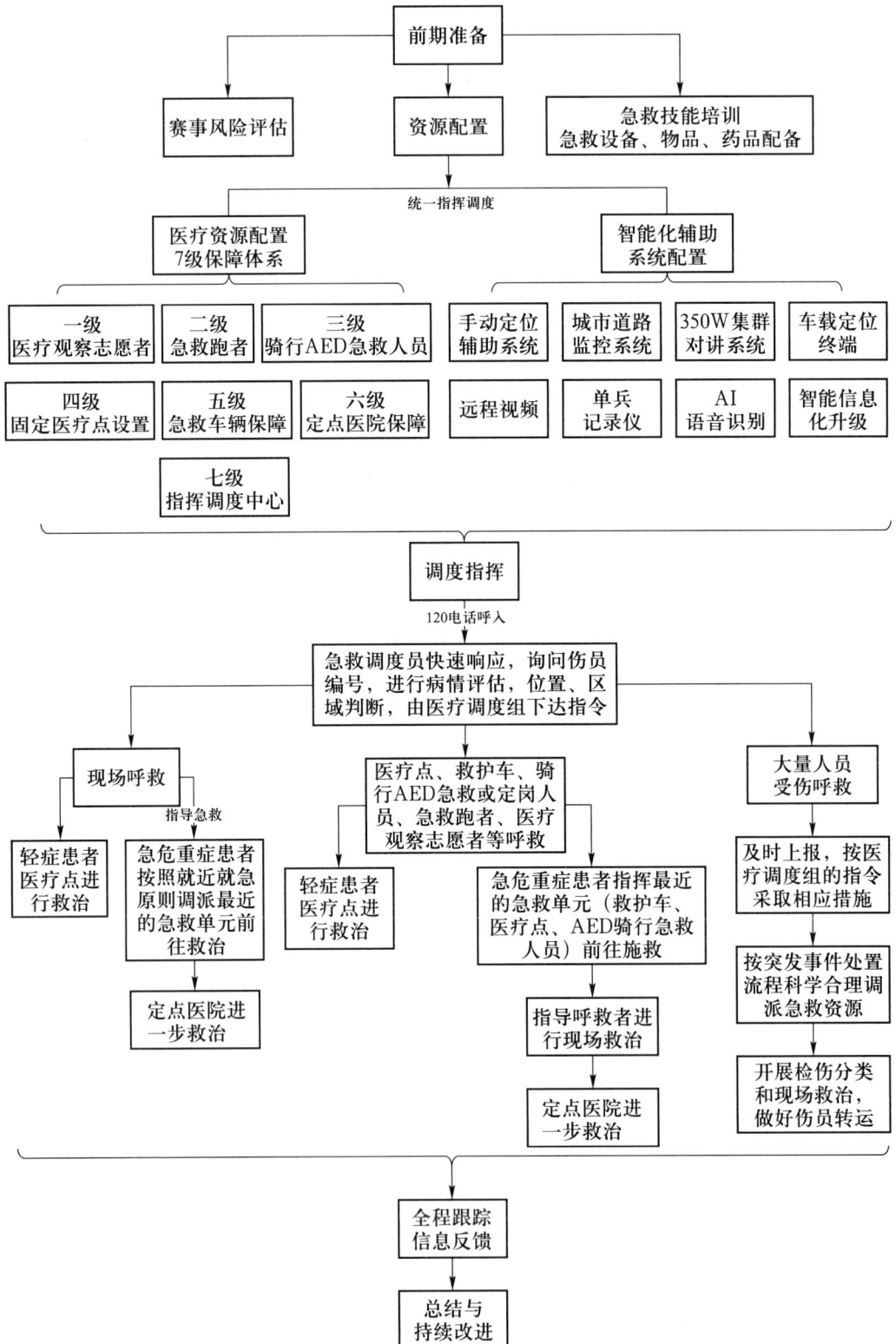

图5-23 马拉松赛事医疗保障流程图

第九节　联网转单处置流程

一、接警与初步判断

（一）急救调度员接到呼救后，确认呼救归属是否为本区域范围，判断是否需要进行联网转单。

（二）迅速确认患者病情和现场情况，快速记录呼救信息（地点、患者症状、联系方式等）。

二、转单准备

急救调度员采用规范话术获取接车地址、呼车原因、联系方式及伤病员情况等关键信息，在调度系统中录入，确认转单目标。

三、启动联网转单功能

（一）多方通话

1. 调度系统副屏"通讯录"中选择要通话的对象（可自行输入电话号码添加），开启三方通话，呼救所属急救中心急救调度员顺利与呼救者沟通。

2. 双方急救中心急救调度员之间的交流，要做到简明扼要，说明呼救核心要素，尽量控制在 60 秒内。若要进行医学指导，应采用工作电话联系指导，避免长时间占线。

（二）联网转单

确认受理界面关键要素后，点击"联网转单"，选择呼救所属急救中心，进入"联网转单"模块，确认转至对应急救中心。

（三）转入急救中心接收处理

1. 呼救所属急救中心受理台"消息通知栏"弹出弹框并伴有"有联网转单呼救"声音提示。

2. 急救调度员立即点击弹框查看详情，确认接收，务必认真核对相关要素，调派就近救护车资源。

3. 若联网转单失败，呼救所属急救中心应按照多方通话内容及时生成任务单并派车。

（四）转单后续跟进

1. 两地急救中心均要按规范要求对转单任务进行全程跟踪，及时查看联网转单派车记录及出车情况，若有特殊情况应履行上报制度。

2. 若出现呼救所属急救中心告知无车可派等特殊情况时，双方应积极协调，相互支持，妥善处理呼救，确保患者得到及时救治。

四、注意事项

1. 信息准确性

转单过程中，急救调度员需确保关键信息准确无误，避免因信息错误导致急救延误。

2. 及时性

转单操作需在最短时间内完成，确保急救任务能够迅速流转到目标急救中心。

3. 沟通协调

转单过程中，需要与目标急救中心急救调度员保持密切沟通，确保各方信息同步。

4. 系统维护

定期检查调度系统的联网功能，确保转单功能正常运行，避免因系统故障影响急救任务流转。

五、总结与应用

联网转单是提升院前急救效率的重要手段，通过信息化手段能够确保急救任务的快速流转和资源的合理调配。本流程规范适用于全市、全省乃至全国的急救中心调度工作，可作为急救调度员日常培训和应急演练的重要参考依据。

六、联网转单处置流程图（见图 5-24）

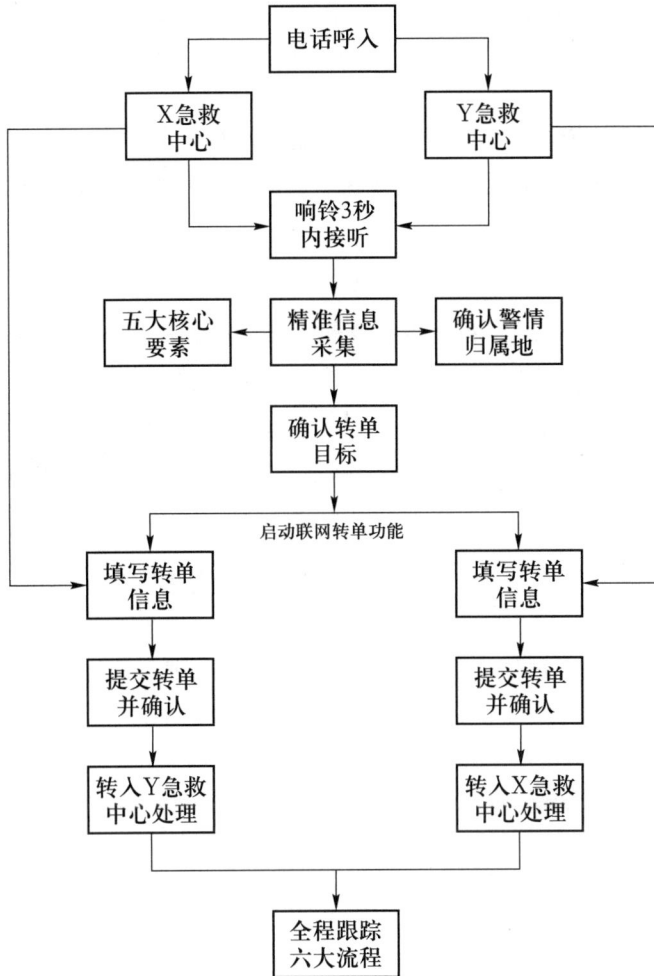

图 5-24　联网转单处置流程图

第十节　视频医学指导流程

一、受理呼救

（一）受理呼救流程　快速接听，及时响应。

（二）精准信息采集　询问五大要素及现场特殊情况，确认患者意识状态以及是否有其他人员在场等。

二、急救车辆调度

按照院前急救派车原则进行车辆调派。

三、初步判断

（一）根据呼救者的描述，初步判断是否适合启动视频医学指导。

（二）呼救者表述不清或需要视觉辅助确认病情时，可考虑启动视频医学指导。

四、发送视频指导请求

若判断适合视频指导，且呼救者设备支持（智能手机、网络通畅），急救调度员通过指挥调度平台向呼救者手机推送视频通话链接。具体操作如下：

（一）急救调度员点击调度系统副屏中的"通讯录"，进入"电话视频操作界面"。

（二）点击"发送视频电话短信"→"确认"，系统自动发送含链接的短信至呼救者手机。

（三）若需手动输入号码（如反叫场景），在系统弹框中手动输入呼救者电话号码后发送。

（四）指导呼救者点击短信中的链接，按照提示进入视频通话界面。提醒呼救者保持网络畅通并开启手机摄像头。

五、建立视频连接

（一）视频链接

在视频接通后，急救调度员指导呼救者将摄像头对准患者，确认画面清晰、无遮挡，观察现场情况，快速识别病情。

（二）同步指导

1. 根据病情，急救调度员提供精准的急救指导，如心肺复苏的按压位置、频率和深度以及海姆立克急救法的正确姿势和手法等，若现场施救者操作不规范，急救调度员应及时纠正。

2. 对于复杂情况，急救调度员可推送视频画面指导，供施救者参考。

六、持续沟通与支持

急救调度员在视频通话过程中要持续与施救者沟通，提供信心支持，鼓励其继续施救，确保施救过程的连贯性和有效性。

七、全程跟踪六大流程

见本章第二节。

八、异常处理与结束流程

（一）当急救人员到达现场并接手救治时，急救调度员要与施救者确认后方可结束视频通话。

（二）若患者病情稳定，急救调度员也可根据实际情况提前结束视频指导。

（三）若出现网络异常或其他原因导致视频医学指导未能成功，急救调度员应随机应变给予呼救者恰当的医学指导。

（四）急救调度员应把控好视频医学指导的具体时长，避免影响急救人员与现场的联系。

九、注意事项

（一）隐私保护

严格遵守隐私保护原则，确保患者信息不被泄露。

（二）技术保障

确保视频通话系统的稳定性和流畅性，避免因技术问题影响急救指导。

（三）培训与演练

定期对急救调度员进行视频医学指导的培训和演练，提高其识别病情和指导施救的能力。

（四）多部门协作

加强与公安、消防等部门的协作，形成相互协同的急救合力。

（五）总结分析

要善于总结分析各类案例，总结经验，分析不足，持续优化指导流程。

十、视频医学指导流程图（见图 5-25）

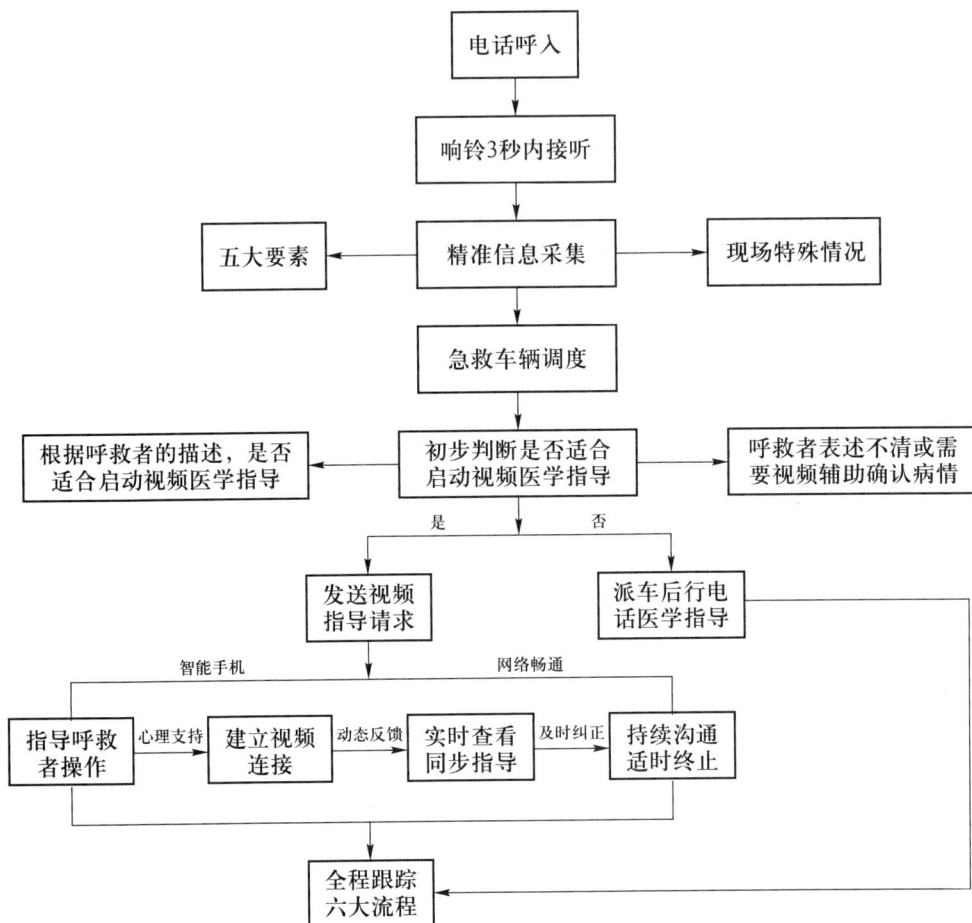

```
                          ┌──────────┐
                          │  电话呼入  │
                          └──────────┘
                                │
                                ▼
                        ┌──────────────┐
                        │ 响铃3秒内接听  │
                        └──────────────┘
                                │
                                ▼
   ┌────────┐         ┌──────────────┐         ┌──────────────┐
   │ 五大要素 │◄────────│  精准信息采集  │────────►│  现场特殊情况  │
   └────────┘         └──────────────┘         └──────────────┘
                                │
                                ▼
                        ┌──────────────┐
                        │  急救车辆调度  │
                        └──────────────┘
                                │
                                ▼
┌──────────────────┐   ┌──────────────┐   ┌──────────────────┐
│根据呼救者的描述，是否│◄──│ 初步判断是否适合 │──►│呼救者表述不清或需  │
│适合启动视频医学指导 │   │ 启动视频医学指导 │   │要视频辅助确认病情  │
└──────────────────┘   └──────────────┘   └──────────────────┘
                          是  │      │  否
                              ▼      ▼
                     ┌────────┐  ┌────────────┐
                     │ 发送视频 │  │ 派车后行电  │
                     │ 指导请求 │  │ 话医学指导  │
                     └────────┘  └────────────┘
     智能手机                 │        网络畅通
                              ▼
┌────────┐ 心理支持 ┌────────┐动态反馈┌────────┐及时纠正┌────────┐
│ 指导呼救 │────────│ 建立视频 │───────│ 实时查看 │───────│ 持续沟通 │
│ 者操作  │        │  连接   │       │ 同步指导 │       │ 适时终止 │
└────────┘        └────────┘       └────────┘       └────────┘
                              │
                              ▼
                        ┌────────┐
                        │ 全程跟踪 │
                        │ 六大流程 │
                        └────────┘
```

图 5-25　视频医学指导流程图

第六章　调度员生命支持

第一节　概　述

一、概念及背景

调度员生命支持（Dispatcher Life Support, DLS）是指急救调度员通过电话或远程通话技术指导呼救者，在专业急救人员到达之前开展的基础生命支持等紧急处置。心搏骤停患者的黄金抢救时间仅有 4 分钟，每延迟 1 分钟施救，其存活率将下降 7% ～ 10%。当前我国院外心搏骤停患者中，旁观者心肺复苏（CPR）的实施率仅为 17%，这是导致患者生存率低、预后差的重要原因之一。尽管近年来社会持续推进急救知识普及，但公众急救技能掌握程度仍显不足，传统培训模式因时间、空间限制及复训率低等问题，难以显著提升院前急救救治率。

在此背景下，调度员生命支持作为连接专业医疗与现场急救的桥梁，其体系化建设尤为重要。目前，已广泛应用的 MPDS 和 ADLS 为调度员生命支持提供了结构化支持。国内很多机构也因地制宜探索了本土化方案，如笔者所在单位与第三方信息技术有限公司开发了计算机辅助生命支持系统（CALS），并通过院前急救视频指导，突破了传统电话沟通的局限性，弥补了"第一目击者"急救能力的不足，大幅降低了误判风险，从而更准确地识别病情并指导现场急救。

二、调度员生命支持的重要性

在院前急救体系中，急救调度员的作用至关重要，其生命支持能力如何，直接关系到患者的生死存亡。因此，急救调度员是保障急救效果的核心要素。急救调度员生命支持的重要性主要体现在以下五个方面：

（一）弥补救治"空窗期"

急救调度员通过电话或视频对患者进行基础生命支持（如心肺复苏、气道管理、止血操作等），可以构建院前急救"黄金抢救窗口"，弥补救护车到达前的救治空窗期。

（二）提高院前急救效率

急救调度员经过专业培训，有扎实的生命支持知识储备，能够为患者提供科学、规范的急救指导，提升了抢救的成功率。

（三）优化急救资源分配

急救调度员基于病情评估，实施精准调度，实现了危重症患者优先响应与急救资源的科学分配。

（四）强化急救团队救治水平

急救调度员通过视频指导纠正现场施救者的急救操作偏差，将患者病情同步告知出诊医务人员及急救站，形成院前—院内无缝衔接，提升了救治能力。

（五）增强公众急救意识及能力

急救调度员通过电话或视频指导急救实操从而强化了公众急救技能及意识，开辟了急救培训新路径。

三、现状与挑战

尽管调度员生命支持在院前急救中效果显著，但是院前急救电话及视频指导仍存在以下问题：

（一）流程碎片化

不同地区、不同急救调度员适用的急救指令规范存在差异，部分偏远地区尚未建立统一的操作标准。

（二）覆盖病种有限

生命支持指导多聚焦于心搏骤停等有限的病种，对于脑卒中、创伤等急症的标准化支持尚显不足。

（三）特殊人群指导缺失

儿童、孕妇等群体的差异化急救策略尚未系统整合。

（四）技术支撑不足

部分急救中心缺乏智能化调度系统，难以实现急救场景的实时可视化沟通。

四、构建三维指导体系

为系统解决上述问题，可将呼救者划分为急危重症人群、特殊人群及情绪危机人群三大类，分别对其进行标准化、个性化的心理干预医学指导，从而构建三维指导体系。主要内容如下：

（一）常见急危重症患者的医学指导

针对心搏骤停、急性冠脉综合征、脑卒中、严重创伤及气道异物阻塞等急症制定标准化流程。例如，对于脑卒中患者需快速识别"FAST"症状（面部下垂、肢体无力、言语障碍、及时送医），指导其侧卧位以避免误吸，为后续溶栓治疗争取时间；对于急性胸痛患者，急救调度员需结合患者病史区分是心源性与非心源性病因，在遵医嘱的前提下指导服用硝酸甘油或阿司匹林，并警示禁忌证（如低血压患者禁用硝酸甘油）；对于创伤性大出血患者，院前处理则强调直接加压止血与肢体固定，减少失血性休克风险等。

（二）特殊人群的医学指导

特殊人群（如孕产妇、儿童等）的急救需结合其生理特点调整应对策略。例如，儿童心肺复苏需调整按压深度（至少为胸廓前后径的三分之一）与按压通气比例（单人：30∶2、双人：15∶2）；孕妇心搏骤停时需采用左侧卧位以减轻子宫对下腔静脉的压迫，同时避免腹部按压。老年人作为特殊人群，大多合并心脑血管等基础疾病，急救过程中需警惕老年人病情加重及骨折风险（多骨质疏松）。此外，慢性阻塞性肺疾病（COPD）患者突发呼吸窘迫时，需调整患者至端坐位和使用家庭氧疗设备等。

（三）情绪危机人群的医学指导

急危重症事件中，患者及其家属常处于极度焦虑或恐慌状态，情绪失控可能直接扰乱急救操作。研究表明，调度员通过共情语言可降低家属的应激反应，使其执行指令更加准确高效。例如，在指导儿童气道异物阻塞时，安抚家长情绪可避免其因慌乱而错误拍背，反而加剧梗阻风险。对自杀未遂或创伤后应激患者，需融入开放式提问（如"您现在感觉哪里不舒服？"）和非批判性倾听技巧，以稳定患者情绪并预防二次伤害。

第二节　常见急危重症电话医学指导规范话术

调度员生命支持在提升院前急救成功率的方面具有显著优势，规范的指导语言能有效降低沟通误差，提高急救效率，并为后续医疗处置争取宝贵时间。因此，建立科学、简明、易操作的电话医学指导语言规范，是优化急救体系、保障患者安全的重要措施。

本节为 15 种常见急危重症病例提供了相应的电话医学指导语言规范，以便对患者进行电话医学指导。

一、心肺复苏

（一）成人心肺复苏

急救调度员：您好，××120！

呼救者：我需要一辆救护车，这里有人心里不舒服。

急救调度员：请问患者在什么地方？

呼救者：×××。（告知详细地址）

急救调度员：好的，已经调派了救护车，请问患者现在情况怎么样？（您大声喊他或掐他还能不能应答或看有没有反应？）

呼救者：已经没反应了！

急救调度员：请把电话设为免提状态，我教您怎么做：

情景一： 愿意配合的

呼救者：好的。

1. 一级指导（单纯心肺复苏）

急救调度员：把患者平躺在硬板或地上（拿开枕头……），跪在他身边，看他嘴里有没有食物或呕吐物（嘴里有东西吗？有异物的话请先抠出来）？（注意与对方的互动）

急救调度员：将您的一只手的手掌根部放在患者两乳头连线的中点，另一只手的手掌压在这只手的手背上，两手交叉重叠，双臂伸直，快速用力向下按压 30 次，按压时大声数出来，跟着我的节奏一起数 1、2、3、4、…、30。（注意与对方的互动）

急救调度员：（快速按压 30 次后）现在把您顺便的一只手放在他额头上下压，另一只手的食指和中指上抬下颌角，让他的头后仰，保持气道畅通，然后捏住他的鼻子（不得漏气），用您的嘴完全包住他的嘴，向他嘴里匀速吹 2 次气，每次吹气约 1 秒，每次吹气要让他的胸部抬起（胸部有起伏）。（注意对方的互动）

急救调度员：好，您现在做得很好，请继续做 30 次的胸前按压，如此反复，按照

30∶2（按压 30 次、吹气 2 次）的比例，坚持做下去，不要放弃，直到医护人员到来。如果您感到疲劳，可以换人继续按压，确保按压不间断。

2. 二级指导（心肺复苏 +AED）

急救调度员：请您大声呼喊，叫人来帮忙……快叫旁人去 ×××（告知具体的地方）拿 AED，挂在墙上箱子里的那个就是，注意要将箱子里 AED 及所有配件一起拿来。您继续留在患者的身边，我指导您做心肺复苏。

呼救者：好的，已经让旁人去取 AED 了，我现在该怎么做？

急救调度员：请将电话设置为免提状态，让患者平躺在地上，跪在患者身边，将您的一只手的手掌根部放在患者两乳头连线的正中间，另一只手的手掌压在这只手的手背上，两手交叉重叠，双臂伸直，快速用力向下按压 30 次，按压时大声数出来，跟着我的节奏一起数 1、2、3、4、…、30，不要停止按压，直到 AED 送到身边。

呼救者：快！快！ AED 已经拿来了。

急救调度员：好的，请保持安静，打开 AED，按下电源键，听它说，跟它做。打开电极片包装，按照图示贴在患者裸露的胸部（成人：一片贴在右胸上部，就是锁骨下方，另一片贴在左胸侧下方，就是腋下，两个电极片的距离大于 10 厘米；8 岁以下的儿童：一片贴在前胸，一片贴在背后），插好插头，选择成人或者儿童模式。

呼救者：好的，我现在已经按要求贴好位置了，选择了成人模式。

急救调度员：AED 现在正在分析心律，请所有人不要触碰患者。现在建议电击，请按下闪烁的"电击"按钮。好的，现在电击完成，请继续心脏按压 30 次后给予 2 次人工呼吸，2 分钟后 AED 会再次分析心律，如果需要电击它会提示，请按提示操作。

呼救者：好的，我们换人正在按压……

急救调度员：您做得非常好，请持续循环，直到医务人员到达患者身边。

呼救者：好的。

在指导 AED 使用时，根据现场情况必要时可提醒操作者注意以下几点：

（1）贴电极片时直接紧贴在皮肤上，不要有间隙，并按图示贴在正确的位置上。

（2）语音提示"请勿接触患者"时，一定要提醒大家让开，千万不要接触患者身体的任何部位。

（3）最后提示"除颤完成"后，叮嘱不要撕下电极片，可留作重复使用。

（4）除颤完成后继续进行胸外按压。

（5）语音提示"正在分析请勿接触患者"时，暂停按压，之后一定要不停地按压。

（6）8 岁以下的儿童使用儿童电极片，如没有，可使用成人模式。

（7）不同 AED 品牌操作可能略有差异，请按提示操作。

情景二：不愿意配合的

呼救者：我不会 / 我害怕 / 您赶紧安排救护车来就可以了。

这时急救调度员要用亲和式的语言鼓励和劝说呼救者，让呼救者愿意接受指导，切忌使用征求意见式的语言，鼓励和劝说时要坚定，若接受即按照心肺复苏语言规范进行指导。（以下参考用语仅供参考，需结合具体情况临场发挥）。

参考用语 1（劝说式）：

急救调度员：现在患者情况非常危急，需要您配合对患者进行急救，为患者争取黄金抢救时间，也许会发生奇迹。

……

参考用语 2（鼓励式）：

急救调度员："请您大胆地配合我，在现场您也可以通过您的双手去挽救一条生命"或者"您现在是患者最重要的帮助者，您的行动可以挽救他的生命"。

……

参考用语 3（共情式）：

急救调度员：我知道您现在很害怕，但患者需要您的帮助，请保持冷静，按照我说的去做。

（二）婴幼儿心肺复苏

（这里的婴儿一般指 1 岁以下，儿童一般是指 1 ～ 7 岁的孩子）

1. 婴儿心肺复苏

急救调度员：您好，××120！

呼救者：我需要一辆救护车，这里有个婴儿突然没反应了！

急救调度员：请问患儿在什么地方？

呼救者：×××。（告知详细地址）

急救调度员：好的，已经调派了救护车。请问是多大的婴儿？

呼救者：不到 1 岁。

急救调度员：请问目前主要是什么症状？（您轻轻拍打婴儿的足底，看还有反应吗？）

呼救者（回答一）：我拍了，已经没反应了！

急救调度员：请把电话设为免提状态，我教您怎么做：

让婴儿平躺在硬板物上，不要垫枕头，跪在婴儿身边，检查一下婴儿嘴里是否有食物或呕吐物？嘴里有异物请先抠出来，保持呼吸道通畅。将您的食指和中指放在婴儿两乳头连线中点的正下方，快速垂直用力向下按压 30 次，按压深度约为胸廓前后径 1/3，按压时大声数出来，跟着我的节奏一起数：1、2、3、4、…、30。

急救调度员：现在把您顺便的一只手放在他额头上下压，另一只手的食指和中指上抬下颌角，让他的头后仰，保持气道畅通，用您的嘴完全包住婴儿的鼻子和嘴巴，匀速吹 2次气，每次吹气约 1 秒，每次吹气要让他的胸部抬起（胸部有起伏）。请您继续做 30 次的胸外按压，2次人工呼吸。如此反复，坚持下去，不要放弃，同时，请您保持电话通畅，等待医护人员到来。

呼救者（回答二）：有反应！（拍足底有反应……）

急救调度员：请您保持电话通畅，等待医护人员到来。同时，注意观察患儿，当患儿出现没有反应（或呼吸）的情况下，请及时拨打120，我会指导您进行急救。

2. 儿童心肺复苏

急救调度员：您好，××120！

呼救者：我需要一辆救护车，这里有个小孩突然喊不醒了！

急救调度员：请问患儿在什么地方？

呼救者：×××。（告知详细地址）

急救调度员：好的，已经调派了救护车。请问是多大的小孩？

呼救者：快5岁了。

急救调度员：请问患儿现在情况怎么样？（您大声喊他或掐他还能不能应答或看有没有反应？）

呼救者（回答一）：我拍了，已经没反应了！

急救调度员：请把电话设为免提状态，我教您怎么做：

让小孩平躺在硬板或地上，不要垫枕头，跪在他身边，检查一下小孩嘴里是否有食物或呕吐物？嘴里有异物请先抠出来，保持呼吸道通畅。将您的一只手的手掌根部放在小孩两乳头连线的正中间，快速垂直用力向下按压30次，按压深度大约为5厘米，按压时大声数出来，跟着我的节奏一起数：1、2、3、4、…、30。

急救调度员：现在把您顺便的一只手放在他额头上下压，另一只手的食指和中指上抬下颌角，让他的头后仰，保持气道畅通，用您的嘴完全包住小孩的嘴巴，匀速吹2次气，每次吹气约1秒，每次吹气要让他的胸部抬起（胸部有起伏）。请您继续做30次的胸前按压，2次人工呼吸。如此反复，坚持下去，不要放弃，同时，请您保持电话通畅，等待医护人员到来。

呼救者（回答二）：有反应！（患儿有应答或掐了能动、有知觉……）

急救调度员：请您保持电话通畅，等待医护人员到来。同时，注意观察患儿，当出现没有反应（或呼吸）的情况下，请及时拨打120，我会指导您进行急救。

二、溺水

急救调度员：您好，××120！

呼救者：我需要一辆救护车，有人落水了。

急救调度员：请问在什么地方？

呼救者：×××。（告知详细地址）

急救调度员：好的，已经调派了救护车。请问有几个人落水？

呼救者：1人（或几人）。

急救调度员：请问落水者救上岸了没有？

呼救者：救上岸了。（若回答没有救上岸，则告知立即拨打110、119及海事部门紧急施救）

急救调度员：请问患者现在情况怎么样？（您大声喊他或掐他还能不能应答或看有没有反应？）

呼救者（回答一）：已经没反应了！

急救调度员：请把患者平躺在硬板或地上，跪在他身边，立即解开他的衣扣和腰带，迅速清除鼻子、嘴内的淤泥、杂草、呕吐物等。

呼救者：好的（已做）。

急救调度员：把您的脸贴近他的鼻孔，眼睛看他的胸部，您能感受到他鼻子有呼吸吗？（胸部或者腹部有起伏吗？）

呼救者：无。

急救调度员：请把电话设为免提状态，我教您怎么做。现在把您的一只手放在他的额头上下压，另一只手的食指和中指上抬下颌角，让他的头后仰，保持气道畅通，然后捏住他的鼻子（不得漏气），用您的嘴完全包住他的嘴，然后向他嘴里匀速吹2次气，每次吹气约1秒钟，每次吹气要让他的胸部抬起。

呼救者：好的（已做）。

急救调度员：请您吹气2次后，把您的一只手的手掌根部放在两乳头连线的正中间，另一只手的手掌压在这只手的手背上，两手交叉重叠，双臂伸直，快速用力向下按压30次，按压时大声数出来，跟着我的节奏一起数1、2、3、4、…、30，然后再吹气2次。

如此反复，按照30∶2（按压30次、吹气2次）比例，坚持下去，不要放弃，同时，请您保持电话通畅，等待医护人员到来。

呼救者（回答二）：有反应！

急救调度员：请您保持电话通畅，等待医护人员到来。同时，注意保暖，观察患者的病情，当出现没有反应（或呼吸）的情况下，请及时拨打120，我会指导您进行急救。

三、电击伤

急救调度员：您好，××120！

呼救者：我需要一辆救护车，这里有人被电倒了。

急救调度员：请您迅速切断所有电源，用干燥的木棍挑开患者身上的电线、灯及所有的带电物品。

急救调度员：请问伤者在什么地方？

呼救者：×××。（告知详细地址）

急救调度员：好的，已经调派了救护车。请问伤者现在情况怎么样？（您大声喊他或掐他还能不能应答或看有没有反应？）

呼救者（回答一）：已经没反应了！

急救调度员：按心肺复苏语言规范进行医学指导。

呼救者（回答二）：有反应！

急救调度员：请您保持电话通畅，等待医护人员到来。同时，注意观察伤者的病情，当出现没有反应（或呼吸）的情况下，请及时拨打120，我会指导您进行急救。

四、高温综合征（中暑）

急救调度员：您好，××120！

呼救者：我需要一辆救护车，这里有人晕倒了，在××地方晒了很久，可能是中暑。

急救调度员：请问患者在什么地方？

呼救者：×××。（告知详细地址）

急救调度员：好的，已经调派了救护车。请问患者现在情况怎么样？（您大声喊他或掐他还能不能应答或看有没有反应？）

呼救者（回答一）：有反应！

急救调度员：您现在触摸患者的皮肤是湿冷还是干热？

呼救者：皮肤很烫。

急救调度员：请马上把中暑者移到阴凉通风的地方，身上的衣物先用冷水浇湿，再用风扇吹。注意禁用酒精擦浴、口服退烧药。

呼救者：好的，我马上来做。

呼救者（回答二）：已经没反应了！

急救调度员：按心肺复苏语言规范进行医学指导。

五、常见中毒类

（一）一氧化碳中毒

急救调度员：您好，××120！

呼救者：我需要一辆救护车，这里有人晕倒了，可能是一氧化碳中毒了。

急救调度员：请您马上关闭煤气阀门，打开门窗，让空气流通，把中毒者移到通风、空气新鲜的地方，解开领口（若为冬天请注意保暖）。

呼救者：好的（已做）。

急救调度员：请问患者在什么地方？

呼救者：×××。（告知详细地址）

急救调度员：好的，已经调派了救护车。请问患者现在情况怎么样？（您大声喊他或掐他还能不能喊答应或看有没有反应？）

呼救者（回答一）：已经没反应了！

急救调度员：按心肺复苏语言规范进行医学指导。

呼救者（回答二）：有反应，就是头晕，恶心。

急救调度员：请让患者平躺，不要走动，不要返回室内。请您保持电话通畅，等待医护人员到来。同时，注意观察患者的病情，当出现没有反应（或呼吸）的情况下，请及时拨打120，我会指导您进行急救。

（二）农药中毒

急救调度员：您好，××120！

呼救者：我需要一辆救护车，我家老人刚刚喝农药了。

急救调度员：请问患者在什么地方？

呼救者：×××。（告知详细地址）

急救调度员：好的，已经调派了救护车。请问患者现在情况怎么样？（您大声喊他或掐他还能不能应答或看有没有反应？）

呼救者（回答一）：已经没有反应了！

急救调度员：按心肺复苏语言规范进行医学指导。

呼救者（回答二）：有反应！

急救调度员：好的，您现在可以让他先口服200～300毫升清水，尝试用手指刺激舌根咽喉部催吐，在呕吐过程中要注意防止呕吐物窒息并保留农药的包装提供给出诊人员。

呼救者：好的，我马上来做。

急救调度员：请您保持电话通畅，等待医护人员到来。同时，注意观察患者的病情，当出现没有反应（或呼吸）的情况下，请及时拨打120，我会指导您进行急救。

备注：对于昏迷、抽搐、吞咽困难、所服药物不确定或者强腐蚀性的液体，禁止行催吐指导；昏迷患者头偏一侧（防误吸）；心搏骤停患者立即行心肺复苏指导。

（三）药物中毒

急救调度员：您好，××120！

呼救者：我需要一辆救护车，我家里有人喝药了！

急救调度员：请问患者在什么地方？

呼救者：×××。（告知详细地址）

急救调度员：好的，已经调派了救护车。请问患者现在情况怎么样？（您大声喊他或掐他还能不能应答或看有没有反应？）

呼救者（回答一）：有反应，是清醒的。

急救调度员：请问您知道她口服的药物名称是什么？

呼救者：她患有抑郁症，刚刚把抗抑郁的药一瓶都喝了，你们赶紧来吧，快点！

急救调度员：请您现在冷静下来，保留药物的包装提供给出诊人员。除非急救医生指示，不要自行催吐，也不要给患者任何食物和饮料。

急救调度员：请您保持电话通畅，等待医护人员到来。同时，注意观察患者的病情，当出现没有反应（或呼吸）的情况下，请及时拨打120，我会指导您进行急救。

呼救者（回答二）：没有反应了！

急救调度员：按心肺复苏语言规范进行医学指导。

（四）重度酒精中毒

急救调度员：您好，××120！

呼救者：我需要一辆救护车，这里有人喝醉酒了。

急救调度员：请问患者在什么地方？

呼救者：×××。（告知详细地址）

急救调度员：好的，已经调派了救护车。请问患者目前主要是什么症状？

呼救者：呕吐、想睡、倒在地上等等。

急救调度员：请问有几个人喝醉了？

呼救者：×个。

急救调度员：请问他（她）清醒吗？

呼救者（回答一）：清醒。

急救调度员：注意保暖（尤其是在潮湿寒冷的情况下），若有呕吐物，请立即清理干净，保持气道通畅。

呼救者（回答二）：不清醒。

急救调度员：请将患者平卧，头偏向一侧，清理干净呕吐物，保持气道通畅。同时，请注意保暖（尤其是在潮湿寒冷的情况下），请您保持电话通畅，等待医护人员到来。

急救调度员：请注意患者的呼吸和心跳，当出现没有反应（或呼吸）的情况下，请及时拨打120，我会指导您进行急救。

六、气道异物阻塞

（一）完全性气道梗阻

1. 成人（儿童）站立位腹部冲击法（用于意识清醒的患者）

急救调度员：您好，××120！

呼救者：我需要一辆救护车，这里有人气道被东西卡着了！

急救调度员：请问患者在什么地方？

呼救者：×××。（告知详细地址）

急救调度员：好的，已经调派了救护车，请问患者现在情况怎么样？（您大声喊他或掐他还能不能应答或看有没有反应？）

呼救者：患者不能讲话，表情痛苦，抓着脖子。

急救调度员：请把电话设为免提状态，我教您怎么做：

请您站在患者的背后，双臂环住患者腰部，让患者弯腰，低头张嘴。您一只手握空心拳顶住患者腹部，肚脐上方两横指处，另一只手紧握此拳，快速向内、向上冲击 5 次。同时，请您保持电话通畅，等待医护人员到来。

2. 仰卧位腹部冲击法（用于意识不清的患者）

急救调度员：您好，××120！

呼救者：我需要一辆救护车，这里有人气道被东西卡着了！

急救调度员：请问患者在什么地方？

呼救者：×××。（告知详细地址）

急救调度员：好的，已经调派了救护车。请问患者现在情况怎么样？（您大声喊他或掐他还能不能应答或看有没有反应？）

呼救者：已经没反应了！（我喊了，患者已经不能应答了！）

急救调度员：请把电话设为免提状态，我教您怎么做：

将患者放于仰卧位，您骑跨在患者髋部两侧，您一只手的掌根置于患者腹部正中线，脐上方两横指处，另一只手直接压在这只手的手背上，两手掌根部重叠，合力快速向内、向上有节奏冲击患者的腹部，连续 5 次（可重复操作若干次）。检查嘴里是否有异物被冲出，如果有的话，请迅速用手将异物取出。

若检查患者呼吸、心跳停止，按心肺复苏语言规范进行医学指导。

（二）不完全性气道梗阻

急救调度员：您好，××120！

呼救者：我需要一辆救护车，这里有人气道被东西卡着了！

急救调度员：请问患者在什么地方？

呼救者：×××。（告知详细地址）

急救调度员：好的，已经调派了救护车。请问患者现在情况怎么样？（您大声喊他或掐他还能不能应答或看有没有反应？）

呼救者：他不停咳嗽，但暂时可以说话。

急救调度员：请让患者现在保持冷静，不要紧张，停止进食，不要盲目去拍背，鼓励他继续咳嗽，采取坐位或者半卧位，密切观察呼吸状态，如果呼吸困难加重，脸色发紫，请及时拨打120，我会指导您进行急救。

呼救者：好的。

（三）婴儿气道梗阻急救法

急救调度员：您好，××120！

呼救者：我需要一辆救护车，这里有个婴儿被东西呛着了！

急救调度员：请问患儿在什么地方？

呼救者：×××。（告知详细地址）

急救调度员：好的，已经调派了救护车。请问婴儿目前主要是什么症状？

呼救者：面色青紫，呼吸困难，没有反应了，快告诉我该怎么做？

急救调度员：请把电话设为免提状态，我教您怎么做。

【背部叩击+胸部冲击（适合1岁以内宝宝）】

将宝宝翻转成俯卧位并骑跨于您的一侧手臂上，同时将此前臂放在自己大腿上固定好，保持头低臀高位，找到两肩胛骨连线中点处，用另一只手掌根连推宝宝背部5次。再将宝宝翻转成仰卧位，找到两乳头连线中点下方一横指处，用食指和中指快速按压5次，可反复不断交替进行，直到异物排出。同时，请您保持电话通畅，等待医护人员到来。

若宝宝出现呼吸、心跳停止，按照婴儿心肺复苏语言规范进行医学指导。

（四）新生儿呛奶

如果宝宝呛奶只是出现短暂的呛咳，没有出现面色发绀的情况，一般程度比较轻。

情景一：（轻微呛奶）就地平卧，禁止竖抱，立即让婴儿身体平躺并侧卧，找到两肩胛骨连线中点处，用空心掌叩击宝宝的背部。

情景二：（严重呛奶）当宝宝出现面色青紫，呼吸困难，可使用婴儿气道梗阻急救法进行处理。

当宝宝吐出呛入气管的奶后，可指导用干净的纱布缠住您的手指后伸入宝宝的口腔，将奶汁清除干净（避免宝宝吸气时奶汁再次被吸入气管），然后再检查宝宝的鼻腔，如果鼻腔处有残留的奶液，用干净的棉签轻轻擦拭，一定要先清理口腔，再清理鼻腔。

若宝宝出现呼吸、心跳停止，按婴儿心肺复苏语言规范进行医学指导。

七、哮喘

急救调度员：您好，××120！

呼救者：我需要一辆救护车，我家有人哮喘病发了！

急救调度员：请问患者在什么地方？

呼救者：×××。（告知详细地址）

急救调度员：好的，已经调派了救护车，请问患者目前主要是什么症状？

呼救者：喘不过气来，呼吸困难。

急救调度员：解开患者的衣领，让患者保持冷静，马上让他半坐或者半卧在床上，保持呼吸道通畅，尽量使双腿下垂。如果有哮喘药物或者喷雾，立即让患者使用。如果家里有氧气的，可给患者吸氧。请注意保暖，保持电话通畅，等待医护人员到来。

呼救者：好的。

八、抽搐

（一）成人

急救调度员：您好，××120！

呼救者：我需要一辆救护车，我家有人在抽筋！

急救调度员：请问患者在什么地方？

呼救者：×××。（告知详细地址）

急救调度员：好的，已经调派了救护车。请问患者目前主要是什么症状？

呼救者：翻白眼，口吐白沫，全身抽搐。

急救调度员：请立即把他的衣领解开，将他头偏向一侧，擦净口鼻腔分泌物及呕吐物，不要随意搬动患者，不要强行撬开嘴和掰直四肢，也不要把任何东西塞进他的嘴里，移开患者周围的危险物品以免受伤。他不抽搐时，轻轻地把他放至侧卧位。如果他醒过来了，安慰一下他，告诉他不要起身或走动。同时，请您保持电话通畅，等待医护人员到来。（若跌伤或者自伤应对症处理，进一步判断呼吸意识，必要时行心肺复苏指导）。

（二）小儿高热惊厥

急救调度员：您好，××120！

呼救者：我需要一辆救护车，我家孩子抽筋了！

急救调度员：请问患儿在什么地方？

呼救者：×××。（告知详细地址）

急救调度员：好的，已经调派了救护车。请问患儿目前主要是什么症状？

呼救者：四肢强直，抖动，脸色发青，快点！

急救调度员：请问患儿有没有发热？

呼救者：是发烧了，39摄氏度，快告诉我该怎么做？

急救调度员：请您立即将患儿平卧于通风凉爽处，解开衣领，头偏向一侧，口腔有分泌物要及时清除，不要大幅度摇晃小儿，避免患儿摔伤，也不要喂食物和饮水，用冷毛巾敷小儿的额头以降温。同时，请您保持电话通畅，等待医护人员到来。

九、外伤出血

急救调度员：您好，××120！

呼救者：我需要一辆救护车，这里有1个人受伤出血了。

急救调度员：请问伤者在什么地方？

呼救者：×××。（告知详细地址）

急救调度员：好的，已经调派了救护车。请问伤者目前受伤的部位在哪里？

呼救者（回答一）：受伤部位为头颈部。

急救调度员：请您保护好颈椎，不要随意晃动颈部，以防颈椎出现二次伤害。另外，请立即找一条干净的毛巾或者其他布料，盖住伤口，并用力按压住。同时，请您保持电话通畅，等待医护人员到来。（进一步判断伤者是否还有意识，如果回答无意识，则按心搏骤停进行医学指导）

呼救者（回答二）：受伤部位为上臂或下肢。

急救调度员：请您立即找一条干净的毛巾或者其他布料，盖住伤口，并用力按压住。

急救调度员：（若止血效果不明显）请您立即找一根弹力带或者布条绑扎在伤口的上端5～10厘米（近心端），绑扎时要先垫上毛巾或者布片，切忌使用铁丝绑扎。绑扎后立刻记录时间，绑扎20～30分钟后将带子解开放松一次，放松的过程中，仍然要按压止血，持续绑扎时间不得超过2小时，以免造成肢体缺血性坏死。同时，请您保持电话通畅，等待医护人员到来。（如果无意识，则按心搏骤停进行医学指导）

呼救者（回答三）：受伤部位为胸腹部。

急救调度员：请让伤者平躺，如果是浅表的伤口，找一条干净的毛巾或者布料，盖住伤口，按压止血。如果有脏器脱出，不要将脱出的脏器塞回腹腔，用一个干净的容量较大的碗或盆，扣住脱出腹壁外的脏器组织。请不要随意搬动伤者并保持电话通畅，等待医护人员到来。

呼救者（回答四）：受伤部位为肢体离断伤出血。

急救调度员：请您立即找干净的衣服或毛巾将离断部位进行包扎止血，然后将离断的肢体用干净的布料包裹，将包裹好的断肢放入塑料袋中密封，再放入装有冰块的容器中，交给医务人员。切记不要将断肢直接放入水中、冰中，不要用水冲洗，也不要用酒精浸泡。

呼救者（回答五）：受伤部位为严重的眼部损伤。

急救调度员：请保持头略高于胸部水平的姿势（半卧位），有助于减少眼部的压力和肿胀，不要用力按压眼部，避免揉眼。

呼救者（回答六）：受伤部位有异物刺入（尖刀、钢筋、竹棍、木棍、玻璃等）。

急救调度员：请您不要将这些物品拔除，也不要直接按压异物，以免损伤周围血管、神经和内脏而出现大出血。用毛巾、手帕和布料做成布卷，沿肢体或者躯干纵轴，左右夹住异物，然后用布条围绕肢体或躯干固定异物，有明显出血的要进行包扎止血。

十、胸痛

急救调度员：您好，××120！

呼救者：我需要一辆救护车，这里有人心里不舒服。

急救调度员：请问患者在什么地方？

呼救者：×××。（告知详细地址）

急救调度员：好的，已经调派了救护车。请问患者现在情况怎么样？（您大声喊他或掐他还能不能应答或看有没有反应？）

呼救者（回答一）：有反应，就是胸口痛，喘不过气，流冷汗。

急救调度员：请问他（她）以前有心绞痛、冠心病、高血压、糖尿病等疾病吗？

呼救者：有心绞痛。

急救调度员：请让患者半躺着，保持安静，若有氧气请马上给他吸氧，家里若有医生开具的硝酸甘油或者速效救心丸请给他含1粒。请您保持电话通畅，等待医护人员到来。同时，注意观察患者的病情，当出现没有反应（或呼吸）的情况下，请及时拨打120，我会指导您进行急救。

呼救者（回答二）：已经没反应了！

急救调度员：按心肺复苏语言规范进行医学指导。

十一、脑卒中

急救调度员：您好，××120！

呼救者：我需要一辆救护车，这里有人不舒服。

急救调度员：请问患者在什么地方？

呼救者：×××。（告知详细地址）

急救调度员：好的，已经调派了救护车。请问患者现在情况怎么样？（您大声喊他或掐他还能不能应答或看有没有反应？）

呼救者：他现在半侧肢体不能活动，言语不利索。

急救调度员：请您保持冷静，不要紧张，若家中有氧气先给患者吸氧。患者有呕吐时，将患者头偏向一侧，防止呕吐物阻塞患者的气道，保持呼吸道通畅；不要摇晃、拖拉患者，以免加重病情。同时，请注意保暖，保持电话通畅，等待医护人员到来。

急救调度员：注意观察患者的病情，当出现没有反应（或呼吸）的情况下，请及时拨打120，我会指导您进行急救。

十二、鼻出血

急救调度员：您好，××120！

呼救者：我需要一辆救护车，这里有人鼻子出血了。

急救调度员：请问患者在什么地方？

呼救者：×××。（告知详细地址）

急救调度员：好的，已经调派了救护车。请问患者鼻子有没有受外伤？

呼救者：没有外伤，就是突然出血，止不住。

急救调度员：您让患者身体微微前倾，并用手指捏住鼻梁下方软骨的部位，持续5～15分钟。如果有条件的话，放置一个小冰袋在鼻梁和前额上，可以迅速止血。不要用力将头部后仰，这样会使鼻血流进口中，甚至可能会造成窒息。

呼救者：好的。

十三、烧烫伤

急救调度员：您好，××120！

呼救者：我需要一辆救护车，这里有人烧（烫）伤了。

急救调度员：请问伤者在什么地方？

呼救者：×××。（告知详细地址）

急救调度员：好的，已经调派了救护车。请问伤者现在情况怎么样？

呼救者：（部位）烧（伤）了。

急救调度员：迅速用流动的冷水冲洗，持续冲洗约15分钟，小心脱去衣物，不要将水疱弄破，用清洁的纱布覆盖，不要涂抹任何东西。

十四、过敏

急救调度员：您好，××120！

呼救者：我需要一辆救护车，这里有人不舒服，好像过敏了。

急救调度员：请问患者在什么地方？

呼救者：×××。（告知详细地址）

急救调度员：好的，已经调派了救护车。请问患者现在情况怎么样？（您大声喊他或掐他还能不能应答或看有没有反应？）

呼救者（回答一）：有反应！

急救调度员：（医疗场所医务人员呼救）请迅速脱离过敏原，及时更换输液药品和输液器，保留针头，保持静脉通路畅通，及时抗过敏治疗、给氧。注意观察生命体征和病情变化。

急救调度员：（非医疗场所）请迅速脱离过敏原（停止吃药、远离花粉等可能的过敏原），并携带药品或药盒。注意观察患者的病情，当出现没有反应（或呼吸）的情况下，请及时拨打120，我会指导您进行急救。

呼救者（回答二）：没有反应了！

急救调度员：按心肺复苏语言规范进行医学指导。

十五、动物咬伤

（一）猫、狗咬伤

急救调度员：您好，××120！

呼救者：我需要一辆救护车，我们这里有人被狗（猫）咬（抓）伤了。

急救调度员：请问伤者在什么地方？

呼救者：×××。（告诉详细地址）

急救调度员：好的，已经调派了救护车。请问有几个人受伤？

呼救者：×个。

急救调度员：请问现在伤者情况怎么样？

呼救者：被咬（抓）了很大很深的口子。

急救调度员：请您立即用肥皂水和清水交替冲洗伤口至少15分钟，不要用任何东西包扎，请伤者不要紧张，请您保持电话通畅，等待医务人员到来。

（二）毒蛇咬伤

急救调度员：您好，××120！

呼救者：我需要一辆救护车，我们这里有人被蛇咬伤了。

急救调度员：请问伤者在什么地方？

呼救者：×××。（告知详细地址）

急救调度员：好的，已经调派了救护车。请问有几个人被咬伤？

呼救者：×个。

急救调度员：请问伤者现在情况怎么样？（您大声喊他或掐他还能不能应答或看有没

有反应？）

呼救者（回答一）：有反应！

急救调度员：请您安抚一下伤者，让他不要紧张，原地坐下休息，千万不要再活动（不要大声呼喊和奔跑），脱去伤口附近的紧身衣物和首饰等，保持患肢下垂。

呼救者：好的。

急救调度员：请告诉被咬伤的部位在哪里？我指导您捆绑，防止毒素扩散。

呼救者：咬伤的为手指。

急救调度员：请找一根止血带或者撕下的布条，捆绑在指根处，但不要过紧，每30分钟放松一次，每次放松2～3分钟。

急救调度员：请记清毒蛇的特征，待会告诉医生。注意切勿用嘴直接吸吮伤口，避免毒液从口腔进入体内。同时，请您保持电话通畅，等待医务人员到来。

呼救者：好的。

急救调度员：如若等待过程中伤者突然倒地，出现没有反应（或呼吸）的情况下，请及时拨打120，我会指导您进行急救。

备注：若手掌或前臂被咬伤可捆绑在上臂中上1/3处；脚趾被咬伤可捆绑在趾根部；足部或小腿被咬伤可捆绑在膝关节下；大腿被咬伤可捆绑在大腿根部。

呼救者（回答二）：没有反应了！

急救调度员：按心肺复苏语言规范进行医学指导。

（三）蜂蜇伤，蜈蚣、蜘蛛等咬伤

急救调度员：您好，××120！

呼救者：我需要一辆救护车，我们这里有人被蜜蜂（蜈蚣、蜘蛛等）蜇伤了。

急救调度员：请问伤者在什么地方？

呼救者：×××。（告知详细地址）

急救调度员：好的，已经调派了救护车。请问有几个人被蜇（咬）伤？

呼救者：×个。

急救调度员：请问伤者现在情况怎么样？（您大声喊他或掐他还能不能应答或看有没有反应？）

呼救者（回答一）：有反应！

急救调度员：请您安抚一下伤者，让他不要紧张，原地坐下，千万不要再活动，同时检查受伤部位，如果毒刺刺入皮肤，不要随意拔除毒刺，也不要挤压伤口，立即用清水或者肥皂水冲洗（注意与对方的互动）。

呼救者：好的（已照做）。

急救调度员：请您保持电话通畅，等待医务人员到来，如若等待过程中伤者突然倒地，出现没有反应（或呼吸）的情况下，请及时拨打 120，我会指导您进行急救。

呼救者（回答二）：没有反应了！

急救调度员：按心肺复苏语言规范进行医学指导。

第三节　特殊人群电话医学指导规范话术

一、孕产妇

急救调度员：您好，××120！

呼救者：我需要一辆救护车，我的爱人足月要生小孩了。

急救调度员：请问孕妇在什么地方？

呼救者：×××。（告知详细地址）

急救调度员：好的，已经调派了救护车。请问孕妇怀孕多少周？

呼救者：已经怀孕 39+4 周了。

急救调度员：请问是第几胎？目前产妇主要是什么症状？

呼救者：她是第二胎，现在见红了，偶有肚子疼。

急救调度员：好的，您现在让孕妇不要紧张，以舒服的状态躺下，身下铺上柔软垫子，跟着我的节奏呼吸，吸 2、3、4，呼 2、3、4，有宫缩痛时，请丈夫可以持续按摩腰部，有任何不适，及时与我们沟通，我们会指导您怎么做。请保持电话通畅，等待医护人员到来。

若为经产妇已破膜：让孕妇躺下用枕头把她的头垫起来，但不要让她坐起来，也不要让她上厕所，如有宫缩，张口哈气。现在家属去准备一些干毛巾和一条毯子，用来包裹婴儿。准备一根干净的粗线或绳子在婴儿出生后结扎脐带用。

若宫缩紧，有便意：孕妇切忌向下屏气，要大口哈气，宫缩的间隙，深呼吸，全身放松，准备干净的布块，卫生棉垫等。电话随时保持有人接听。

若胎头已经拨露着冠：在孕妇臀部垫上干净的布或者卫生棉垫，双腿屈曲，向两侧分开，露出外阴部，用干净的毛巾或者布块折叠好，托住阴部防止婴儿过快娩出，现在轻轻地、牢牢地扶住婴儿的头，告诉孕妇宫缩时不要用力，宫缩间歇期可以适当用力，让胎儿头部缓慢娩出，避免因胎儿的头部分娩太快而撕裂产道。在胎头已经娩出后，用手托住孩子的头和肩膀，身体出来后迅速牢牢地托住他的屁股或握紧双腿。一定要记住，婴儿会很滑，不要让他掉到地上。现在让产妇适当用力，把孩子生出来。

若情况很复杂，无法处理时，我们需要安慰对方：请记住，不要牵拉婴儿或脐带，肚子疼的时候，不要用劲，只做深呼吸，不要紧张，我们医护人员已经在来的路上了。

可能顺产的胎先露异常（脚、腿、臀）： 如有胎儿肢体先滑出，请不要牵拉任何胎儿的部分，让产妇保持臀高头低位等待医务人员到来，同时在产妇臀部的周围铺上清洁柔软的垫子，以便把刚出生的婴儿放在上面。（胎先露异常分娩风险较大，尽量让医务人员到场后处理）

若胎儿已娩出： 把婴儿放在母亲的两条腿中间，让孩子和妈妈的臀部在同一平面上，确保脐带没有缠住胎儿的颈部，清除口鼻分泌物，观察胎儿呼吸，面色，一定要给婴儿和产妇保暖。请不要牵拉脐带，也不能自行剪断脐带，用干净的粗线或绳子在离婴儿肚脐大概15厘米处扎紧脐带。如果已经娩出，请用毛巾包裹好，医生需要检查确认胎盘是否全部娩出。如果胎盘没有很快娩出，请不要牵拉脐带，请您随时观察胎儿和产妇情况。如果产妇和婴儿情况有什么变化，请及时告知，在医护人员到达现场前，请不要让产妇一个人在家。

二、精神障碍患者

急救调度员：您好，××120！

呼救者：我需要一辆救护车，我的家人现在精神病发作，躁狂完全无法控制，有攻击性。

急救调度员：请问患者在什么地方？

呼救者：×××。（告知详细地址）

急救调度员：好的，已经为您调派了精神专科医院救护车。请您把周围危险的物品（如刀具，绳索等）移开，用平和的语气跟他沟通，保持2米以上的安全距离，必要时请旁人协助并拨打110。

呼救者：好的。

三、割腕自杀者

急救调度员：您好，××120！

呼救者：我现在不想活了，我割了手腕……流血了……我头好晕……

急救调度员：我知道您现在很痛苦，但请先跟我做：用干净的毛巾压住伤口，能告诉我您现在的具体位置在哪里吗？我陪您等医生来。

呼救者：情绪不稳，哭泣……（若呼救者无法清晰回答，优先通过来电定位或联系警方/社区协助，尽快派车）

急救调度员：您愿意打电话说明您仍抱有希望，我们可以一起找到解决办法，您不要挂电话，我会一直陪着您，救护车已经在路上了。

对于拒绝沟通者，持续用"我在听""能敲击话筒回应吗"保持连接，同时同步联动110协助，急救调度员保持平稳语速，给予情绪安抚。

第四节　情绪危机人群的医学指导：心理干预

心理干预不仅是情绪安抚，而且是急救治疗的关键环节，通过稳定患者情绪从而降低生理应激反应，是院前急救中的"隐秘生命线"。本节以神经生物学机制为基础，将患者进行心理分型，提出个性化心理干预策略，旨在提高院前急救患者的救治成功率及治疗依从性。

一、神经生物学机制

（一）交感—肾上腺髓质轴（SAM轴）激活

突发危机事件会触发杏仁核向蓝斑核发送信号，促使肾上腺素和去甲肾上腺素大量分泌，导致心率加快、血压升高。

（二）下丘脑—垂体—肾上腺轴（HPA轴）调控

长期压力会激活HPA轴，皮质醇持续升高会损伤海马体功能，加剧患者的认知障碍和情绪失控。

（三）血清素与多巴胺系统失衡

慢性应激导致前额叶皮层血清素受体敏感性下降，抑制多巴胺奖励回路，加重抑郁与疼痛感知。

二、心理干预的核心原则

（一）共情优先，稳定情绪

1. 机制　紧张恐惧激活SAM轴，进一步加重病情。例如急性心肌梗死患者因恐惧加剧心肌耗氧，可能诱发恶性心律失常；大咯血患者因紧张导致呼吸急促，增加窒息风险。

2. 干预方式　①语言安抚：通过语言传递安全感，如"我理解您的痛苦，救护车正在以最快的速度过来""您现在感觉害怕是正常的，已经调派了救护车，请您保持电话通畅。我会全程陪着您。"②呼吸引导："跟着我慢慢吸气，再缓缓呼出——重复几次，您会感觉好一些。"

（二）信息透明，减少不确定性

1. 机制　不确定性会激活大脑杏仁核，引发焦虑和恐惧情绪，激活 SAM 轴，通过提供明确信息，可以降低杏仁核的过度反应，减少焦虑。

2. 干预方式　明确告知急救步骤，如"您的手臂伤口需要先止血，止血需要一定时间，期间请保持按压力度。"

（三）尊重患者参与感

1. 机制　自主选择能激活大脑前额叶皮层，增强患者的控制感，减少无助情绪。控制感可以降低 HPA 轴的过度激活，减少应激反应。

2. 干预方式　控制感赋予：提供有限选择，如"您希望先处理伤口还是调整体位？"（避免命令："建议您这边先吸氧，静卧等待救护车到来，您同意吗？"）

三、情绪分型与个体化干预

（一）紧张 / 恐惧型患者（车祸、慢性病急性发作、孕产妇等）

1. 原因　突发意外或病情恶化导致患者及家属缺乏准备，对医疗环境感到陌生。（SAM 轴过度激活）

2. 个体化干预　①生理干预：指导"深呼吸—屏息—呼气"循环，如"跟着我慢慢吸气，好，屏住呼吸，再缓缓呼出……重复几次，您会感觉好一些。"②认知干预：纠正灾难化思维，用温和语气解释，如"胸痛不一定是心肌梗死，但及时处理能大幅降低风险。"

（二）悲观 / 绝望型患者的干预

1. 原因　长期疾病折磨或重大打击（如失去亲人）导致消极心理。（HPA 轴激活）

2. 个体化干预　①希望疗法：强调短期目标，如"我们先稳定生命体征，再讨论后续治疗。"②社会支持强化：联动家属或亲友，如"您女儿希望您配合吸氧，她现在和您通话。"③类比：与他人比较，如"很多类似情况的患者通过治疗，恢复了正常生活，您不是一个人。"

（三）急躁 / 易怒型（醉酒、斗殴伤者）

1. 原因　长期不良情绪积累导致应激事件（如饮酒、纠纷）爆发。（酒精抑制前额叶皮层功能，疼痛刺激加剧情绪失控，激活 HPA 轴）。

2. 个体化干预　①行为干预：保持冷静，避免争论，简短说明治疗必要性（譬如现在止血是关键，请找一块布按压止血，数到 10 再松开）。②转移焦点：引导患者关注解决方案（譬如处理完伤口，您就可以联系家人报平安了）。

四、特殊人群心理干预策略

（一）孕产妇患者

生理—心理联动干预：指导伴侣按摩腰部缓解宫缩疼痛，同时通过语言安抚，如"我能感受到您的不安，别担心，我会一直陪着您，保持平稳呼吸。"

（二）儿童患者

1. 游戏化沟通　如"小朋友，您现在不要紧张，深呼吸，就像吹气球一样，现在深吸一口气，开始吹。"以分散恐惧感。

2. 家长情绪管理　指导家长用平静语气安抚儿童，避免情绪传染。

（三）老年患者

1. 简化指令　避免复杂术语，如"爷爷，请慢慢躺下，枕头垫在脖子下。"

2. 家属参与　借助子女增强老人就医依从性，如"您儿子建议您立即吸氧。"

五、危机场景的标准化干预流程

（一）自杀干预

1. 阶段 1（建立联系）　"您愿意拨打 120，说明仍抱有希望。"

2. 阶段 2（任务分配）　"请将药瓶放在桌上，然后打开房门等待救护车。"

3. 禁忌　禁止使用"想开点"等无效安慰，改为"我们理解您的痛苦，我们会全力支持您。"

（二）群体性事件（如踩踏、火灾）

1. 群体安抚策略　通过广播指令统一行动，如"所有人向绿色出口移动，弯腰捂住口鼻。"

2. 优先级筛选　指导现场人员标记重伤者（如意识不清、大出血），优化救援效率。

六、急救调度员的心理韧性训练与团队协作

（一）原因

1. 外部环境的高压性加剧心理负担　①呼救者因紧张、恐惧甚至恶意骚扰传递的负面

情绪，容易使急救调度员陷入内耗。②频繁遭遇电话中断、无声电话等无效报警，不仅干扰了工作效率，还可能导致误判而延误救治。③急救调度员需在极短时间内完成病情判断、资源协调（如联系医生、确认地理位置）等任务，时间紧迫与责任重大的双重压力易引发焦虑。

2. 职业能力与个人心理素质不足构成挑战　例如：当呼救者表述混乱或情绪失控时，急救调度员若无法快速抓取关键信息，可能因判断失误造成严重后果，这种高压责任长期积累易导致身心疲劳。

（二）个人主动调节与能力提升

1. 心态与情绪管理　①培养"阳光心态"：接受不可控因素（如呼救者情绪激动），通过自我暗示（如"尽力而为"）减少自责。②情绪隔离与转移：工作中快速识别负面情绪，通过深呼吸、冥想等方式平复心情；下班后通过兴趣爱好或社交活动转移注意力，提升职业应对能力。③规范沟通技巧：使用清晰、坚定的语言（如"请深呼吸，告诉我具体位置"等）稳定呼救者。

2. 日常健康管理　①运动与饮食调节：每周3次有氧运动（如跑步、游泳）释放压力；适量摄入黑巧克力、坚果等舒缓情绪的食物。②呼吸与放松练习：工作中穿插1分钟深呼吸（吸气4秒、屏息4秒、呼气6秒），快速恢复专注力。

（三）团队协作机制

跨部门联动：实时与110、122、119等共享信息，如"已为救护车开通××路段绿色通道"等。

七、心理干预的伦理与法律考量

（一）隐私保护

1. 数据安全　通话录音要注意保密，禁止外泄患者情绪状态等敏感信息。

2. 知情同意　在指导操作前需确认，如"我将指导您进行止血，您能否配合？"

（二）法律责任

1. 纠纷预防　记录关键沟通时间节点（如患者拒绝吸氧等），以作为法律依据。

2. 加强法律知识培训　加强法律知识学习，并纳入日常规范化培训，有助于更好地保护患者及自身合法权益。

八、效果评估与持续改进体系

（一）量化评估工具

满意度调查：后期可用短信或电话回访等方式评估呼救者及患者对心理干预的满意度。具体可采用李克特量表（Likert scale）评估，对 5 级态度"很满意、满意、一般、不满意、很不满意"赋予"5、4、3、2、1"的分值。

（二）持续改进机制

案例复盘：每月定期分析典型案例，进行复盘总结，不断改进工作。

九、常见误区与纠正方案

（一）过度共情

1.错误示范　急救调度员陷入患者情绪导致判断滞后。
2.纠正方案　自我提问"下一步应该做什么？立即调派救护车？如何进行医学指导？"

（二）信息过载

1.错误示范　一次性给出过多指令导致患者混乱。
2.纠正方案　遵循"一次一指令"原则，如"现在请平躺""接下来请解开衣领。"

（三）绝对化语言

1.错误示范　"绝对没事，不用担心。"
2.纠正方案　"急救医生会尽快评估，请保持冷静。"

（四）指责患者

1.错误示范　"喝酒闹事活该受伤！"
2.纠正方案　"现在止血是关键，请配合按压伤口。"

十、规范化心理干预流程与话术

（一）标准话术模板

1.开场　请问您现在哪里不舒服？我们会全力帮助您。

2. 共情回应 非常理解您的心情，已经调派了救护车，请您保持电话通畅，尽量保持冷静。

3. 结束语 您做得很好！救护车正在赶往现场途中，已经行驶到×××位置，请您保持电话通畅。

（二）案例应用

1. 急性心肌梗死（紧张／恐惧）

呼救者：救护车快来！胸口好痛……

急救调度员：好的，已经调派了救护车，请您保持电话通畅。现在您跟着我深呼吸（生理干预）。您女儿正在赶来（家属参与），现在请平躺着并减少活动（行为干预）。

呼救者：我是不是心肌梗死了，我是不是要死了……

急救调度员：您的症状可能是心脏供血不足引起的，现在平躺并减少活动能有效降低心肌耗氧量（信息透明，减少不确定性）。胸痛不一定是心肌梗死，但您现在这样做，也能降低风险（认知干预）。

呼救者：你们快来……

急救调度员：您现在一定很害怕／痛苦，现在救护车正在赶往现场途中，已经行驶到×××位置。请尽量放松，我也会全程陪着您（共情确认）。

2. 斗殴（急躁／易怒）

呼救者：我被人打了，头在出血，你们快来！

急救调度员：好的，已经调派了救护车，请您保持电话通畅。现在需要您用干净布料按压伤口，用力按住不要松手，这能减少失血（保持冷静）。

呼救者：您别说那么多，快来（拒绝配合）！

急救调度员：现在止血是关键，请找一块布按压伤口。处理完伤口，您可以联系家人报平安（保持冷静）。

呼救者：我痛得很，说这么多干什么？

急救调度员：我理解您现在很痛，但配合治疗能让您更快恢复。请先坐下，避免活动加重出血（转移焦点）。

3. 自杀未遂（悲观／绝望型）

呼救者：你们来给我收尸，生活没有希望。

急救调度员：您愿意打电话说明仍抱有希望，我们可以一起找到解决办法（非评判支持，避免追问原因）。您现在可能觉得没有出路，但我们可以一步步解决问题。已经调派了救护车，请您保持电话通畅（重建希望）。请将刀具放在厨房台面，然后走到门口等待救护车，这样可以确保安全（通过行动指令分散绝望感）。

呼救者：没人关心我。

急救调度员：您的家人非常关心您，他们希望您能配合治疗。现在救护车正在赶往现场途中，已经行驶到 ×××位置，我们会协助处理（引入支持）。

4. 老年重症患者

呼救者：我不舒服啊，呼吸困难。

急救调度员：爷爷，请慢慢躺下，枕头垫在肩膀下，这样呼吸会更顺畅（简化指令）。

呼救者：我不想去医院，你们也别来了（拒绝救治）。

急救调度员：您女儿建议您去医院，已经调派了救护车。我现在让她和您通话，请保持电话通畅（家属联动）。

5. 孕产妇

急救调度员：您现在保持冷静，您的宝宝需要您，保持平稳呼吸，请跟着我的节奏吸气——呼气……

呼救者：我肚子痛。

急救调度员：指导伴侣按摩腰部缓解宫缩疼痛，注意力集中在触感上，这能缓解宫缩疼痛（疼痛转移）。

6. 儿童患者

急救调度员：小朋友，您现在不要紧张，深呼吸，就像吹气球一样，现在深吸一口气，开始吹（游戏化引导、降低恐惧，提高依从性）。

急救调度员告知家长：请保持冷静，尽量平静的语气告诉孩子"医生还有护士小姐姐们马上来帮您"（阻断情绪传染）。

第七章　智慧急救平台建设

第一节　硬件设施配置标准

本节内容涵盖通信设备、计算机系统、监控装置等关键设施的选型与部署操作，确保调度指挥系统具备高效通信、精准数据处理及全场景监控能力，为急救响应提供稳定可靠的技术支撑。

一、通信设备配置标准

（一）调度指挥通信系统

数字中继线路：需配置至少 2 条 E1 或 SIP 数字中继线路，支持多路并发通话，确保 120 呼入电话零阻塞。

核心通信设备：配置具备多通道冗余能力的数字程控调度机，采用模块化结构设计，支持 VOIP 功能，具备优先级调度功能，可自动分配急救任务至空闲席位，主板与电源需热备冗余，支持故障自动切换并告警。

通信网关设备：配备 SBC（会话边界控制器）设备，实现多协议兼容，支持 SIP、IMS 等协议的转换与适配，解决运营商中继线路（如 SIP 中继）与急救中心内部通信系统的互联互通问题，确保急救电话的稳定接入。

电话接入：与市话网建立高容量数字中继线路，确保 120 呼救线路无阻塞。配备 ACD（自动呼叫分配）功能，实现呼救电话智能排队与均衡分配。

无线通信：集成车载无线通信终端（支持 4G/5G 双模）、单兵视频监控设备及卫星电话，保障极端环境下通信链路畅通。

单兵通信终端：医护人员配备手持式 PDT 对讲机，集成北斗定位和 SOS 紧急报警功能，保障复杂环境通信。

（二）调度终端设备

调度席位话机：每个席位配置双模话机（IP+ 模拟线路备份），支持一键组呼、强插强拆功能，通话录音实时上传云端。采用降噪抗干扰耳麦，支持 DSP 数字信号处理技术，频率响应 80Hz ～ 15kHz，配备在线静音与音量控制功能，确保调度通话清晰。

数字录音系统：配置 8 路及以上数字录音卡，支持 A–Law、IMA–ADPCM 编码，录音文件存储周期≥ 3 年，具备关键字检索与远程调取功能。

二、计算机设备配置标准

（一）核心服务器

数据库服务器：采用机架式服务器，CPU 采用六核以上，内存≥ 64GB，硬盘配置 RAID 10 冗余阵列，支持热插拔。操作系统需支持中标麒麟、银河麒麟、华为欧拉等操作系统，运行国产达梦、MYSQL 等数据库。如果是云端部署，则推荐配置：①计算资源：16 核、内存容量 64GB；②存储资源：系统盘 100GB，数据盘 500GB；③网络配置：100Mbps；④操作系统推荐 KylinV10_sp1_x6 或 Linux（如 CentOS、Ubuntu）。

应用服务器：部署 GIS 地理信息平台、120 智能指挥调度系统及应急资源管理模块，支持千兆网络接口与负载均衡。如果是云端部署，则推荐配置：①计算资源：16 核、内存容量 32GB；②存储资源：系统盘 100GB，数据盘 500GB；③网络配置：100Mbps；④操作系统推荐 Kylin V10_sp1_x6 或 Linux（如 CentOS、Ubuntu）。

（二）调度坐席工作站

受理终端：配备 八核 CPU、16GB 内存、512GB SSD 硬盘，多屏显示（主屏≥ 23.8 英寸，辅屏用于电子地图导航）。

软件要求：安装统一调度管理平台，集成呼救受理、车辆定位、病历管理、统计分析模块。

智能急救终端：出诊人员需配置工业级三防智能移动设备（IP67 防护），预装调度指挥系统、急救电子病历系统等，支持离线填报与 5G 自动同步。

三、监控设备配置标准

（一）音视频监控系统

急救调度室监控：部署高清网络摄像头（分辨率≥ 1080P），覆盖调度坐席、指挥大屏及出入口，视频存储 ≥ 30 天，支持行为分析与异常事件报警。

车载监控终端：配置车载视频采集设备（支持 H.265 编码）、北斗单模定位模块，实时回传车内抢救画面及车辆轨迹。

（二）环境监测设备

机房环境监控：集成温湿度传感器、UPS 电源状态监测及烟雾报警器，数据接入机房管理平台，实现阈值告警与自动联动。

四、辅助设备配置标准

（一）电源与防雷系统

双路市电接入：急救中心需要接入双路市电，最大限度保障日常正常用电。

不间断电源（UPS）：调度中心配置 ≥ 20kVA 在线式 UPS，后备供电时间 ≥ 4 小时；急救站点配置 ≥ 5kVA UPS，保障关键设备不间断运行。

防雷设施：遵循 GB50057 标准，调度机房、急救调度室安装防雷装置，接地电阻 ≤ 4Ω。

（二）显示与指挥设备

大屏显示系统：采用 LCD/LED 拼接屏（总分辨率 ≥ 4K），支持多信号源分屏显示，集成 GIS 地图、视频监控、资源状态可视化模块。

应急指挥终端：配备便携式移动终端设备，参考配置：①主频不小于 2.4GHz；② CPU：不小于 14 核；③内存：不小于 16G；④存储：不小于 512G，能实现移动终端与部署在政务云中心的服务端互联，满足现场指挥需求。

五、网络设备配置标准

（一）基础网络架构

双环形万兆骨干网：主备链路自动切换（延迟 < 5ms），划分急救业务专网（VLAN 隔离），与政务云平台互联。设计拓扑图可以参考图 7-1。

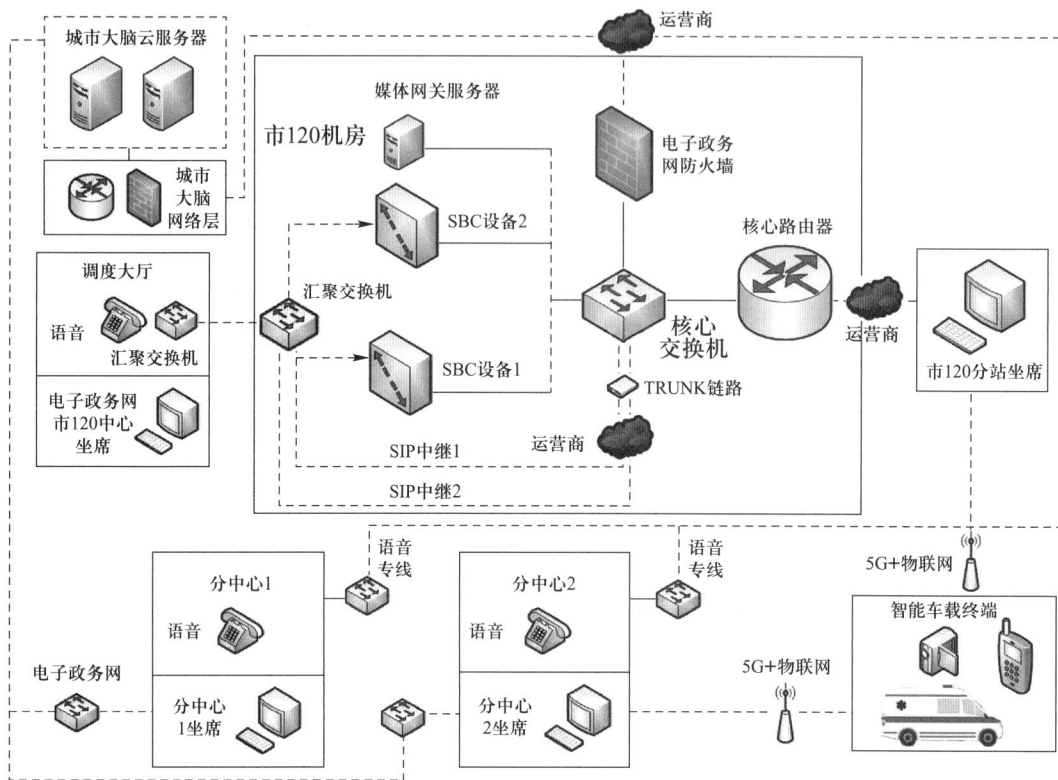

图 7-1　基础网络拓扑图

核心交换机：支持万兆光纤接口、VLAN 划分及 QoS 策略，吞吐量 ≥ 100Gbps，冗余电源设计，支持多种隧道技术，丰富的 IPv4 和 IPv6 三层路由协议、组播技术以及策略路由机制。

网络标准：支持三层的 MPLS VPN 和二层 MPLS VPN（Martini、Kompella）。

网络安全要求：部署千兆企业级安全路由网关防火墙、入侵检测系统（IDS）及 VPN 加密隧道，符合《网络安全等级保护 2.0》三级要求。

（二）无线网络覆盖

调度中心无线 AP：采用 802.11ax 协议，全覆盖急救调度室、机房及车库，支持无缝漫游与负载均衡。

急救车移动网络：车载路由器支持 5G SA 组网，内置 SIM 卡冗余，平均网络延迟 ≤ 50ms。

第二节 信息化系统设计

一、软件功能整体设计

遵循"统一规划、统一标准、统一实施"原则，符合国家相关法律法规和技术规范。

标准化体系：建立统一数据标准、编码标准、业务处理标准、指标标准及操作指南，实现急救管理标准化与流程化。

软件应用技术要求：实现业务平台化、构件封装、智能部署、可视化开发及定制化支持。

（一）总体架构

系统建设采用分层设计模式，系统总体架构由前端感知层、网络层、基础设施层、数据资源层、应用层以及用户层等6个层次，贯穿各个层次的是标准规范体系、安全保障体系以及运维管理体系，系统总体架构如图7-2所示。

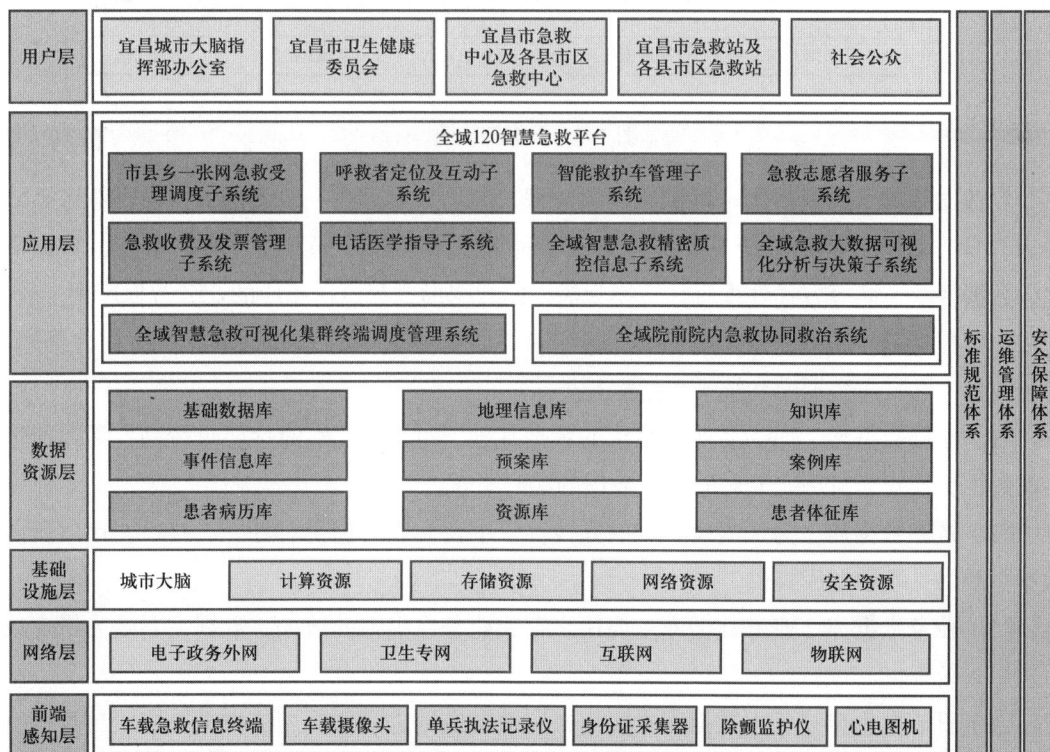

图7-2 系统总体架构图

（二）数据架构

为了满足各级系统对于数据的不同要求，同时支持跨县区、跨层级业务协作的需求，数据要满足业务性、关联性、通用性等特点。因此，数据架构大致分为数据采集、数据存储和数据应用3个方面（见图7-3）。

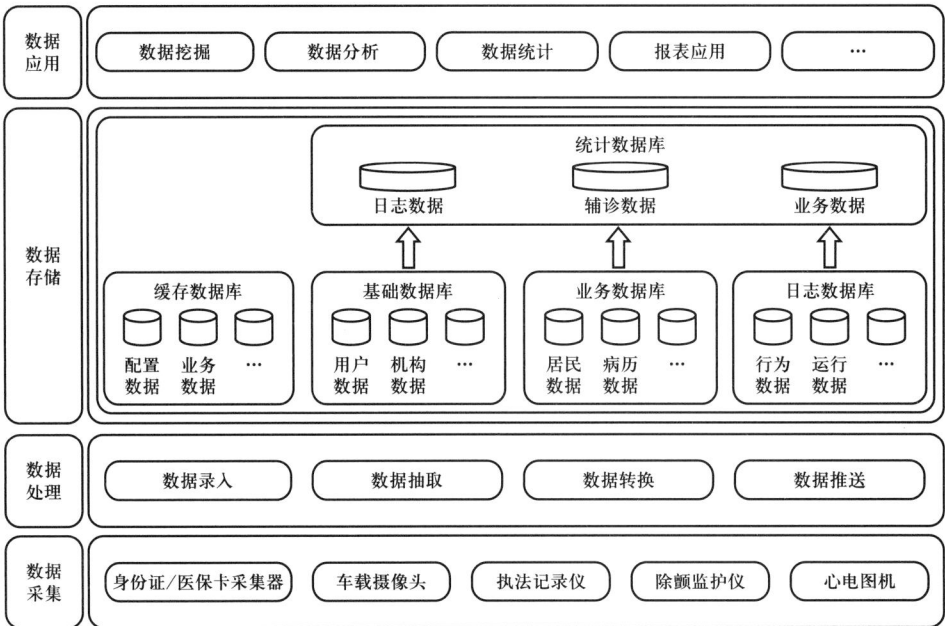

图7-3　数据架构图

1. 数据采集　数据采集可提供实际的数据来源。采集方式一般可分为：通过业务系统录入、日志上报或外部系统交换等。对于各种方式采集的数据，经过数据审查、数据清洗、数据抽取转换等方式处理后，转换为最终的数据形式存储在相应的业务数据库中。

2. 数据存储　根据系统对于数据的不同需求，数据可分为基础数据库、缓存数据库、业务数据库、日志数据库和统计数据库五类。

（1）基础数据库　作为各业务系统的数据基础，对于数据实时性要求较高，需要通过实时数据交换互通机制完成对应基础数据的实时更新。

（2）缓存数据库　为了实现系统的开放性，平台会同时提供对外开放接口，接口所需数据主要由共享数据库提供。

（3）业务数据库　业务数据库主要用来存放业务性很强的数据，数据主要是为指定项目应用系统提供支撑。

（4）日志数据库　日志数据库主要用来存放各应用之间的调用链数据，应用自身运行日志数据、自定义日志数据、行为操作和轨迹的数据等，提供给统计分析，供数据挖掘使用。

（5）统计数据库 统计数据库为系统各应用统计功能提供数据来源，主要包括模型数据、动态数据和业务数据三类。主要数据来源于各个业务数据库、基础数据库、日志数据库等，针对这些数据进行数据的抽取、清洗和汇总。

3.数据应用 数据应用为用户提供应用层服务，主要包括数据统计、数据挖掘、数据分析、报表应用等。

（三）应用系统架构

系统应用架构主要体现为三个统一，即统一接入、统一网络、统一平台。统一接入：市急救中心、区－县急救中心及全市急救站；统一网络：PSTN语音网络、卫生专网、电子政务外网；统一平台：全域120智慧急救平台、全域院前院内急救协同救治系统、全域智慧急救可视化集群终端调度管理系统（见图7-4）。

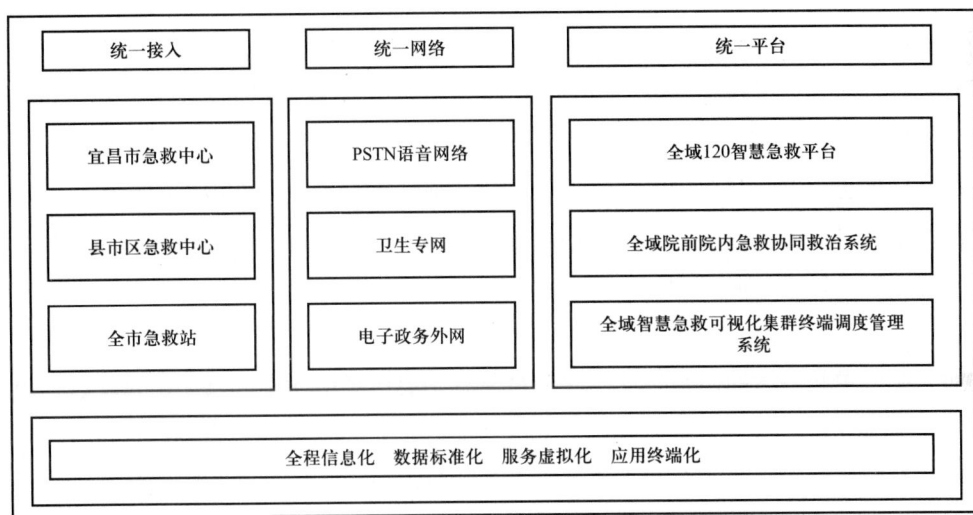

统一接入	统一网络	统一平台
宜昌市急救中心	PSTN语音网络	全域120智慧急救平台
县市区急救中心	卫生专网	全域院前院内急救协同救治系统
全市急救站	电子政务外网	全域智慧急救可视化集群终端调度管理系统

全程信息化　数据标准化　服务虚拟化　应用终端化

图7-4 应用系统架构图

二、全域智慧急救平台设计

（一）平台功能概述

全域智慧急救平台是指以市急救中心为中心，区、县急救中心为纽带、乡镇急救站为基础，构筑市、县、乡（镇）三级新型的院前急救城乡全域覆盖的急救网络体系，实现城乡居民同等共享院前急救资源。

（二）市县乡一张网急救受理调度子系统设计

本着"统筹规划、分步实施"的政策要求，在市中心建立一套面向全域的市县乡的一张网急救受理调度子系统。所有县市区可通过远端坐席平台模式将其纳入市县乡一张网急救受理调度子系统中，统一受理调度，打通市县乡三级急救体系信息通道，实现区与县急救中心之间、院前院内之间、急救单元与指挥中心之间以及急救中心与其他联动部门之间的信息共享、互联互通，并通过建设完善数据传输一体化功能、调度指挥一体化功能、突发预警一体化功能等，实现市、县（区）平台功能同质化。其所包含的主要系统功能如下：

1. 融合通信　核心语音设备应采用双机热备模式，保障 120 急救报警电话畅通运行。区、县的 120 电话通过市急救中心核心语音设备分流到各区、县的远端坐席。

2. 数字录音　整合 120 电话录音平台、工作电话录音平台并接入应急手机、工作手机，手持对讲等无线电话录音系统，实现有线、无线通话语音全程录音及录音回放功能。

3. 受理调度　县市区急救站与市急救中心功能同步，同时支持笔者所在单位坐席、区 - 县急救中心坐席、急救站 / 乡镇卫生院急救站院前急救指挥调度、最佳调度车辆推荐、跨区域转单、异地转运等功能的接入。

4. 医疗保障　提供医疗保障任务规划、人员 / 车辆调派、保障任务全程监控管理、保障任务数据统计等功能，实现医疗保障任务的操作流程化、规范化、信息化管理。

5. 地理信息　可以配合调度系统显示呼救电话地点，确定发病地点，显示移动目标车辆定位信息，进行呼救处理工作的辅助决策等功能，同时还可向调度员推荐离急救患者最近的急救车辆、急救医院 / 医疗机构等信息。

6. 乡镇急救站值班　乡镇急救站通过该模块网络与急救中心急救受理调度系统实现互联互通，接收中心下达的出车指令，并通过急救站应用终端向中心反馈出车动态、患者信息、救治情况等。

7. 突发事件应急指挥　根据相关预案并结合应急救援组织体系和工作流程、现场应急救援力量和应急救援物资等情况的综合分析，实施突发事件应急指挥。

8. 疫情防控与转运　该模块能记录转运患者需求及预约时间要求，通过受理坐席调度界面执行调度，可全程记录非急救转运整个过程所产生的业务数据，并提供相应统计分析功能。

9. 应急移动指挥调度　在突发状况下急救调度室无法进入系统时，调度员可通过移动指挥调度坐席应急指挥，实现应急情况下的 120 急救指挥调度功能。模块采用软件 VPN 接入，由运营商提供软件 VPN 登录权限，实现移动终端与服务端无线互联。

10. 语音自动识别　通过语音识别、意图理解等人工智能技术，将 120 呼救者电话的语音内容实时转写成文字，并以同步字幕方式显示给调度员，实现受理单的快速填报。

11. 非急救转运管理　有条件的地方可申请非急救转运业务特服号（96120），由急救中心统一接入，可实现对非急救转运的全业务流程信息化管理。急救中心通过该模块对非急救转运机构按业务区域进行调度，转运机构接受急救中心派单申请，调度所属车辆，通过车载调度终端，完成转运任务状态上报。同时通过在非急救转运车辆安装车载定位设备，在 GIS 地理信息系统上实时显示转运车辆状态及位置，方便加强车辆管理。系统按周期可统计出转运机构车辆周期内的运营数据，与转运机构手工上报数据进行对比核实，实现对转运机构的监督与考核工作。

12. 市民健康信息收集 该模块可以提供如微信小程序、移动 App 等渠道，方便市民主动填报个人或家属健康信息，并将上报信息自动录入急救中心后台数据库。市民一旦用登记的电话拨打 120 呼救时，急救受理调度系统可快速识别并自动显示登记的信息。

（三）呼救者定位子系统设计

呼救者定位及互动子系统是建立一套面向全市手机位置服务的系统，市急救中心以及区、县级急救中心都可以通过该子系统获取呼救 120 的手机用户的位置信息。呼救者定位及互动子系统是依托云计算、大数据、移动互联应用等新技术建设的报警定位服务平台，通过全国运营商提供的基站定位技术和手机厂商提供的互联网高精度定位技术，解决了应急地点定位、指挥调度效率提升等方面的问题，实现了接警时能够及时掌握报警人的准确位置的功能，提高了救援工作效率，为医疗救援行业现代化、智能化战略建设和应用提供有力的支撑。

1. 基础定位能力

（1）多运营商定位协议支持 兼容中国移动、中国联通、中国电信的定位接口协议，支持基于基站定位、DBS/GPS 定位、Wi-Fi 定位等多源数据融合技术。针对外地手机号漫游至本地的情况，系统能自动识别并调用本地基站数据完成定位。

（2）高精度与低延迟定位 采用运营商直连接口，减少了中间转发环节，定位响应时间控制在秒级，精度达到 50 米以内（城市区域），提升了定位成功率。

2. 系统对接与数据处理

（1）运营商接口标准化 定义统一的 HTTP/API 通信协议，支持运营商推送主叫号码、基站编号、经纬度等关键字段，可实现双向数据验证机制，确保定位请求与响应的完整性（如数字签名、数据加密）。

（2）高并发处理与负载均衡 通过负载均衡技术（如 Nginx、Kubernetes）支持每秒千级以上的定位请求，运用数据缓存机制，能够为重复呼救或短时高频请求提供快速响应。

3. 功能集成与业务逻辑

（1）实时地图服务集成 可将定位结果自动标注在调度系统的 GIS 地图上，支持动态轨迹追踪（如救护车与呼救者位置联动），通过反向地理编码功能，将经纬度转换为具体地址。

（2）异常处理与容灾机制 针对定位失败场景，支持手动输入地址、共享实时位置（如短信链接、微信定位）等补充方式，可部署双活系统架构（云端＋本地机房），确保单点故障时无缝切换。

4. 安全与合规性设计

（1）数据隐私保护 依据《中华人民共和国个人信息保护法》等相关规定对定位信息进行脱敏处理（如仅保留坐标，不存储用户身份信息），并采用 HTTPS 传输协议和 AES-256 加密算法，防止数据泄露。

（2）权限分级控制 可设置调度员、管理员等多级角色，限制非授权人员访问敏感定位数据。

（四）智能救护车管理子系统设计

智能救护车管理子系统是集北斗卫星定位系统、无线传输技术、地理信息系统（GIS）和计算机网络技术为一体的综合性高科技应用系统，是卫星定位技术的应用之一。通过该系统的 5G 网络实时传输医疗设备监测信息、车辆实时定位信息、车内外视频画面，便于实施远程诊断和远程指导。通过对院前急救信息进行采集、处理、存储、传输、共享等，能够优化服务流程和服务模式，提升救治管理效率，提高服务质量。基于大数据技术可充分挖掘和利用医疗信息数据的价值，并进行应用、评价、辅助决策，服务于急救管理与决策。5G 边缘医疗云可提供安全可靠的医疗数据传输，实现信息资源共享、系统互联互通，为院前急救、智慧医疗提供强大技术支撑。通过上述 5G 能力的应用，可以充分发挥急救车的移动优势，实现"现场—急救车—医院—指导医院 / 急救中心"的连续、实时、多方协作的远程急救。

系统在充分考虑急救移动车辆监控指挥的同时，能够将急救车辆状态及医生、护士、司机人员管理和药品、器械、出车费用管理等自动管理纳入该系统之中，使卫星定位系统不仅能很好地应用于急救车辆的指挥调度，而且还能够将车辆的状态信息如待命、出车、到达现场、患者上车、送达医院、任务完成、故障、返站以及人员费用管理等，传送到急救中心，便于对急救车辆、人员、费用及急救现场的指挥工作。本系统同时支持急救现场图片 / 视频采集功能，并可将图片 / 视频数据通过无线传输系统传输至中心，自动建立与急救事件的关联关系。本系统主要设备和功能如下：

1. 车载智能终端

（1）接收调度指令 可快速接收调度指令并以声光提示驾驶员有调度任务到达，在车载终端主界面上详细展示调度指令内容，并支持对历史调度指令的查看。

（2）接收公告消息 可以接收调度中心发过来的公告信息，并伴有语音提示，在消息列表中展示最新的公告信息，同时支持对历史公告信息的查询。

（3）出车节点信息反馈 随车人员通过车载终端界面上的节点按钮，可以实时反馈出车任务节点信息，让指挥调度人员实时了解车辆情况。

（4）重大突发事件上报 可以通过点击车载终端上"突发上报"按钮，输入突发现场相关信息，一键上报指挥调度中心。

（5）随车人员考勤　随车人员（驾驶员、医生、护士、担架工等）可通过车载终端输入工号和密码，显示当前值班的随车工作人员状况，反馈正确考勤信息。

（6）图片/视频采集上报　可通过终端采集现场图片、视频并实时上传至急救受理调度系统存储和播放，实现与受理事件关联。

（7）位置监控　车载终端可以接收卫星信号，以获取车辆当前所在位置的经纬度、前进速度以及前进方向，并实时传回到控制中心的地图台。

（8）短信收发　可以通过该模块自由收发短信。

（9）语音通话　可以直接通过电话簿或者拨号盘直接拨打电话或接听电话。

（10）语音导航　可以直接通过内置语音导航软件模块，接收调度指令，启动自动导航功能，实现在导航界面和调度指令信息管理界面的自由切换。

（11）语音播报　可以自动语音播放出车单中的内容，包括患者姓名、年龄、症状、接车地址等，同时还可自动根据新的目的地变更导航路线。

2. 智能救护车管理（配合车载设备使用）

（1）智能质控　可利用急救车智能数据采集、智能交通、大数据分析等手段实现急救全程智能质控。

（2）行车数据智能采集上报　利用 OBD 终端采集车辆数据并上传。

（3）行车动态展示　展示急救车辆行驶里程、油量、速度、车辆故障等实时运行状态。

（4）急救车日常运维管理　实现急救车辆加油、年审、保险、维修等运维管理。

（5）车辆档案管理　实现一车一档案全生命周期规范管理，确保急救资源数量准确可靠，做到随时入网随时管控。

（6）车载设备管理　实现各类车载信息终端及车载医疗设备的维护管理。

（五）电话医学指导子系统设计

电话医学指导子系统作为调度工作执行时的辅助问答指导系统，具有辅助调度员进行信息问答、电话医疗指导的功能，通过问答步骤执行生成的病情处置预案，可以帮助现场的呼救者进行自救。该系统主要功能如下：

1. 专家知识库　专家知识库提供所有的主诉情况、回答和解决方案。调度员可以在救护车到达之前，根据专家知识库提供的清晰、易于遵从的指令指导现场人员自救和互救。

2. 调度坐席辅助决策　提供急救电话受理中一系列详细的预案和急救知识指引，能够让调度人员迅速掌握现场疾病情况的核心特征，为调度人员判断病患病情和施行急救指导提供帮助。

3. 移动版辅助决策　当调度员无法通过电话对患者的情况进行评估时，急救医生可以根据车载平板电脑上的功能软件，同步接收调度员发来的患者病况、紧急程度和解决方案，同时对患者进行现场的询问，并做出指导。

4. 标准受理问答流程　当急救电话进入系统，受理员通过系统精心设计的标准化、流程化的受理用语，让受理内容更加清晰化和人性化，受理服务更加规范和标准。

5. 详细病情问答知识库　病情问答知识库，将病情分类，针对不同的病情设计不同的问题和答案，并为每种问题的答案设置分值，为每种病情的危重程度设计评分标准。受理员可根据基础受理中的病患主诉病情并参照病情问答知识库标准，形成最终的危重程度等级。

6. 病情处置预案库　系统针对不同病情、不同回答的综合分析，智能地提供不同的处置方案，急救人员可以在急救车赶往现场的过程中，尽可能地维持病患的生命体征。

7. 评分评估　系统根据每种病情不同的评分结果，将其危重程度等级和问答过程发送到随车医生的手机上，让随车医生在到达急救现场前，提前了解现场病患的情况并做好急救准备。

8. 后台管理接口　电话医学指导系统与急救受理调度系统的接口模块实现双向数据完整集成，即可在受理过程中将相关的受理信息（如主诉病情、年龄、性别等）写入电话医学指导系统中。

9. 质量管理　可以对急救调度员每一次调度进行回顾，通过听取受理记录管理的录音文件来了解急救调度员的受理操作，具有自动质量检查功能，能够智能化提供报错质量评估结果。

10. 质量评估　质量评估人员通过听取急救调度员在受理时的电话录音，可以判断急救调度员受理急救事件的过程是否符合规范标准，并自动化提供和保存质量评估的最终结果。

11. 历史数据对比　通过选择对比月份，可以对系统使用情况的历史数据进行横向对比。包含：正确询问地址率、正确询问联系号码率、正确询问主诉率、正确询问呼吸状况率、正确询问意识状况率、正确询问年龄率、正确询问性别率、受理数、派车数、回车数、空车数、取消派车数、受理用时、摘机用时、调度时间等。

（六）全域智慧急救精密质控信息子系统设计

全域智慧急救精密质控信息子系统，以严格执行全市一盘棋的建设方式覆盖全业务逻辑，通过质控数据分析管理，提供日常急救管理工作的信息化支撑，为市县乡三级和具体组织机构搭建全域智慧急救平台，构建智慧急救质控体系，并与数据统计、急救短信回访等专业建设互相协同，共同为全域智慧急救平台业务提供基础支撑。主要包括以下功能：

1. 急救质控指标数据展示　可以在终端上实时展示：（1）急救响应速度指标，包括10秒接听率、及时派车率、及时出车率、平均摘机用时、平均受理用时、平均派车用时、平均出车用时、平均到达现场用时、平均反应用时等。（2）急救出车人员操作规范指标，包括调度终端及时按键率、出车过程规范遵从率、现场救治规范遵从率、急救病历填写率等。（3）计算实时质控结果等。

2. 主动防御质量控制　实现面向急救调度员的智能监测提醒，提供未接来电/来电排队提醒、受理/派车/待派超时预警。

3. 超时提醒　实现面向出车人员的超时提醒，通过自动外呼提供派车任务提醒、超时出车提醒、赶赴现场途中超时提醒。

4. 告警提醒　实现面向急救站急诊管理人员、急救中心管理人员的严重不良事件分级和告警提醒。

5. 急救站质控管理　为急救站提供实时质控预警、实时质控检测，实时检测急救站自身相关的数据及质控等级考核排名信息。

6. 智能外呼　为适应不同的外呼场景，可定义不同的外呼规则，包括外呼发起条件、外呼对象、外呼接通后的播放语音等，根据预定的规则自动进行智能分析和外呼控制；自动存储外呼发起后的结果，记录外呼时间、外呼对象、接听时间等全过程数据；管理人员可进行外呼结果的多条件查询，并可对外呼结果进行统计分析。

（七）全域急救大数据可视化分析与决策子系统设计

建设一套完整、灵活、实用的可视化展示系统平台，满足智慧急救大数据可视化需求。技术模式上，引入时空模式、地图模式、多维模式、混合模式等多种模式，对急救中心海量数据进行可视化展现，为数据分析、情报研判、指挥调度、领导决策等实战应用提供支撑；展现内容上，以热力图、动态图、GIS图等多种表现方式，针对人员、车辆的聚集、流向，呼救、事件的分布等应用场景提供可配置的可视化展现功能；终端应用上，满足各级大数据指挥服务中心、急救指挥室等大屏展示需要。

全域急救大数据可视化分析与决策子系统利用大数据可视化展示工具仪表盘、雷达图、散点图、环形图、时间器、标准条形图及地图热力图等，实时展示急救大数据统计及分析数据，包括急救工作量（呼叫量、受理量、出车量）、急救响应时间（摘机响应时间、受理用时、出车用时、到达现场用时等）、车辆出诊情况大数据分析、急诊病类数据分析、话务量大数据分析、调度效率统计、区域智慧医疗急救大数据、气候情况、急救病谱分析，呼救热力图等。主要功能和展示内容如下：

1. 全域智慧急救大数据可视化服务

（1）数据提取　对原始数据资源进行抽取、转换，并形成大数据应用数据。

（2）数据标准化　对抽取和转换的数据进行数据标准化。

（3）数据对接　与现运行系统进行无缝对接，实时获取位置信息、医疗数据等。

（4）参数配置　对系统各类参数进行配置管理。

（5）**组件接口** 基于 Web 的可视化组件服务。

（6）**受理统计** 可对急救中心的受理情况进行统计。

（7）**派车统计** 可对急救中心的派车情况进行统计。

（8）**结果统计** 可对事件结果类型进行统计。

（9）**出诊统计** 可对网络医院出诊进行统计。

（10）**工作量统计** 可对调度员工作情况进行统计。

（11）**区域统计** 可区域分类统计分析。

（12）**事件统计** 可对急救事件进行分析统计，并按照各县区、各时段进行细化分析、归类。

（13）**来电统计** 可对急救呼入电话进行分析统计，按照各县市、各时段、呼入类型、值班员受理分布等进行细化统计。

（14）**出车统计** 可对各急救中心、急救站出车量进行统计。

（15）**救治统计** 可对各急救中心、急救站救治人数进行统计。

（16）**车辆定位** 可实时显示车辆在地图的位置。

（17）**急救站定位** 可实时显示急救站在地图的位置。

（18）**医院定位** 可实时显示医院在地图的位置。

（19）**救护车状态统计** 可实时统计各类救护车的状态。

（20）**事件详情** 可显示事件基本信息、患者体征数据、车内外视频。

2. 数据仓库管理

（1）**数据存储** 可提供基本的数据存储功能。

（2）**数据立方体** 可构建数据立方体，提供数据立方体模型。

（3）**数据集市** 可构建数据集市，提供多维度、多用途数据集市功能。

（4）**数据计算** 可利用数据立方体进行运算和处理。

（5）**数据分析** 可利用 OLAP 在线分析软件进行运算和处理。

（6）**数据整理** 可形成各种纬度、不同应用的分析数据。

3. ETL（Extract，Transform，Load）服务

（1）**数据提取** 可对系统产生的急救数据进行提取。

（2）**数据清洗** 可对系统产生的急救数据进行清洗。

（3）**数据审计** 可对系统产生的急救数据进行审核。

（4）**人工审计** 可提供人工审核功能。

（5）**数据缓存** 可将清洗完成数据存入急救数据分析库。

（6）**数据转存** 可将审核完成数据存入急救数据分析库。

（7）**数据管理** 可实现对急救数据表单的数据源和数据集的管理。

（8）**概况统计** 可对历史急救受理整体概况进行统计分析。

（9）**急救量统计**　可对历史急救数据进行统计分析。

（10）**文本展示**　可将数据用文字方式进行展现。

（11）**列表展示**　可将数据用列表方式进行展现。

（12）**图形展示**　可将数据用统计图形方式进行展现。

（13）**模糊搜索**　可根据关键词搜索相关的展示信息。

（14）**消息推送**　系统及时自动推送关键词消息展示。

（15）**分类清洗**　可对数据进行分类清洗，提高数据的精度。

（16）**分类审计**　可对数据分类剔除格式或规范不符的数据。

（17）**事件顺序展示**　可按时间顺序切换展示时间轴事件内容。

4. OLAP（联机分析处理）服务

（1）**日志管理**　可对系统日志、消息日志进行显示与存档。

（2）**参数管理**　可配置 OLAP 所需要的存储过程、数据表等运算需要的配置信息。

（3）**状态管理**　可显示当前 OLAP 服务的状态，包括计算中、空闲、正在执行的指令。

（4）**数据接口**　有数据仓库接口模块，可为外部系统提供数据接口的通道。

（5）**数据集市接口**　有数据集市模块，可生成各类数据集市，对数据集市中的数据进行管理。

（6）**呼救数据集市**　可对呼入电话的分析数据形成数据集市，并管理呼入类统计数据。

5. 地理信息系统集成

（1）**急救点标注**　可在全域地图上进行急救站点标注。

（2）**AED 标注**　可在全域地图上进行 AED 位置标注。

（3）**救护车标注**　可在全域地图上进行急救车实时位置标注。

（4）**五大中心标注**　可在全域地图上进行五大中心位置标注。

（5）**热点事件**　可在全域地图上进行热点事件图层展示。

（6）**热力图**　可在全域地图上进行热力图区域展示。

（7）**车载视频**　可在全域地图上进行车载视频播放。

（8）**车辆轨迹**　可在全域地图上进行车辆轨迹图层展示。

（9）**数据联动**　可在全域地图上进行区域选择与数据展示联动。

6. 图形化汇聚展示

（1）**受理类型统计**　可对业务受理类的统计数据进行分析整理，形成受理类数据图形化展示。

（2）**出车情况统计**　可对派车、出车等统计数据进行分析整理，形成对应图形化展示。

（3）**患者信息统计**　可对患者类数据进行展示、分析，形成对应图形化展示。

（4）**业务状态显示**　可图形化展示实时状态数据，实时跟踪系统的业务数据。

（5）**受理状态显示**　可图形化展示动态数据，包括待命车、呼入电话变化等。

（6）急救站显示　可图形化展示急救站类数据。

（7）急救站出车情况统计　可图形化展示各急救站出车数据。

（8）急救站救治人数统计　可图形化展示各急救站救治人数。

（9）现场急救措施统计　可图形化展示现场急救措施处置情况，包括心电监护仪、心电图、包扎、吸痰、静脉输液、呼吸、夹板、CPR、血糖监测、电除颤、颈托等使用统计展示。

（10）呼叫效率统计　可图形化展示调度指标（摘机时间、调度时间、受理时间）。

（11）急救反应统计　可图形化展示急救反应速度。

（12）疾病分类统计　可图形化展示院前急救疾病分类。

（13）事件分类统计　可图形化展示急救事件类型统计情况。

（14）急救站概况展示　可图形化展示急救站数据概况。

（15）综合数据统计　可图形化展示全域数据统计。

（八）急救志愿者服务子系统设计

院前急救就是在与时间赛跑，患者尽早得到急救处置对于最终的成功救治至关重要。但通常情况救护车往往无法第一时间到达现场，为了填补急救车到达现场前的这段时间空白，建设急救志愿者服务子系统，将急救任务推送给患者附近的急救志愿者，让患者在急救车到达之前先得到急救志愿者的初步急救处置，可以填补急救时间空白，为患者的救治提供帮助。同时，通过对病情较轻的患者施以救治，节约了院前急救资源。主要功能设计如下：

1.急救志愿者应用服务

（1）系统登录入口管理　可提供统一操作入口，展示当前任务状态。

（2）数据综合查询与验证　通过对系统操作人员进行权限验证，实现系统任务列表查询。

（3）客户端查询管理模块　可在客户端上展示 AED 位置、急救站位置、医院位置查询。

（4）历史信息查询管理　可实现历史任务事件系统查询。

（5）集成连接管理　可实现与 120 急救受理调度系统数据对接。

（6）数据资源调度管理　可实现志愿者接收任务调派功能。

（7）知识库管理　可实现急救常识知识库更新。

（8）志愿者客户端业务应用　当志愿者接受任务后，可实现向志愿者展示任务地址、患者信息、患者电话、医生电话和提供导航功能。可与 120 中心受理台联动，实现志愿者实时轨迹、任务节点信息的动态更新。

（9）通用报表分析管理　可实现任务统计报表分析。

（10）数据表单及资源管理　可对业务数据进行清洗、整理，对非结构化数据进行管理、检索。

（11）基础信息维护管理　可配置不同的角色类别，选择不同的资源操作清单。

（12）数据字典维护管理　可对数据字典进行维护，具有数据库备份功能，可按任务关联性实现数据导入导出。

（13）日志管理　可对代码运行异常信息、数据库连接异常信息进行记录。

2. 急救志愿者 App

（1）系统安全策略管理　可对登录人员进行身份认证，并按权限初始化软件。

（2）数据联动管理　可实现急救志愿者任务提醒、告知和志愿者定位并上报功能，还可推送当前待救治患者情况。

（3）信息查询管理　可实现历史任务和既往完成救治患者的信息查询。

（4）外部资源运行监控管理　可提供 AED 位置、医院位置等急救资源查询。

（5）注册与审计维护　可提供志愿者注册培训流程以及管理审核功能。

（6）系统外部接口规范与审计管理　可发布信息，提供报名入口，对志愿者进行培训考核管理，实现志愿者相关证书查询。

（九）远程视频医学指导子系统设计

建立 120 视频报警方式和视频指导模式，在拨打 120 后，通过短信链接激活视频呼救，接警员能够通过视频对现场进行指导，并可直接获取报警人手机的 GPS 或 DBS 北斗定位信息用于救护车调度，同时还可以拉入专家或者救护车出车医生进行联合指导。该系统主要涵盖以下核心模块：

1. 实时视频交互与病情评估

系统可多终端兼容，支持手机、平板、车载终端等多设备接入，通过 4G/5G 网络实现高清视频传输，确保调度员清晰观察患者面色、呼吸、伤口等体征；集成噪声抑制技术，可以保障在复杂环境下语音指令清晰传达；支持调度员引导现场调整摄像头角度以辅助诊断。

2. 标准化急救指导与资源调度

具有智能指令库与操作引导，内置标准化急救操作视频（如心肺复苏、海姆立克法），支持通话过程中视频同步播放，可支持多专家并行接入，优先分配急诊科医生资源，确保危急病例优先处理。

3. 全程记录与质量追溯

自动录制视频、语音及操作日志，支持事后回放分析，可用于急救质量评估与纠纷举证。

4. 网络中断应急方案

若视频断开时可自动切换至语音指导，同步发送图文短信（如止血步骤示意图）。

5. 扩展功能预留

（1）智能辅助诊断 集成 AI 算法识别濒死呼吸、室颤波形等，自动触发高危预警并加速资源调配。

（2）物联网设备拓展 兼容 AR 眼镜、无人机等设备，可支持远程指导复杂操作（如气管插管等）。

（十）无障碍呼救平台设计

在日常智慧急救受理指挥中，还存在一些特殊情况，就是调度人员无法与报警人进行沟通，譬如盲人和聋哑人等。120 呼救调度模块能够为聋哑人搭建手写报警平台，以互联网作为沟通渠道，构建开放式平台，提供标准接口，手写报警功能可在各类功能服务性平台中实现，切实解决了残疾人呼叫急救车的困难问题。实现聋哑人手写报警信息接入应答，及时向呼救人反馈急救调度信息，比如出诊医院、车牌号、车辆位置信息等。平台设计主要考虑的功能如下：

1. 多模态交互适配

（1）聋哑人无障碍呼救 可搭建手写 / 文字 / 图片报警平台，支持文字输入、图片上传（如手写病情描述、伤口照片等）并与调度员实时互动，同步传输患者位置信息；可集成视频手语翻译接口，通过 AI 识别手语动作并转为文字，辅助调度员理解紧急需求。

（2）盲人语音交互优化 强化语音指令识别功能，支持模糊语义解析（如"心脏不舒服""看不清"等）触发精准定位与快速响应；可自动播报关键操作反馈（如"已定位，救护车预计 8 分钟到达"等），减少视觉依赖。

2. 智能化数据集成

（1）动态定位与体征监测 可融合 GPS/DBS、基站定位及室内蓝牙信标技术，定位精度 ≤ 10 米，解决特殊人群无法描述位置的问题；可兼容可穿戴设备（智能手环、心率带等），实时传输生命体征至调度端仪表盘。

（2）开放式平台与标准化接口 可提供统一 API 接口，允许第三方服务平台（如微信、支付宝、无障碍 APP 等）接入呼救功能，通过授权调取自动关联患者历史健康档案（如慢性病史、过敏药物等），实现"一键报警"与数据互通。

（十一）院前急救电子病历子系统设计

院前急救电子病历系统是急救信息化建设的核心载体，通过数字化手段实现急救全流程闭环管理，可以破解传统急救中"信息孤岛""操作不规范""协同低效"三大痛点，解决传统纸质病历的信息孤岛、操作低效、数据断层等问题，实现急救过程可追溯、医疗资源可调度、救治能力可量化的现代化转型。院前急救电子病历系统是连接"现场—转运—

医院"的数字化生命线，通过打通信息流、规范操作流、优化资源流，构建起可追溯、可分析、可协作的现代化急救体系。设计可采用结构化病历模板（含主诉、处置措施、用药记录等字段），通过云端存储与共享机制，确保转运至医院后医护人员能即刻调取完整救治记录，减少信息断层导致的误诊风险。该系统核心功能设计要点如下：

1. 院前急救全流程数据贯通

对接调度指挥系统获取事件类型、事发地址、响应时间等基础信息，支持语音、图片、视频多模态记录，并与车载设备（如除颤监护仪、呼吸机等）实时同步生命体征数据，满足复杂场景需求。结构化病历模板包含：主诉、查体、处置措施、用药记录、转运交接等核心字段，支持快速勾选与智能补全。

2. 区域协同救治能力强化

通过政务云平台实现与医院急诊科、胸痛／卒中中心的实时数据共享，支持"上车即入院"模式：提前传输心电图、血压等关键指标至目标医院，缩短院内准备时间。建立与区域急救培训基地的联动机制，自动关联医护人员技能认证数据（如心肺复苏考核记录等）。

3. 质控与应急能力提升

内置急救操作标准指南库，结合 VR 培训场景数据，提供实时操作步骤提示与错误预警。统计分析模块支持响应时效、病历完整率、设备使用合规性等指标的自动生成，可用于持续改进。

4. 技术实现关键路径

（1）数据采集层　①车载设备接口标准化：兼容主流品牌监护仪、AED 的数据传输协议，支持蓝牙／Wi-Fi 双模接入。②离线缓存机制：保障网络信号不稳定时数据的完整性，恢复连接后自动同步至云端。

（2）业务中台层　①微服务架构设计：独立部署调度对接、病历编辑、质控分析等服务模块，支撑高并发与快速迭代。②智能辅助决策：基于历史病历库构建 AI 模型，提供鉴别诊断建议与药品禁忌提醒。

5. 安全与合规

遵循《电子病历系统功能应用水平分级评价标准》等规定，采用国密算法加密传输，审计日志留存 ≥ 6 年。区分现场急救员、质控管理员、医院对接账号等角色，实施最小权限原则。

三、全域院前院内急救协同救治系统设计

由于院前与院内信息系统的相互独立性，急救信息往往相互隔离，无法实现信息间的互联互通。因此，院前急救医生就无法将患者的生命体征、病情判断、抢救现场等信息

实时传回接收医院以得到院内对应专科医生的技术支援。同时，接收医院也无法获取患者的详细信息，从而不能提前为接收患者做好准备。因此，为提升急危重症患者的救治成功率，迫切需要建立院前院内一体化的区域急救协同平台，打通急救中心与急救站、现场救护车、全市一体化全民健康信息平台等数据资源网络，实现数据实时传输、共享，为患者的及时、有效救治提供保障。其主要功能如下：

（一）院前院内一体化协同救治

1. 车辆信息管理服务

可实现出诊车辆安排、车辆位置、车辆考勤、车辆轨迹、车辆返站距离和时间信息的实时查询。

2. 急救车载视频

可实现与移动车载视频管理平台的车辆视频信息的无缝对接，达到车辆视频信息与急救任务的相互关联。

3. 院前信息收集服务

可实现与院前车载终端的信息互联互查互看，实时监控 120 救护车随车人员任务执行情况、车辆行驶轨迹和任务车辆的节点状态。

4. 信息查询

可查看当日或历史急救任务的历史记录。

5. 患者急救数据采集和传输

可根据院前医生需要发起远程会诊；可进行实时远程会诊权限设置和分配；可对远程会诊基础数据管理、分类及维护；可实现院内与车内实时音视频会诊；院前医生可向院内医生推送实时文字；可实现文件消息实时显示和跟踪；可获取患者状态信息并实时展示；可以对患者信息录入；可发起远程教学指导抢救患者；可实现远程教学知识库提示和更新；可实现远程教学指导抢救评估和推送。

6. 急救资源整合及展示

可在院内绿色通道开启时进行语音提示；可对出诊记录 / 多趟出车信息排队数据显示；可对心电图机、监护仪车载医疗设备进行数据采集和数据解析；可在终端大屏展示。

7. 心电图机、监护仪车载医疗设备的数据实时传送和展示

可查询心电图机车载医疗设备的数据以及历史任务回放；可查询监护仪车载医疗设备的数据以及历史任务回放。

8. 急救日志服务

可与第三方集成接口报错自动生成日志；可导出日志检查集成接口错误。

9. 患者急救信息获取与推送

可通过车载身份证采集器自动读取患者身份信息；可通过车载医保卡采集器自动读取

患者身份信息；可实现与采集器后台系统数据对接；可获取到患者的基本信息、既往病史、过敏药物史等信息；可将获取到患者的信息与受理记录比对。

10. 在线档案登记

可向送往医院院内信息系统提供远程挂号接口；可在患者送达医院之前完成远程挂号，获取院内就诊卡号；可从急救受理调度系统提取急救受理派车详情。

（二）院前院内数据交换与共享服务

1. 快速获取患者救治信息

可实现患者的基本信息采集与传输；可实现患者的现场诊断信息采集与传输；可实现患者心电图信息采集与传输；可实现患者的实时监护仪信息采集与传输；可将采集的信息传回院内急救分诊台；可将采集的信息传回院内预告知终端；可将采集的信息传回院内医生 / 专家手机客户端。

2. 院前院内信息交互

可对预告知终端属性配置管理；可对急诊分诊台登录配置管理；可对院内医生 / 专家手机客户端权限管理；可对院内医生 / 专家动态调整管理；可实现与任务流水号信息关联管理；可实现院前急救病历和院内救治结果、院内救治转归情况互通。

3. 患者急救数据采集和传输

可获取患者在院内的诊疗信息，包括患者在院内的手术情况、转归去向、患者分级等信息；可将以上信息回传到院前急救信息系统；可对回传到院前急救信息系统的相关信息进行查询管理和统计分类。

4. 急救患者处理模块

可将院内救治信息自动关联到院前急救病历中；可全方位体现患者的救治时间轨迹。

5. 急救任务与视频数据对接

可提供院前急救与院内对接所需的基础数据查询接口，包括急救站基础信息、车辆基本信息、急救人员基本信息等；可推送出车任务数据到院内信息系统，包括出车单位信息、急救任务信息；可推送患者信息到送往医院的院内信息系统，包括患者基本信息、患者院前初步诊断信息、院前救治信息等；可根据现场设备要求提供实时车载视频展示。

6. 生命体征数据采集分发

可对救护车已经上传的心梗三项数据、心电图数据、实时心电监护数据等提供查询和展示接口组件。

7. 集成配置维护管理

可对平台运行所需的各种参数进行配置；可实时展示各授权接入的网络医院的连接状态；可对采集的数据进行解析、传输和存储保护；可实现数据解析后的完整性校验。

（三）出诊医生服务

1. 人员角色管理

可上传人员定位信息、工号角色信息、工号职位信息；可匹配人员工号权限信息；可实现短消息任务通知功能。

2. 系统功能菜单管理

可与车载视频对接，获取视频信息；可实现与急救指挥调度系统的对接与集成；可实现语音对讲；可查询急救任务信息。

3. 电子病历系统对接

可进行患者电子病历登记、查询和管理；可实现院前电子病历登记和转院病历转换管理。

4. 交接单管理模块

可实现医院交接单管理。

5. 系统参数管理

可进行个人中心密码管理；可实现个人电子签名管理。

6. 院前院内医生沟通管理

可实现出诊医生与院内专家沟通协调、视频交流和语音交流。

（四）院内值班医生服务

1. 服务端管理

可上传人员定位信息、工号角色信息、工号职位信息；可匹配人员工号权限信息；可实现短消息任务通知功能；可与车载视频对接获取视频信息并实时查看；可实现语音对讲、数据查询、历史任务查询等功能。

2. 系统配置管理

可进行系统配置管理和系统登录端口管理。

3. 患者信息模块

可对录入的患者信息初步诊断数据分析；可录入患者基础信息、体格检查情况、用药信息、基础病史信息；可实现初步诊断信息推送。

4. 医嘱信息模块

可进行医嘱指导签名；可实现医嘱指导信息的录入与编辑。

5. 医学指导管理

可对院内医生指导权限予以设置；可实现在线视频接入、在线语音对接，直接与患者交流。

四、外部互联系统设计

院前急救系统与外部系统的互联互通是构建高效急救生态的核心基础，其核心意义在于打破信息孤岛、缩短救治链条、实现跨部门协同。结合当前院前急救应用实际和联动情况，外部互联系统设计主要包含以下方面：

（一）与省急救大数据平台对接

按照"地市州平台与省平台对接、县区平台与地市州平台对接"的模式，各地市州平台依据省平台要求的数据集成规范，集成、清洗所属县区系统的基础数据、医疗数据、运营数据等信息后，通过省平台提供的统一数据接口，将所属县区与自身数据一并实时上传到省平台中。实现院前急救业务的"上下联动"、互联互通与信息共享，为全省院前急救提供医疗服务协同、综合服务监管、科学决策、科研协作等信息支撑。

（二）与突发公共卫生事件应急指挥与决策系统对接

实现功能对接和数据交换，为突发公共卫生事件应急指挥与决策系统提供急救资源数据支持。

（三）与当地一体化全民健康信息平台对接

实现医疗数据共享同步，获取呼救人地址信息、既往病史、过敏史等信息。

（四）与城市大脑一键护航系统互联对接

根据救护车车辆实时位置，提前锁定并清空排队车辆，在不闯红灯、不影响其他车辆的情况下，保障救护车辆安全、快速、顺利地通过每一个路口。

（五）与多品牌 AED 资源管理系统对接

实现对 AED 的状态、位置、耗材有效期等进行远程实时监控，确保 AED 正常且随时可用。

五、运行维护系统设计

建设集中运维监控系统，通过对各个系统的监视，及时了解各个系统运行状况，可快速定位、诊断及修复故障，从而保证整体系统稳定运行。通过设定各种预警规则，实现对业务运行情况的监测与预警。其主要系统功能设计包含以下内容：

（一）服务器监控模块

可实现 CPU 总使用率持续一定时间超高监控、内存总使用率持续一定时间超高监控、磁盘各分区使用率超高监控、网络流量超高监控以及服务器宕机及网络中断告警。

（二）应用软件监控模块

可实现应用软件进程退出告警、应用软件使用内存异常告警以及应用软件使用 CPU 异常告警。

（三）业务告警监控模块

可实现交换机通信模块中断告警、交换机模块失步告警、CTI 与交换机连接断开告警、CTI 与录音服务器连接断开告警、数据库连接断开告警、120 业务服务器与受理台连接断开告警、120 业务服务器与 GIS 服务器连接断开告警以及 120 业务服务器与 CTI 服务器连接断开告警。

（四）告警分级及实时告警通知模块

告警分为四个不同的等级，分别为紧急告警、主要告警、次要告警、提示告警。实践中可根据用户需要配置不同的等级告警，并用邮件形式发给不同的维护人员。

第三节　系统信息安全要求

一、总体目标

急救调度系统的核心设备网络安全是保障院前急救体系高效运转的生命线，其重要性不容忽视。作为现代紧急医疗救援的中枢神经，120 急救调度系统承担着分秒必争的生命救治任务，系统的稳定性、可靠性和安全性直接关系到患者的生死存亡。当前，随着网络攻击手段的不断升级，核心设备面临的网络安全风险日益严峻：一方面，黑客攻击、病毒入侵等恶意行为可能导致系统服务中断、调度指令错误等严重后果；另一方面，数据泄露、信息篡改等安全隐患可能危及患者隐私和医疗安全。一旦系统遭受破坏，不仅会造成急救响应延迟、资源配置紊乱等运营问题，而且可能引发灾难性的公共安全事件。因此，急救中心必须将网络安全提升到战略高度，构建"预防—监测—响应"的全方位防护体系。首先要建立严格的网络边界防护，部署下一代防火墙、入侵检测系统等设备；其次要完善数据加密传输和存储机制，实施分级权限管理；最后需建立 7×24 小时安全运维团队，定期开展渗透测试和应急演练。只有通过技术防护、制度管理和人员培训的多维联动，才能有效防范网络犯罪、抵御非法入侵、保障数据安全，最终确保急救调度系统在任何情况下都能保持稳定、可靠、安全的运行状态，为人民群众的生命健康保驾护航。

二、影响系统信息安全的主要因素

（一）系统漏洞

急救核心设备普遍存在软件和硬件层面的安全漏洞，这些漏洞可能被恶意攻击者利用，从而对急救调度系统造成严重威胁。在软件层面，部分设备仍存在未及时更新操作系统或存在已知漏洞的应用程序，黑客可通过远程代码执行、缓冲区溢出等方式入侵系统；在硬件层面，某些设备缺乏物理安全防护，攻击者可能通过 USB 接口、调试端口等物理性接触方式植入恶意程序。一旦设备被入侵，攻击者可能通过提权操作获取系统最高控制权，进而篡改急救调度优先级、伪造患者生命体征数据。一般而言，急救核心设备通常需要 24 小时不间断运行，而系统的维护和补丁更新往往会促使急救业务被迫延迟，导致漏洞修复周期远长于普通 IT 设备。这种"带病运行"的状态使得黑客有更充足的时间进行漏洞探测和渗透攻击，进一步加剧了安全风险。此外，部分老旧设备因厂商停止技术支持而无法获取安全补丁，成为网络攻击的薄弱环节。

（二）信息泄露

急救核心设备在运行过程中涉及海量高敏感医疗数据的采集、传输与存储，包括患者电子病历、实时生命体征、诊断报告、用药记录等关键信息。当前，急救设备面临的数据安全威胁主要表现在三个方面：一是通信安全风险。若设备间传输的数据未采用强加密措施，攻击者可利用中间人攻击（MITM）等手段截获通信内容。二是存储安全风险。部分设备仍采用明文或弱加密方式存储数据，黑客可通过漏洞直接窃取数据库信息。三是供应链风险。第三方维护人员或外包服务商可能成为数据泄露的潜在渠道。

数据泄露事件不仅会侵犯患者隐私权，导致骚扰或诈骗等衍生危害，还可能引发医疗机构的重大法律纠纷。根据《中华人民共和国个人信息保护法》和《医疗数据安全管理规范》等规定，医疗机构若因安全防护不足导致数据泄露，将面临高额行政处罚和民事赔偿。更为严重的是，此类事件会严重损害公众对急救中心的信任度，甚至可能动摇整个急救医疗体系的公信力。

三、急救核心设备网络安全的解决对策

（一）建立严格的网络安全管理制度

急救中心应依据《关键信息基础设施安全保护条例》等法规，建立覆盖网络全生命周期的安全管理制度体系。具体包括：1.实施三级权限管控（基础查询、业务操作、系统管

理权限分离）。2.部署统一身份认证平台，实行集成密码＋工牌的双因素认证。3.建立月度安全审计制度，采用 AI 日志分析系统实时监测异常行为。加强网络设备的软件安全也是至关重要的，系统核心设备应安装最新的安全补丁和防病毒软件，以防止恶意软件的入侵和攻击。

（二）完善数据备份策略

在 120 急救指挥调度系统的运行过程中，核心设备的网络安全是保障系统稳定性和可靠性的关键要素。作为急救医疗服务的神经中枢，该系统承载着患者生命体征数据、急救资源调度信息、医疗机构对接等关键业务数据，其网络安全防护等级直接关系到患者的生命安全和医疗服务的质量。为确保系统数据的完整性、可用性和安全性，需根据数据类型和重要性制定差异化的备份方案。

急救调度指令、患者生命体征数据、急救车实时位置等核心数据采用实时同步备份（双活存储），确保数据零丢失且支持秒级故障切换。对急救记录、医护人员操作日志、设备状态数据等重要数据采用增量备份，每日定时备份，保留至少 7 天的备份副本。至于备份方式可同时采用本地备份与云备份，本地备份采用高可用存储设备（如 RAID 10），确保数据冗余；云备份在同城或异地数据中心部署备份节点，防止自然灾害或物理损毁。

（三）提高系统稳定性与可靠性

在当前高度信息化的社会中，网络安全已成为关乎国计民生的重大议题。特别是对于 120 急救指挥调度系统这样的关键基础设施，其网络安全不仅关系到医疗救援效率，更直接影响到人民群众的生命安全保障。为确保系统的稳定可靠运行，系统应优选具备高度可靠性的服务器、存储设备与网络设备。操作系统选择经过医疗安全认证的商用发行版，保持与厂商的安全更新同步。应用软件实施"开发—测试—准生产—生产"的四环节隔离部署策略，建立严格的权限管理体系，实行最小权限原则和动态口令认证，同时部署软件行为监控系统，对异常操作进行实时阻断和审计追踪。

（四）加强员工的网络安全意识培训

网络安全不仅是一项技术挑战，更是涉及组织每位成员的责任意识问题。急救中心应将网络安全意识培养纳入常态化管理，通过定期开展专题培训、案例研讨会、知识竞赛等形式多样的教育活动，帮助员工深刻理解网络威胁的潜在危害，树立"网络安全人人有责"的防护理念，特别要针对医疗场景中常见的钓鱼邮件、非法外联、数据泄露等高发风险进行重点警示。

建立覆盖基础、专业、管理三个维度的培训架构：基础认知方面包含密码管理、设备安全、数据保密等应知应会内容；技能提升方面系统讲解 APT 攻击、勒索软件等新型威胁的识别与处置；应急管理方面包含事件报告流程、业务连续性保障在内的响应机制等。培训内容可以每季度更新一次，同时结合国内外最新安全事件开展情景模拟演练，确保知识体系与时俱进。

第四节　调度环境安全要求

一、急救调度室环境安全要求

（一）物理环境安全

1. 选址合理　调度接警大厅选址应选择在交通便利、通信便捷、周边环境相对安静且安全的区域。要远离强电磁干扰源（如高压变电站、通信基站）、振动源（如轨道交通）及危险区域（如化工区）。

2. 空间充足　大厅面积应满足调度人员数量和设备摆放的需求，急救调度室不低于200平方米，保证有足够的空间供调度人员活动，避免拥挤和碰撞。根据设备需求及人体工程学原理，合理规划操作台面，前后相邻席位间隔 ≥ 1.8 米，主过道 ≥ 1.2 米为宜。

3. 结构稳定　建筑结构应符合国家相关建筑安全标准，具备良好的抗震、防火、防水等性能，确保在自然灾害或其他突发情况下大厅的结构安全。

（二）设备设施安全

1. 通信设备　急救调度室通信设备应定期进行维护和检查，确保其稳定运行。电话线路、网络线路应布局合理，避免交叉和混乱，防止信号干扰和线路损坏。所有通信设备应具备备用电源，以应对突发停电情况，确保通信不间断。

2. 调度系统设备　电脑、服务器等调度系统设备应放置在通风良好、温度适宜、防尘防潮的环境中。设备应定期进行清洁和保养，防止灰尘堆积影响散热和性能。同时，应安装防病毒软件和防火墙，确保调度系统的信息安全。

3. 应急设备　大厅内应配备必要的应急设备，如灭火器、应急照明灯等，并定期进行检查和维护。灭火器应放置在易于取用的位置，并定期进行更换和充装。应急照明灯应保证在停电情况下能够自动启动，为人员疏散提供照明。

（三）电气安全

1. 电力保障　提供双路市电 +UPS（满载续航 ≥ 4 小时）+ 柴油发电机（自动切换时间 ≤ 15 秒）三级供电保障。

2. 用电设备管理 所有用电设备应定期进行检查和维护，确保其正常工作。严禁私拉乱接电线和使用大功率电器，防止电路过载和火灾事故的发生。调度人员应养成良好的用电习惯，离开工作岗位时应及时关闭用电设备，避免长时间待机和无人值守时设备运行。

3. 防雷接地 调度接警大厅应安装完善的防雷接地系统，确保在雷雨天气时能够有效防止雷击事故的发生。防雷接地装置应定期进行检测和维护，保证其接地电阻符合要求，确保电气设备和人员的安全。

（四）消防安全

1. 防火设计与布局 急救调度室建筑耐火等级不应低于二级，大厅内应设置明显的疏散指示标志和应急照明设施，确保在紧急情况下人员能够迅速、安全疏散。

2. 消防设施配置 应安装烟雾报警器和温度感应器等自动火灾报警系统，并与消防控制室联动。配备气体灭火系统（如 IG541 或七氟丙烷），禁止使用水喷淋灭火系统。

3. 日常安全管理 严禁堆放易燃、易爆物品，电线电缆应符合阻燃标准。制定消防安全管理制度，明确各部门消防安全职责，定期开展消防安全培训。加强对各类用电设备的巡检和维护。

4. 应急预案 制定完善的火灾应急预案，明确火灾发生时的应急处置流程，定期开展消防演练，提高调度人员的应急反应能力和疏散逃生能力。

二、调度机房环境安全要求

（一）物理环境安全

1. 物理位置 应避开地震带、洪涝区、化工区等高风险区域，与急救调度室直线距离不超过 50 米，尽量不设置在建筑顶层或地下室（特殊设计除外），承重能力 $\geq$ 8kN/m²（电池室 $\geq$ 16kN/m²），抗震设防烈度不低于当地标准 +1 度。

2. 温湿度控制 调度机房内温度应严格控制在 20～25℃范围内，湿度应维持在 40%～60%。应安装精密空调，根据机房面积和设备发热量合理设置空调的制冷量、风量，确保机房内温度及湿度均匀且稳定。

3. 电力保障 提供双路市电 +UPS（满载续航 $\geq$ 4 小时）+ 柴油发电机（自动切换时间 $\leq$ 15 秒）三级供电保障。调度机房应接入两路独立的市电电源，确保其中一路电源故障时，另一路能够自动切换投入使用，保证机房供电不间断。同时，供电线路应具备足够的容量，满足机房内所有设备满负荷运行的需求，并预留一定的余量，以适应未来设备扩充或功率增加的情况。配备不间断电源（UPS）和发电机作为备用电源。UPS 应能保证在市电中断时，为机房内关键设备提供至少 4 小时的电力支持，确保调度工作的连续性。发电机应在市电和 UPS 均故障时迅速启动，承担起为机房供电的任务。定期对备用电源设备进行维护和测试，确保其随时处于良好备用状态。

4. 防尘与清洁　机房应对门窗进行密封处理，防止外界灰尘进入。建立清洁制度，每天安排专人对机房地面、设备表面等进行清洁并做好记录，确保设备散热良好，运行稳定。每月对机房进行全面清洁和消毒，保持机房环境整洁卫生，防止细菌滋生和传播。

5. 防静电与接地　机房地面应铺设防静电地板，地板材料应具备良好的防静电性能，能够有效释放人体和设备产生的静电荷。防静电地板的安装应符合相关标准要求，确保地板之间连接紧密，接地良好。机房内的所有设备外壳、机柜、防静电地板等进行接地连接且接地电阻应符合国家相关标准，一般不大于 4Ω。定期对接地系统进行检测和维护。

6. 消防设施设备　安装烟雾报警器和温度感应器等自动火灾报警系统，并与消防控制室联动。配备气体灭火系统（如 IG541 或七氟丙烷），定期进行检查和维护，确保其处于良好工作状态。屋顶、墙壁、地面等部位应做好防水处理，防止雨水渗漏进入机房。

7. 生物防治　全面检查机房的墙壁、地板、天花板等部位，封堵所有鼠类进入的孔洞，并在机房内适当位置安装粘鼠板、捕鼠器等装置。严禁在机房存放食物及杂物垃圾，在机房入口处设置防鼠挡板等设施，降低鼠患风险。

（二）人员安全

1. 准入管理　建立机房准入审批机制，明确只有机房管理人员、设备维护人员等经过审批的人员才能进入机房，严格限制其他无关人员进入机房。除管理员外，其他需要进入机房的人员必须提前申请并通过审批，记录进入机房的时间、事由、停留时间等信息，以便追溯和管理。外来人员进入机房时，应由机房管理人员全程陪同，防止出现误触设备、篡改设置等不当操作。

2. 门禁管理　在机房入口处设置门禁系统，只有持有有效门禁卡或输入正确密码的人员才能进入。门禁系统应具备实时监控和记录功能，能够准确记录人员进出机房的时间、卡号等信息，便于查询和统计。

（三）环境监测与维护

1. 动环监测　安装机房动环监测系统，实时监测机房内的温湿度、烟雾、水浸等环境参数，确保机房环境处于适宜设备运行的状态。一旦监测数据超出设定阈值，系统将立即触发相应的报警机制，并按照预设的应急响应流程通知相关人员迅速采取措施，防止因环境问题导致设备故障，保障急救调度工作的连续性。

2. 设备维护　安排专人每天对机房内的设备进行巡检，检查设备的运行状态，如设备指示灯是否正常、设备有无异常声响等。同时，查看设备的运行日志，及时发现并处理设备运行过程中出现的故障隐患。制定设备定期维护计划，每季度或每半年对设备进行全面维护，包括对设备进行清洁、除尘、紧固连接件等操作，检查设备的散热系统是否正常，更换老化或损坏的部件，确保设备始终处于良好的运行状态。

第八章 调度系统操作路径

本章是以笔者所在单位目前正在使用的 120 急救指挥调度信息管理系统 V10.0 为例，编制了一套系统操作路径指南，旨在为急救中心、急救站及相关工作人员提供全面的系统使用说明，供各地参考。章节涵盖了从系统登录到各项功能操作的具体步骤，并配以部分图示说明，确保用户能够快速掌握系统的使用方法。

第一节 急救中心受理台操作路径

一、登录

输入急救中心受理台网址（各急救中心有不同的网址），进入登录页面后输入工号密码即可登录。注意：每个受理台只可登录一次，不可重复登录。

二、主屏页面

（一）顶部模块

顶部模块含有 120 急救受理平台图标，"人工生成"按钮、"副屏"按钮、"地图"按钮、"统计"按钮、受理台就离席状态、受理员姓名等。顶部左侧为数据显示模块，显示急救中心从当天零点到现在的受理数、派车数、救治患者数、突发事件数和异常任务数（见图 8-1）。

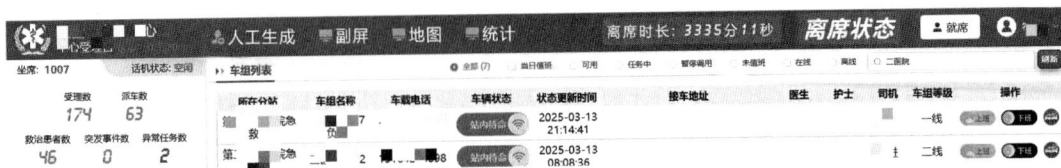

图 8-1 顶部模块图

1. 人工生成任务单　点击"人工生成"按钮，输入电话号码，点击"确定"，即可人工生成任务单。

2. 打开副屏　点击"副屏"按钮可以打开副屏页面。

3. 打开地图台　点击"地图"按钮可以打开地图页面。

4. 打开统计系统　点击"统计"按钮可以打开统计页面。

5. 切换调度坐席状态　点击"就/离席"按钮即可切换调度坐席状态，在离席状态下该受理台不会接入电话。注意：仅有一个受理台处于"就席"状态时不能进行"离席"操作。

6. 退出系统　点击受理员姓名打开下拉栏后，点击"退出"按钮，输入密码后即可退出系统。注意：不能直接关闭浏览器。

7. 交接班　点击受理员姓名打开下拉栏后，点击"交接班"按钮，输入工号和密码，点击"确定"按钮。

（二）消息通知模块

主屏左侧为消息通知模块，展示最新消息，如突发事件预警、系统告警信息等。点击"消息通知"可打开通知详情栏（见图8-2）。

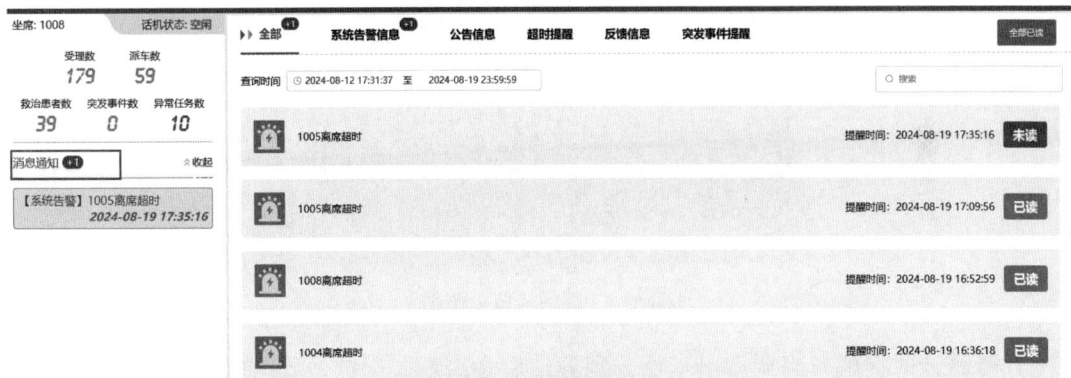

图8-2　消息通知模块图

1. 系统告警信息　显示系统异常状态，如离席超时、服务器已断开等。

2. 公告信息　显示其他调度席位发送的公告。

3. 超时提醒信息　当受理任务的各个阶段超过规定时间时会触发提醒，如受理超时、出车超时等。

4. 突发事件提醒　当任务归类为突发事件时会触发提醒。

5. 文本呼救提醒　当通过无障碍呼救平台呼救时会出现此提醒，同时系统会发出提示音，点击"接收"即可受理此无障碍呼救（见图8-3）。

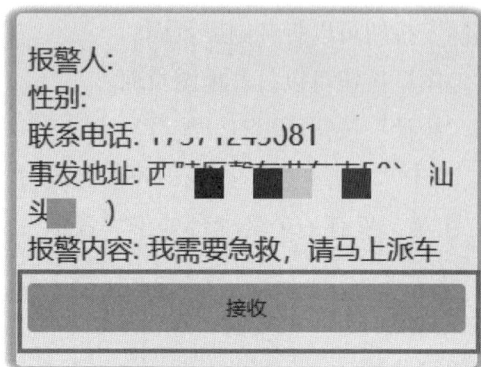

图 8-3　文本呼救提醒图

6. 联网转单提醒　当有联网转单信息时会出现此提醒，同时系统会发出提示音，点击"签收"即可受理此联网转单呼救（见图 8-4）。

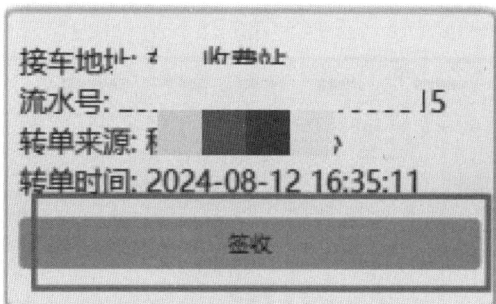

图 8-4　联网转单提醒图

7. 待派计时提醒　当调派出车任务到分站后会出现此提醒，分站派车后此提醒消失，随着时间推移，提醒框会变为红色（见图 8-5）。

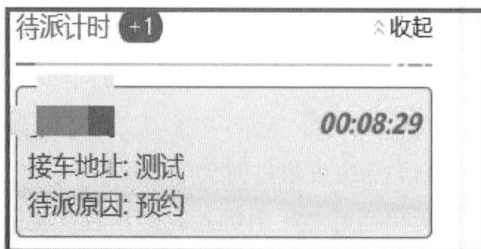

图 8-5　待派计时提醒图

（三）车组列表模块

车组列表模块显示急救站救护车相关信息，也可以进行车组人员打卡操作（见图 8-6）。

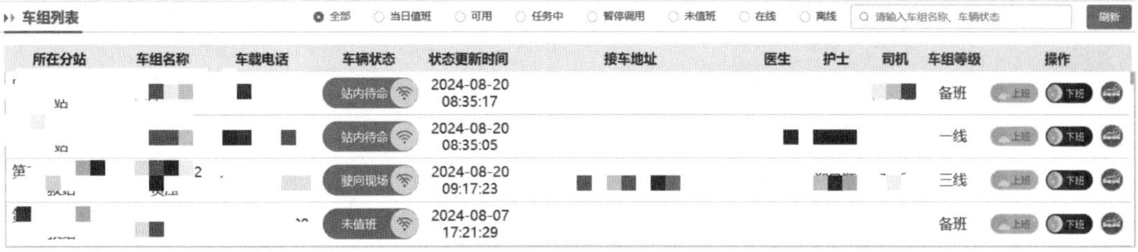

图 8-6 车组列表模块图

1. 车辆状态信息 通过车辆状态栏，可以看到该车辆目前的状态信息。右方圆形区域显示车辆对应的车载终端是否在线。

2. 车载医护人员上班打卡 点击操作栏下的"上班"按钮，选择要上班的人员名称，点击"确定"即可将人员上班。

3. 车载医护人员下班打卡 点击操作栏下的"下班"按钮，删除不需要下班的人员名称，点击"确定"即可将人员下班。注意：当司机下班时，该车辆对应的所有人员都会下班。

4. 查询关联事件 鼠标右键点击要查询的车辆，打开选项栏，点击"查询关联事件"按钮，可以在事件列表中显示此车辆的出车任务，在事件列表中点击"×"可关闭查询。

5. 强制改变车辆状态 鼠标右键点击车辆，打开选项栏，点击"车组强制待命"或"车组强制未值班"，然后点击"确认"按钮可以强制改变车辆状态，当车辆对应的车载终端不在线时可以这样操作。

6. 车辆暂停 / 恢复调用 点击操作栏右侧车辆图标按钮，选择暂停调用原因，点击"确认"按钮即可将车辆暂停调用。注意：车辆暂停调用后，车辆对应的车载终端无法收到信息，也无法调派此车辆。再次点击操作栏右侧车辆图标按钮，点击"确认"按钮可以将车辆恢复调用。

（四）任务受理模块

来电接听后会进入任务受理界面，调度员可以进行相关归类、调度派车操作。点击绿色电话图标可以进行回拨。如果有来电定位，会显示在"紧急呼救"的定位地址旁，双击鼠标左键可以复制到接车地址中。如果为"生命绿卡""失独人员"等重点用户，会在"紧急呼救受理"旁显示录入地址信息（见图 8-7）。

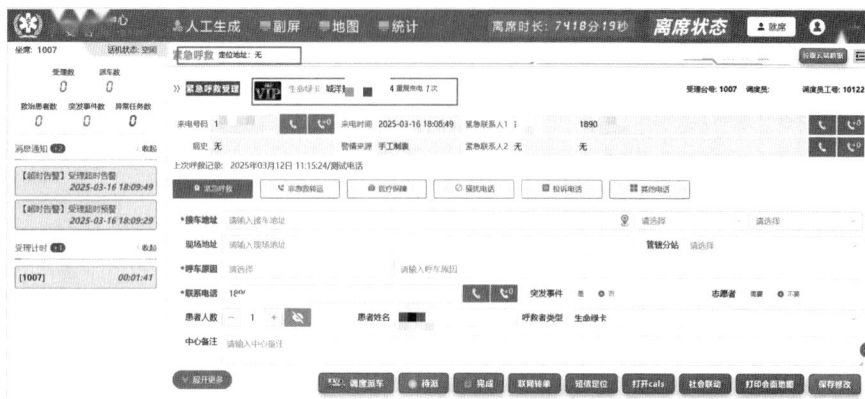

图 8-7 任务受理模块图

1. 派车任务受理 如果受理任务为派车任务，首先选择派车类型（紧急呼救、非急救转运、医疗保障），然后填写"三要素"（标红色栏），点击"调度派车"按钮，选择急救站（也可以直接选择车辆），点击"确定调派"按钮。注意：点击"允许多选"按钮可以调派多个急救站或车辆（见图 8-8）。

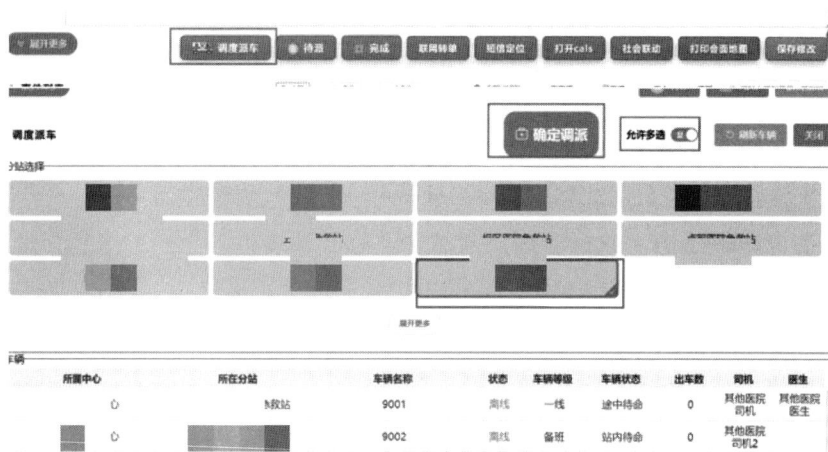

图 8-8 调度派车图

2. 骚扰电话归类 点击"骚扰电话"按钮，填写锁定时长，点击"锁定为骚扰电话"按钮，点击"结束受理"按钮（见图 8-9）。

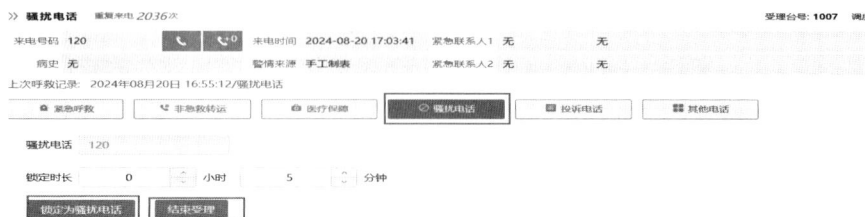

图 8-9 骚扰电话归类图

3. 投诉电话与其他电话归类 点击"投诉电话"或"其他电话",选择相应按钮将电话归类。

4. 待派任务归类 点击"待派"按钮,然后选择待派原因,点击"确定"按钮,可以将任务归为待派任务。待派任务会在左侧消息通知栏显示,双击鼠标左键即可打开受理界面(见图 8-10)。

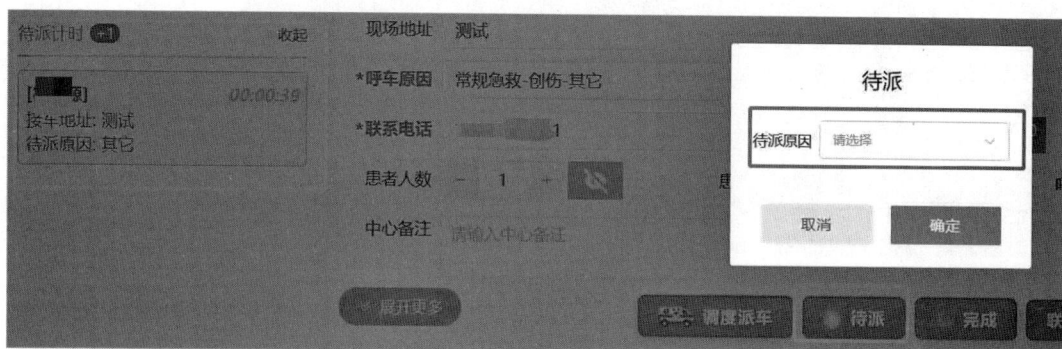

图 8-10 待派任务归类图

5. 受理任务完成 点击"完成"按钮,选择完成原因,点击"确定"按钮。

6. 联网转单操作 点击"联网转单"按钮,选择要转出的急救中心,点击"确定"按钮,联网转单信息会在左侧消息通知栏显示(见图 8-11)。

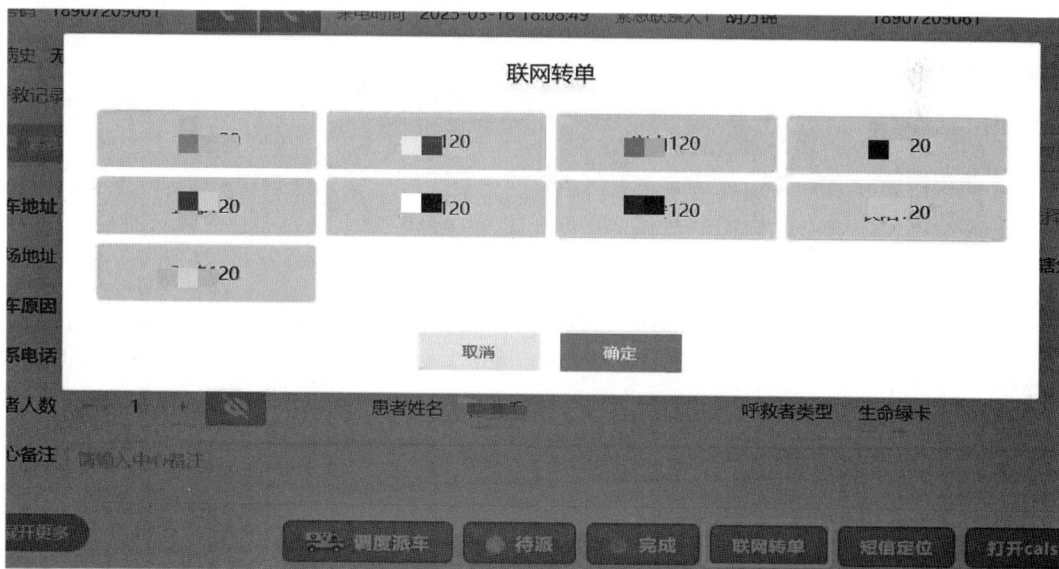

图 8-11 联网转单操作图

7. 短信定位操作 点击"短信定位"按钮,点击"确定"按钮,对方收到短信后打开短信中的链接,打开微信小程序,选择地点后点击"确认选点"按钮,调度系统会接收到地址并自动填入接车地址(见图 8-12)。

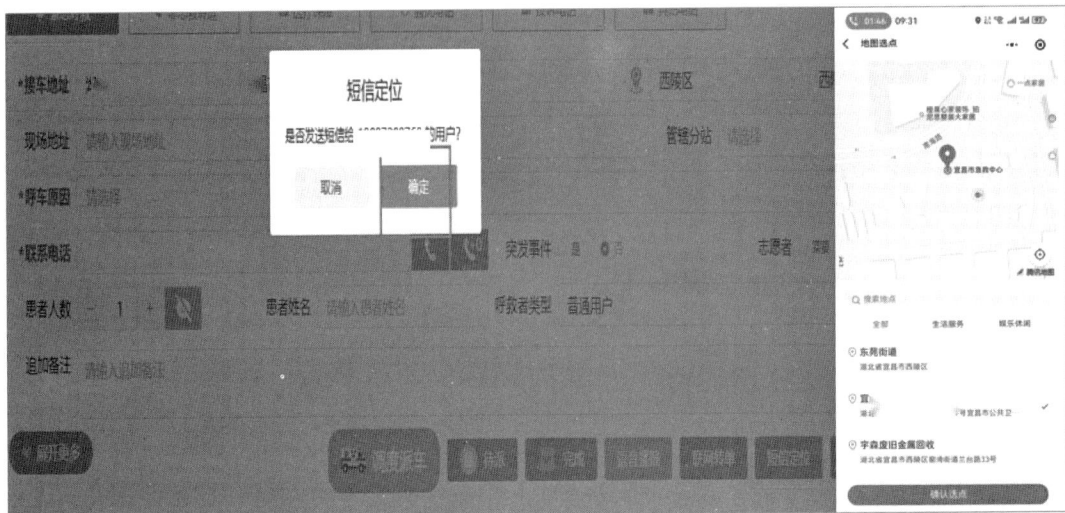

图 8-12　短信定位操作图

（五）事件列表模块

事件列表模块会显示派车任务相关信息（见图 8-13）。

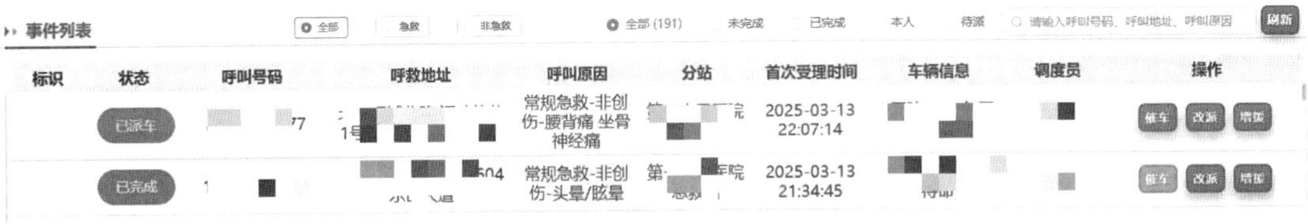

图 8-13　事件列表模块图

1. 催车操作　点击操作栏"催车"按钮，分站系统即可收到催车消息。

2. 改派操作　点击操作栏"改派"按钮，即可打开改派车辆界面，可以选择急救站或车辆进行改派。

3. 增援操作　点击操作栏"增援"按钮，即可打开增援车辆界面，可以选择急救站或车辆进行增援。

4. 打开受理调度界面　鼠标右键单击目标任务，点击"调度"按钮即可打开受理界面。

5. 打开任务详情页　鼠标左键双击目标任务栏即可在副屏打开任务详情页。

6. 事件关联操作　按住键盘上的 Ctrl 键，单击鼠标左键选择要关联的事件，然后单击鼠标右键，点击"事件关联"按钮即可关联事件。按住键盘上的 Ctrl 键，再次单击鼠标左键可取消选中（见图 8-14）。

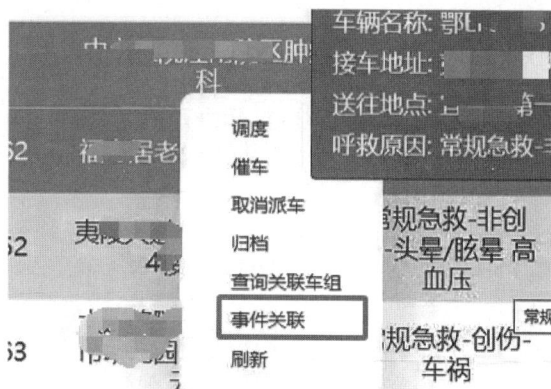

图 8-14　事件关联操作图

（六）已派分站与已派车辆模块

调度员调派分站后，再次打开受理调度界面，会增加已派分站和已派车辆模块（见图 8-15）。

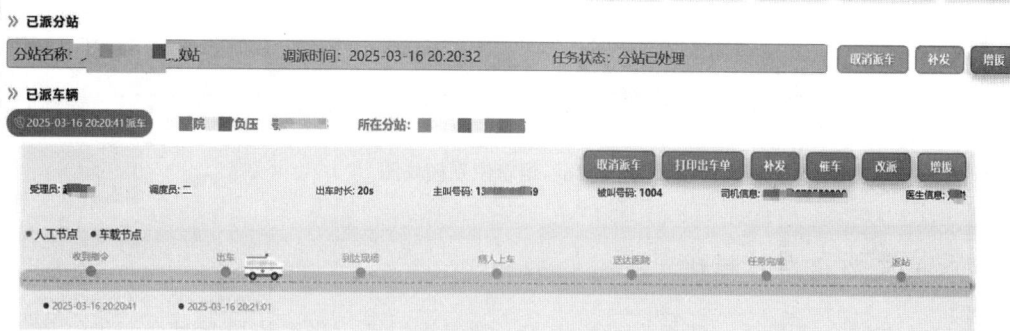

图 8-15　已派分站和已派车辆模块图

1. 取消派车操作　点击"取消派车按钮"，然后选择取消派车原因，点击"是"即可取消派车。

2. 补发信息操作　更改调度信息后，点击"补发"按钮，急救站和车载终端就会收到补发信息。

3. 增援操作　点击"增援"按钮，选择调派急救站或车辆，点击"确定调派"按钮即可对此趟任务进行增援。

4. 打印出车单操作　点击"打印出车单"后会弹出打印框，点击"打印"按钮即可打印，如果电脑没连接打印机，默认会保存为 PDF。急救站的分站系统默认自动打印。

5. 改派操作　点击"改派"按钮，选择急救站或车辆，然后点击"确定调派"按钮即可改派。

（七）语音识别模块

进入任务受理界面，点击右上角按钮即可打开语音识别栏（见图 8-16）。

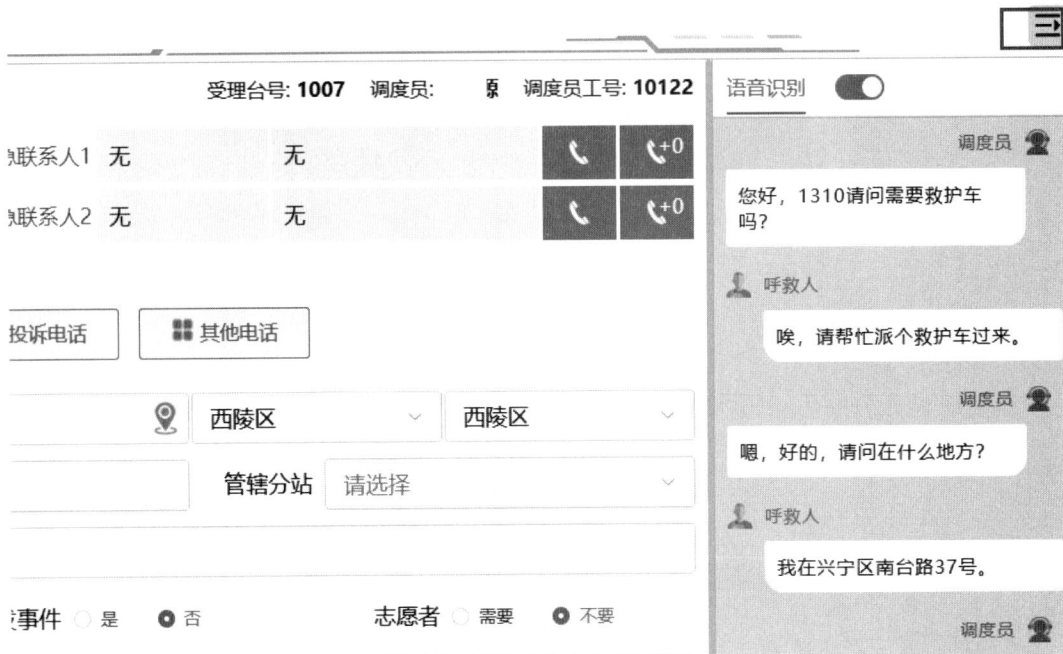

图 8-16　语音识别模块图

（八）底部状态栏模块

底部状态栏会显示系统是否为正常状态，常态为绿色，当系统异常时会变为红色（见图 8-17）。

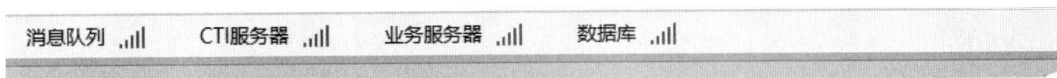

图 8-17　底部状态栏模块图

三、副屏页面

（一）调度坐席监控模块

点击副屏菜单栏中"调度坐席监控"，可查看调度坐席和急救站分站台工作状态，所有调度员可以在调度坐席监控页面监控其他调度席位的当前状态（见图 8-18）。

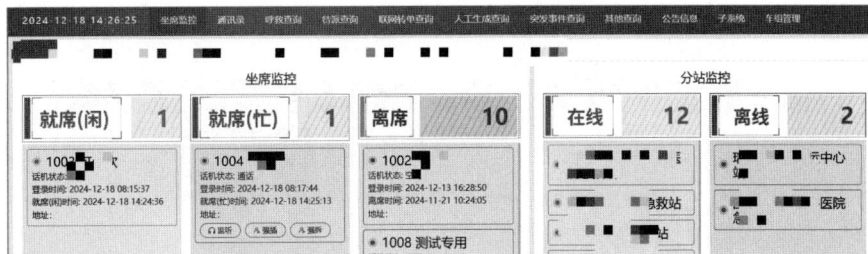

图 8-18 调度坐席监控模块图

1. 监听功能 在其他调度员接警时点击"监听"按钮可通过 IP 话机监听呼救者与对应调度员之间的通话，但无法加入通话中。

2. 强插功能 在其他调度员接警时点击"强插"按钮，可通过 IP 话机加入呼救者与对应调度员的通话，此时互相可以听到对方的说话。

3. 强拆功能 在其他调度员接警时点击"强拆"按钮，会强行中断对应调度员与呼救者的通话，同时建立自己与呼救者的通话。注意：使用"强拆"功能会强行中断调度员与呼救者的通话，请谨慎使用。

（二）通讯录模块

"通讯录"中可查看相应人员、单位等联系电话，可操作发送短信、多方通话、视频医学指导（见图 8-19）。

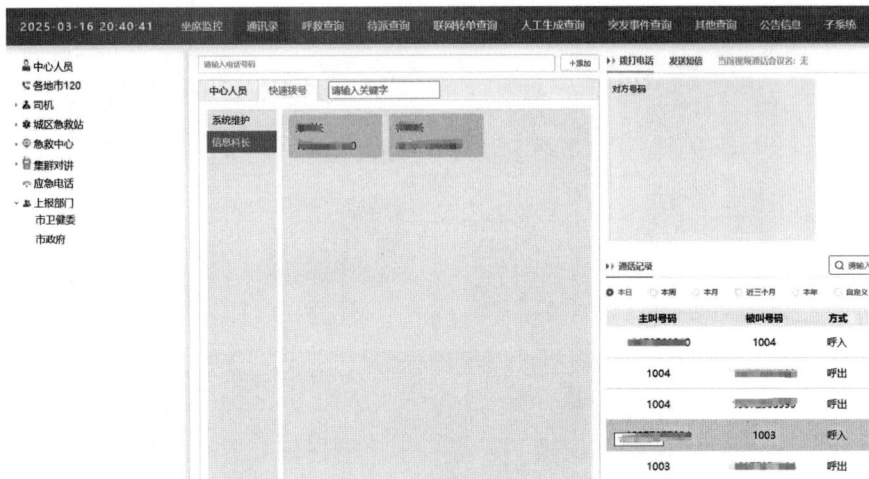

图 8-19 通讯录模块图

1. 拨打预留电话 在左侧栏选择电话目录，在中间选择要拨打的电话，然后在右侧点击"拨打电话"按钮。注意：需要等待 IP 话机响铃后再拿起话机听筒方可打出。

2. 拨打未预留电话 在"输入电话栏"输入电话号码，点击"添加"按钮，然后在右侧点击"拨打电话"按钮。

3. 进行多方通话 选中多个要通话的电话，点击"多方通话"按钮（见图 8-20）。

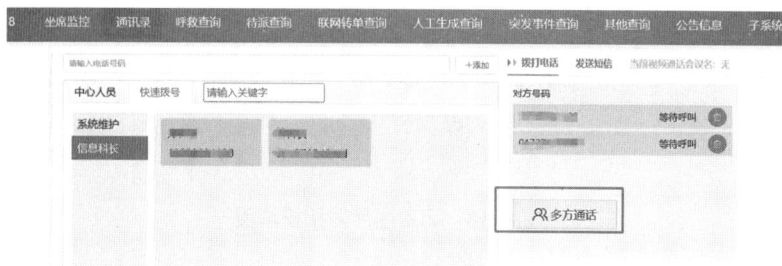

图 8-20 多方通话图

4. 进行视频通话 电话接通后，在右侧点击"发送视频电话短信"，确认电话号码，然后点击"确认"按钮，会弹出视频通话页面，同时给对方手机发送短信。对方收到短信后点击短信链接，打开微信小程序即可进行视频。调度员点击对应的"医学指导"可以打开视频，点击"挂断"按钮即可关闭视频电话。注意：需要电脑连接摄像头（见图 8-21）。

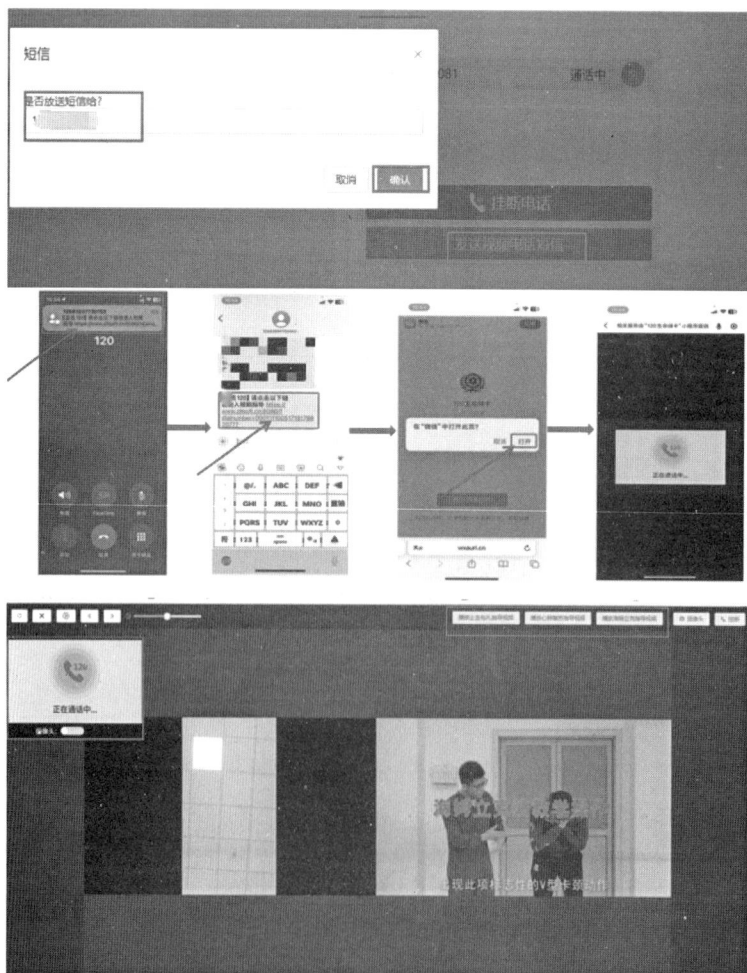

图 8-21 视频通话图

5. 发送短信 点击左侧"发送短信"按钮，选择要发送的对象，输入短信内容，点击"发送"按钮即可发送短信（见图 8-22）。

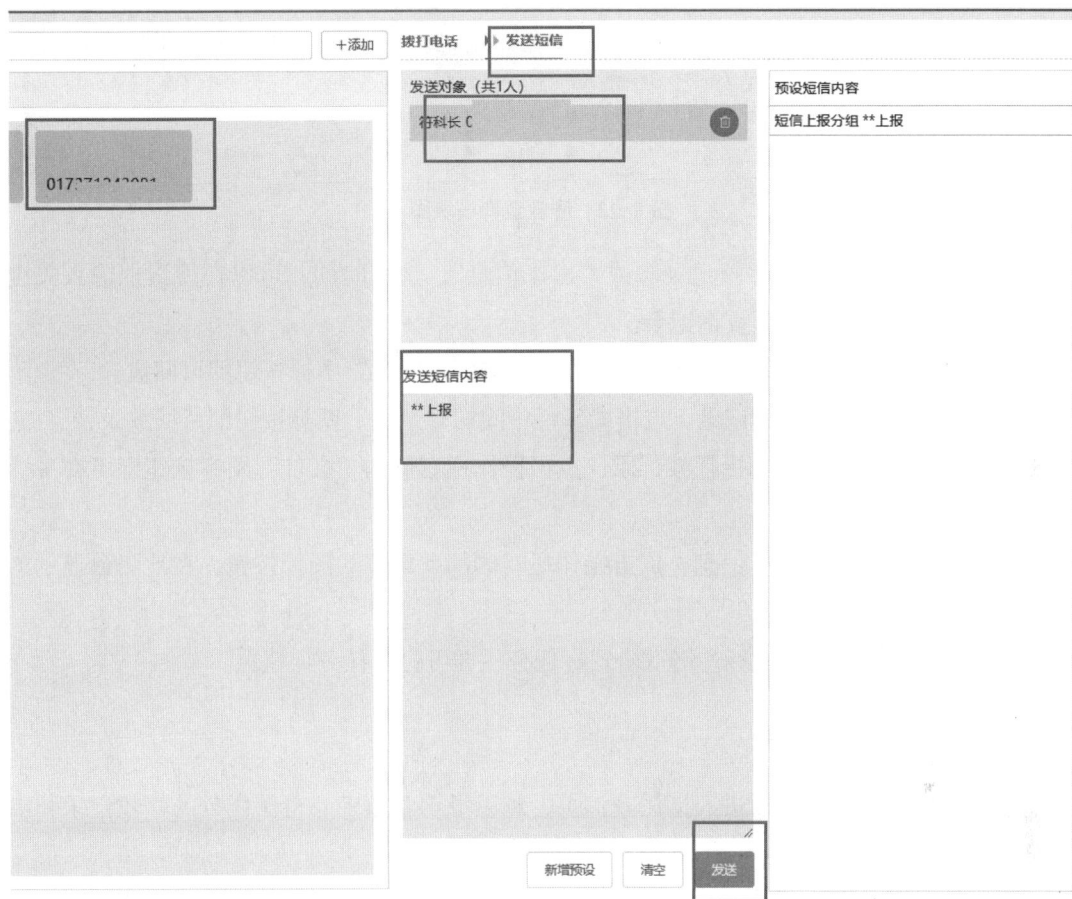

图 8-22 发送短信图

6. 新增预设短信内容 点击"新增预设"按钮，输入预设标题和预设内容，点击"确认"按钮。

7. 修改预设短信发送对象 鼠标右键点击预设，点击"修改"，添加电话号码，点击"修改预设"按钮。

8. 删除预设 鼠标右键点击预设，点击"删除"，点击"确认"。

（三）呼救查询模块

点击"呼救查询"按钮进入呼救查询页，可以显示急救中心的呼救记录和出车信息（见图 8-23）。

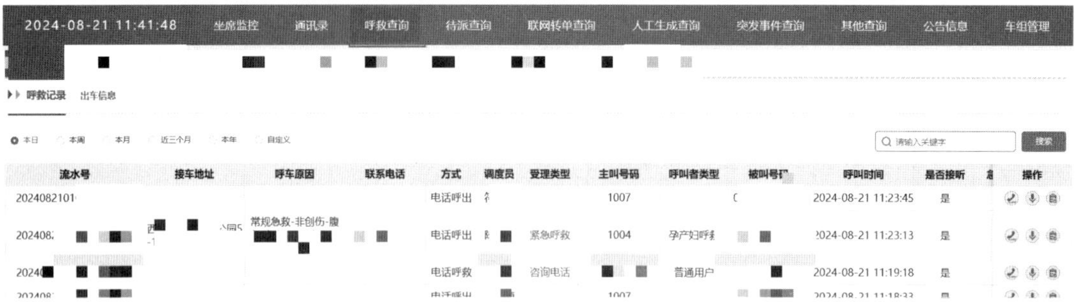

图 8-23 呼救查询模块图

1. 查询记录 选择"呼救记录"或"出车信息"，选择时间，可以在搜索框输入关键字，点击"搜索"按钮即可查询记录。

2. 电话回拨 选择呼救记录，点击操作栏左侧的"电话"图标按钮即可回拨。

3. 录音回放 选择呼救记录，点击操作栏中间的"录音"图标按钮即可回放录音。

4. 重新生成任务单 选择呼救记录，点击操作栏右侧的"文件"图标按钮即可在主屏重新生成任务单。

5. 轨迹查询 选择出车信息，点击操作栏右侧的"定位"图标按钮，在地图台显示该任务对应车辆的轨迹。

6. 进入任务详情页 鼠标左键双击目标任务栏即可打开任务详情页。

（四）代派查询模块

点击"待派查询"按钮进入待派查询页，可以显示急救中心待派任务的呼救记录和出车信息。

（五）联网转单查询模块

点击"联网转单查询"按钮进入联网转单查询页，可以显示急救中心联网转单任务的呼救记录和出车信息。

（六）人工生成查询模块

点击"人工生成查询"按钮进入人工生成查询页，可以显示急救中心人工生成任务的呼救记录和出车信息。

（七）突发事件查询模块

点击"突发事件查询"按钮进入突发事件查询页，可以显示急救中心归类为突发事件任务的呼救记录和出车信息。

（八）其他查询模块

此模块可以查询暂停调用车辆、锁定的骚扰电话、发送公告和短信记录（见图8-24）。

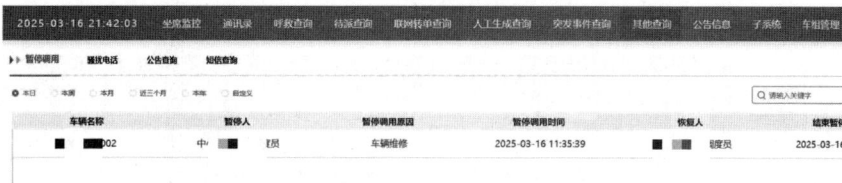

图8-24 其他查询模块图

1. 暂停调用查询 点击"暂停调用"按钮，显示暂停调用的车辆。

2. 骚扰电话 输入电话号码，选择锁定时长，然后点击"锁定为骚扰电话"即可将电话锁定。超过锁定时长会自动解锁，或手动点击"解锁"按钮操作解锁（见图8-25）。

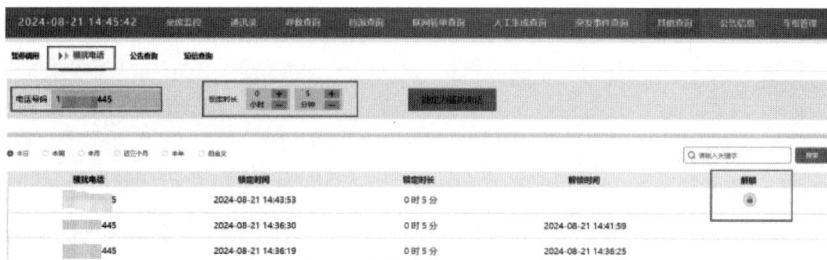

图8-25 骚扰电话图

3. 公告查询 显示发送和接收的公告记录。

4. 短信查询 显示发送和接收的短信记录。

（九）公告信息模块

此模块可以对受理台、急救站、车辆发送公告（文本信息），同时可预设公告内容并进行修改（见图8-26）。

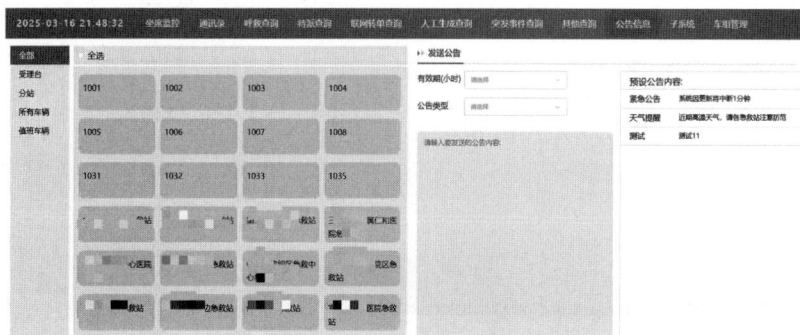

图8-26 公告信息模块图

1. 发送公告 在文本框中编辑需要发送的公告内容，选择要发送的对象、有效期和公告类型，然后点击"发送"按钮。

2. 预设公告内容 点击新增预设，录入"预设标题"和"预设内容"，然后点击"确认"按钮（见图 8-27）。

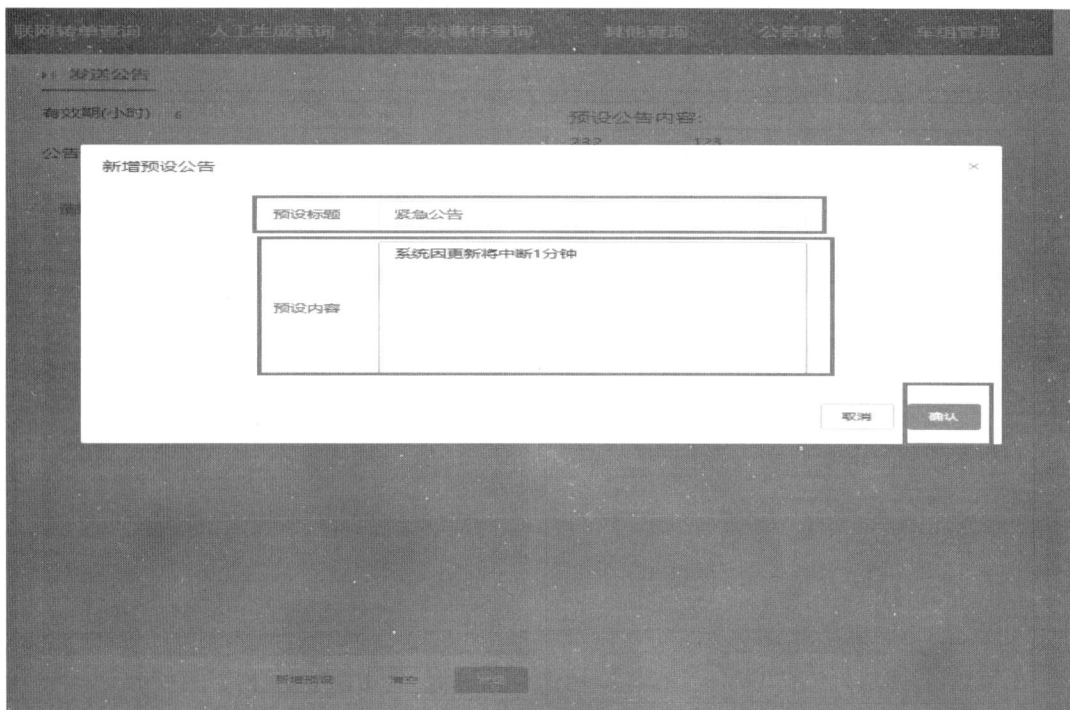

图 8-27　预设公告内容图

3. 修改预设公告内容 在预设公告栏下，选中需要修改的公告内容，点击鼠标右键，选择"修改"按钮，在弹出的选项框中对"预设标题"和"预设内容"进行修改，点击"确认"按钮（见图 8-28）。

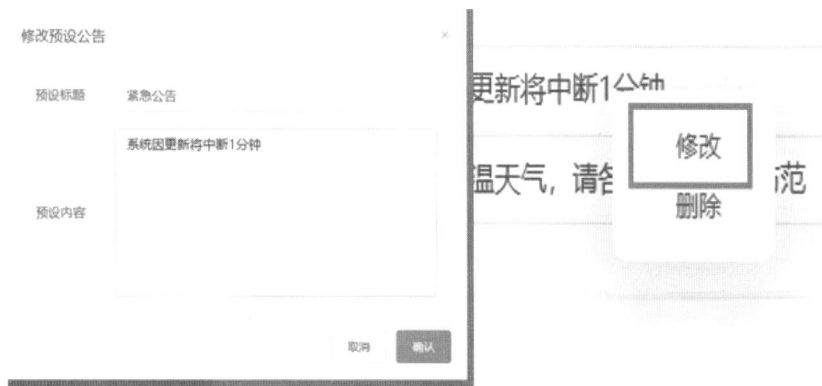

图 8-28　修改预设公告内容图

4. 删除预设公告内容　在预设公告栏下，选中需要删除的公告内容，点击鼠标右键，选择"删除"选项，点击"确认"按钮（见图8-29）。

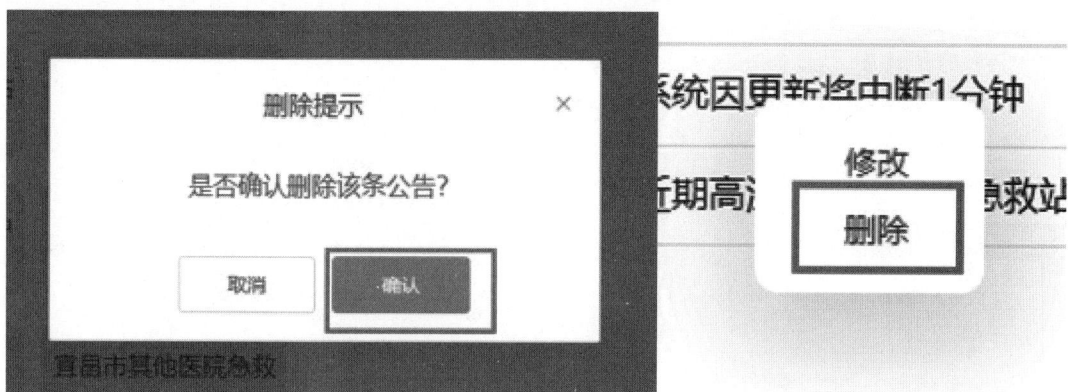

图 8-29　修改预设公告内容图

（十）车组管理模块

此模块可以查询急救站车辆信息。

（十一）受理详情页模块

双击呼救记录与出车信息中的任务行可以进入受理详情页（见图8-30）。

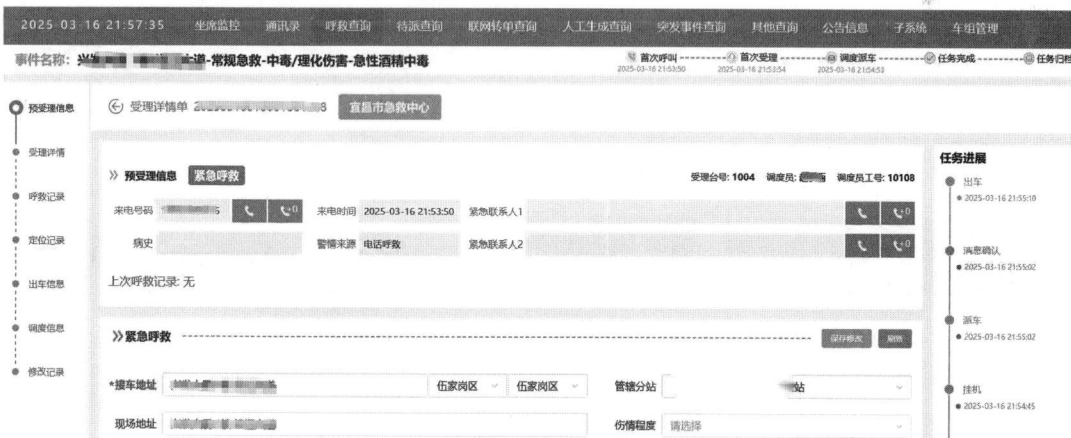

图 8-30　受理详情页模块图

1. 预受理信息模块　显示该任务的来电号码、呼救来源、受理人员等信息。点击绿色电话图标可以进行回拨。

2. 紧急呼救模块　显示该任务相关要素归类信息，点击绿色电话图标可以进行回拨。注意：修改过后需要点击"保存修改"按钮。

3. 呼救记录模块 显示该任务对应的通话记录（见图 8-31）。

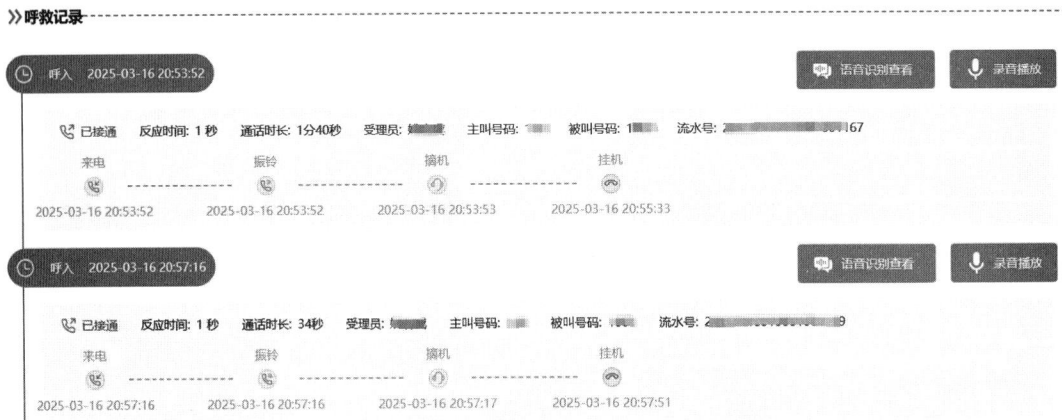

图 8-31 呼救记录模块图

（1）语音识别查看 点击"语音识别查看"打开语音识别栏（见图 8-32）。

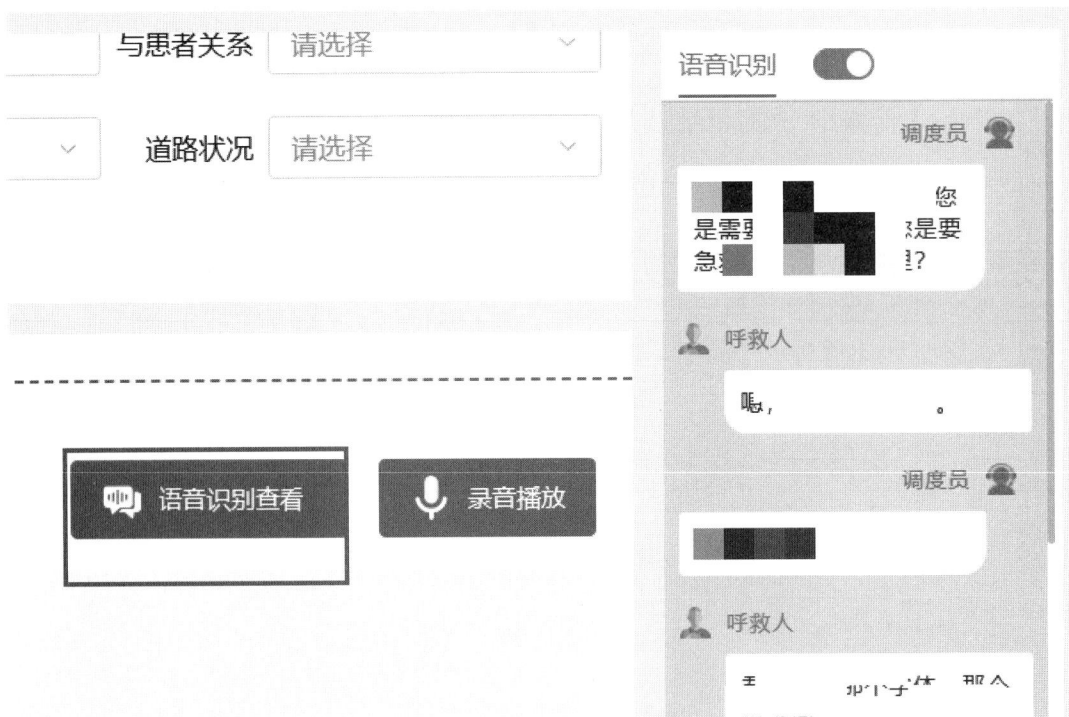

图 8-32 语音识别查看图

（2）录音／视频回放　点击"录音播放按钮"，打开音频／视频回放（见图 8-33）。

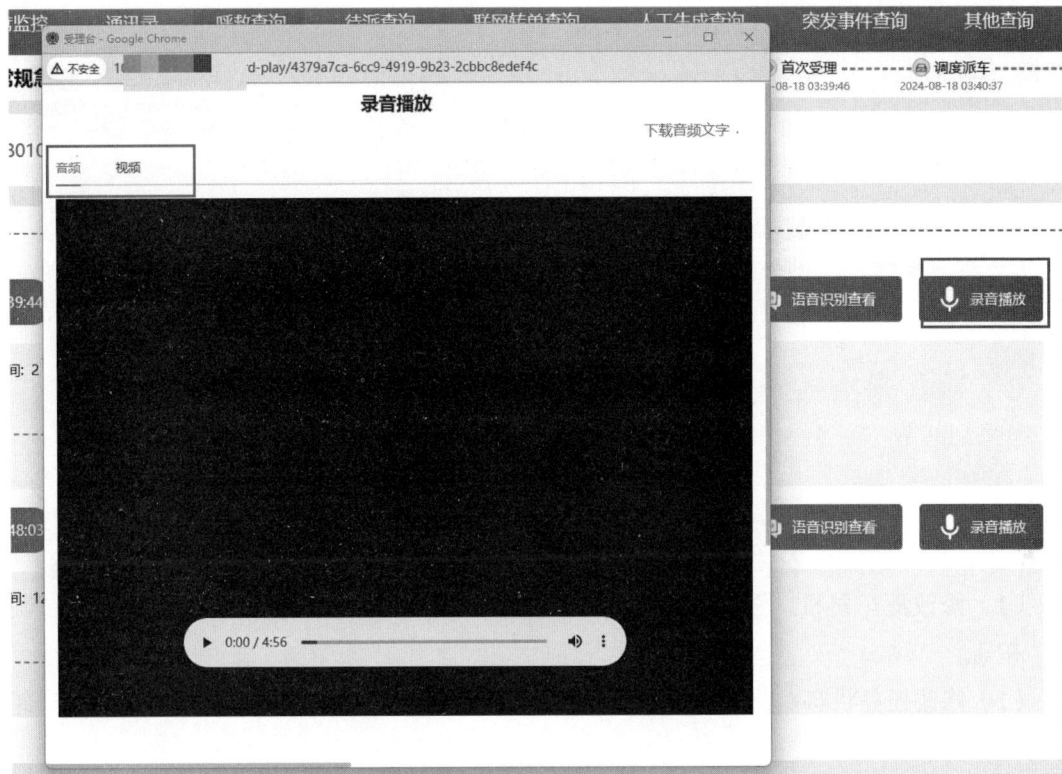

图 8-33　录音／视频回放查看图

4. 定位记录模块　显示该任务定位信息。点击经纬度或文本地址右边按钮可以在地图台进行定位（见图 8-34）。

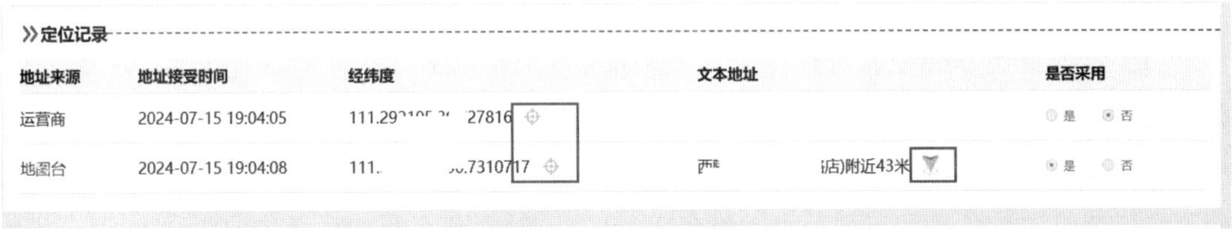

图 8-34　定位记录模块图

5. 出车信息模块　显示该任务出车信息。点击绿色电话图标可以进行回拨（见图 8-35）。

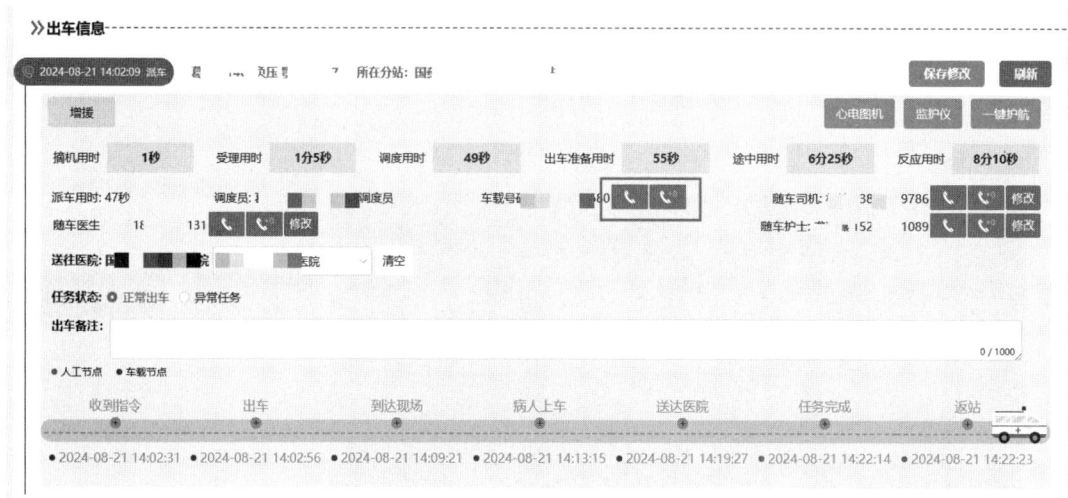

图 8-35　出车信息模块图

（1）**修改随车司机、医生、护士**　点击"修改"按钮，选择要更改的人，点击"确认"按钮。

（2）**修改任务状态**　选择正常出车 / 异常任务，选择异常任务类型与原因，点击"保存修改"按钮（见图 8-36）。

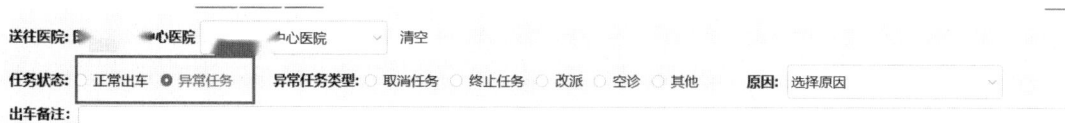

图 8-36　修改任务状态图

（3）**修改自出车类型**　选择当班自出 / 备班自出，点击"保存修改"按钮。注意：只有急救站自生成任务才有此选项。

（4）**修改出车时间节点**　点击"+"按钮，输入时间，点击"保存"按钮。时间节点分为人工节点（蓝色）和车载节点（红色）。注意：时间节点添加后无法取消。

（5）**查看监护仪状态**　点击"监护仪"按钮，弹出监护仪显示网页（见图 8-37）。注意：需要监护仪连接网络。

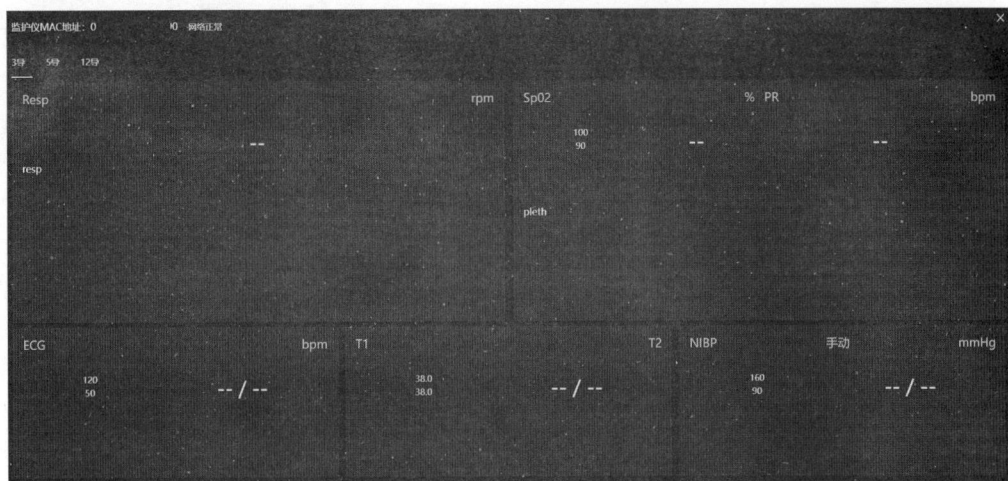

图 8-37 查看监护仪状态图

6. 调度信息模块 显示该任务调度相关的信息（见图 8-38）。

序号	调度人	调度类别	调度类型	调度分站	调度车辆	分站处理状态	派单时间	接单时间	接单人
1		分站	派车	救站	.01	已处理	2024-08-21 14:20:37	2024-08-21 14:20:51	(救站调

图 8-38 调度信息模块图

7. 救治信息模块 显示该任务救治患者信息，双击可查看详细病历。注意：只有填完病历才会显示（见图 8-39）。

病人编号	派车分站	车辆名称	姓名	性别	年龄	病情	初步诊断	救治结果	送往地点
219860			久	男	68岁	急症	头部的损伤	送往他院	院

图 8-39 救治信息模块图

8. 关联事件模块 显示与该事件关联的事件信息。点击"解除关联"按钮可以解除事件关联（见图 8-40）。

关联时间	关联事件号	关联人	解除关联
2024-08-21 15:40:15	0748	乱	解除关联
2024-08-21 15:40:15	001000660	乱	解除关联

图 8-40 关联事件模块图

9. 突发事件上报模块 当任务归类为突发事件后会显示相关内容，调度员需填写事故类别、事故类型、事故等级、死亡人数、受伤人数和失踪人数（见图 8-41）。

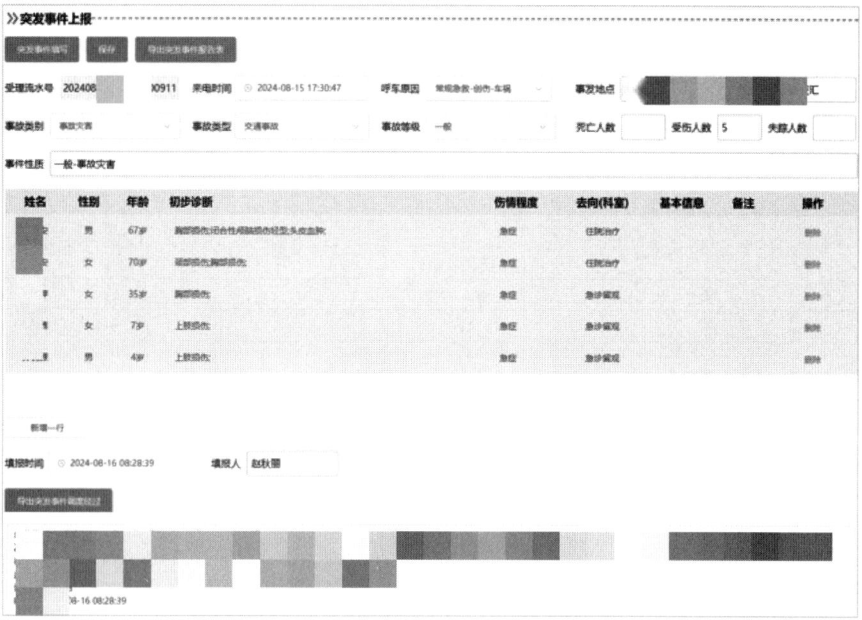

图 8-41 突发事件上报模块图

（1）导出突发事件报告表 点击"导出突发事件报告表"按钮，右上角弹出框点击"保留"（见图 8-42）。

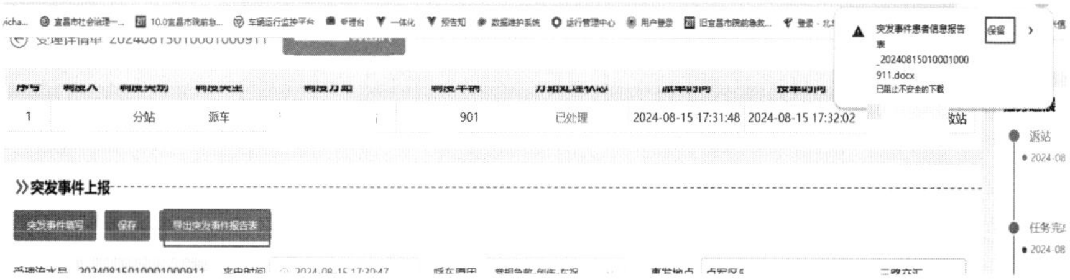

图 8-42 导出突发事件报告表图

（2）导出突发事件调度经过 点击"导出突发事件调度经过"按钮，右上角弹出框点击"保留"（见图 8-43）。

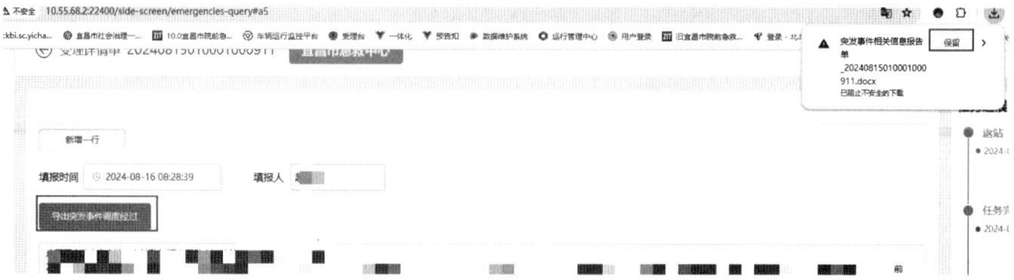

图 8-43 导出突发事件调度经过图

10. 转单信息模块 显示联网转单相关信息，点击对方事件号可以跳转到对应事件受理详情页（见图 8-44）。

图 8-44 转单信息模块图

11. 修改记录模块 显示任务详情页的修改记录（见图 8-45）。

图 8-45 修改记录模块图

第二节 急救站受理台操作路径

一、登录

输入急救站受理台网址，进入登录页面后输入工号、密码即可登录。注意：每个调度坐席只可登录一次，不可重复登录。

二、主屏页面

（一）顶部模块

顶部模块含有 120 急救受理平台图标，"首页"按钮，"人工生成"按钮，"查询"按钮，"公告"按钮，"自动打印切换按钮"和接线员姓名（见图 8-46）。

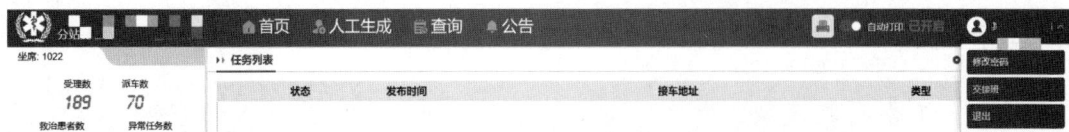

图 8-46 顶部模块图

1. 回到首页 点击"首页"按钮。

2. 人工生成任务单 点击"人工生成"按钮，输入电话号码，点击"确定"按钮，进入受理界面。

3. 查询任务和出车记录 点击"查询"按钮可以打开查询页面。中间灰色部分可以左右移动，调整任务列表和出车记录大小（见图8-47）。

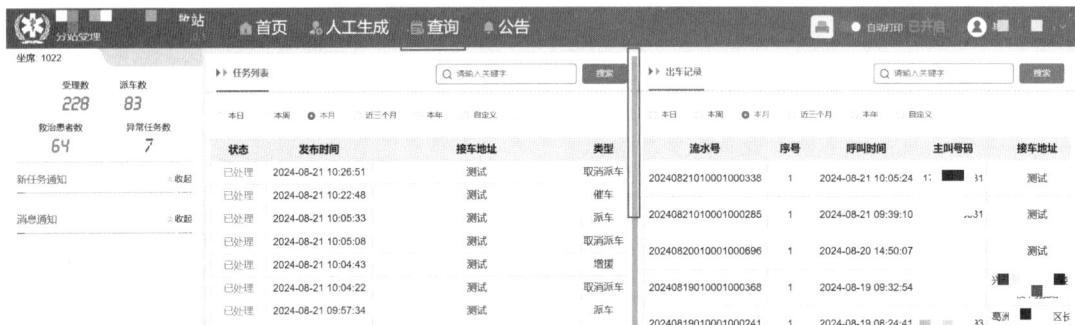

图 8-47 查询任务和出车记录图

4. 自动打印出车单 点击自动打印切换按钮。

5. 交接班 点击受理员姓名，点击"交接班"按钮，输入工号和密码，点击"确定"。

（二）新任务通知模块

显示急救中心发送的调派任务，会有声音提示，点击鼠标右键可以清空任务通知（见图8-48）。

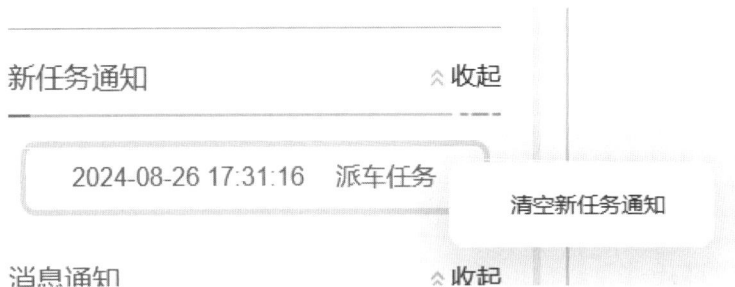

图 8-48 新任务通知模块图

（三）消息通知模块

显示系统告警信息和公告信息。

（四）任务列表模块

显示急救站自现在往前24小时的派车任务，未处理任务背景为黄色（见图8-49）。

图 8-49 任务列表模块图

（五）车组列表模块

显示急救站的车辆信息。

（六）受理详情单模块

在主屏任务列表或查询页的任务列表、出车记录栏，鼠标左键双击任务行进入受理详情页，可以查看任务受理信息。注意：中心派单的任务，急救站无法更改受理信息。

第三节　车载急救终端操作路径

一、急救通 APP

急救通 APP 主要用于接收和操作派车任务，可通过点击急救通图标 ![急救通] 按钮打开（见图 8-50）。

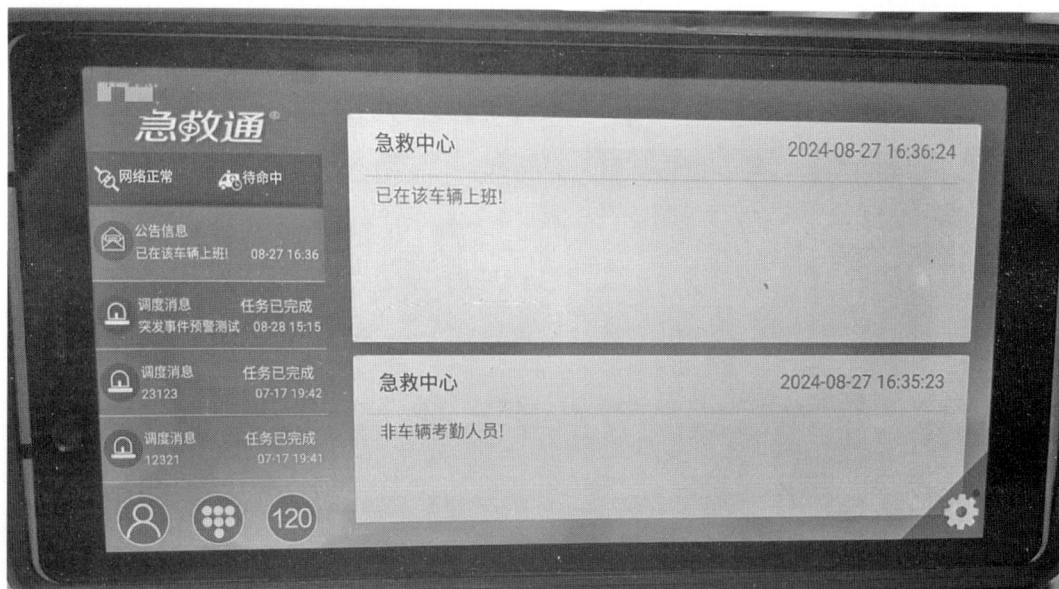

图 8-50 急救通 APP 图

（一）接收任务

急救站或急救中心派车，急救通 APP 接收到任务消息，点击"查看详情"按钮接收任务（见图 8-51）。

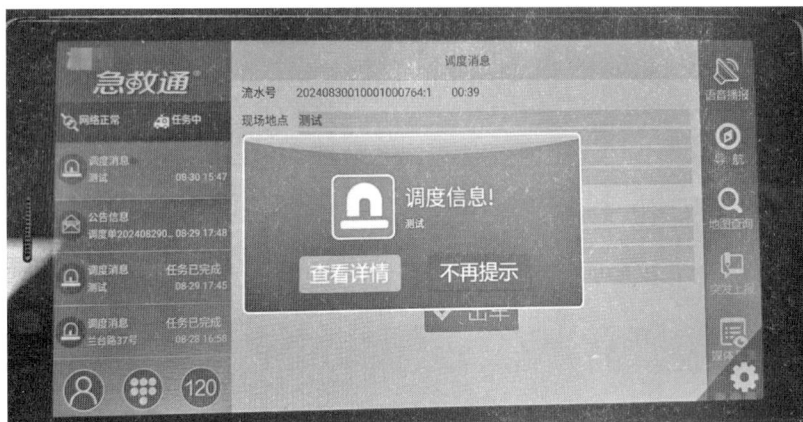

图 8-51　接收任务图

（二）操作时间节点

点击"出车""到达现场""上车""送达""任务完成""返回"按钮填写对应的时间节点。

（三）地址导航

点击"靠近地点"或"地图查询"按钮打开高德地图，选取对应地址开启导航（见图 8-52）。

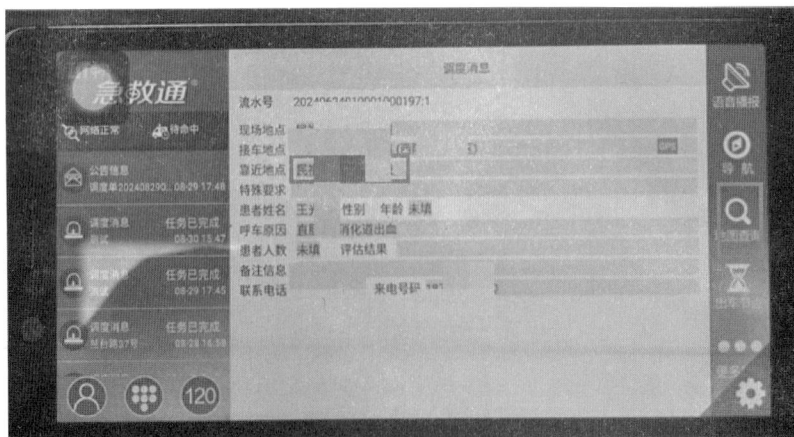

图 8-52　地址导航图

（四）特殊事件归类

点击"特殊事件"，选择特殊事件原因，点击发送（见图8-53）。

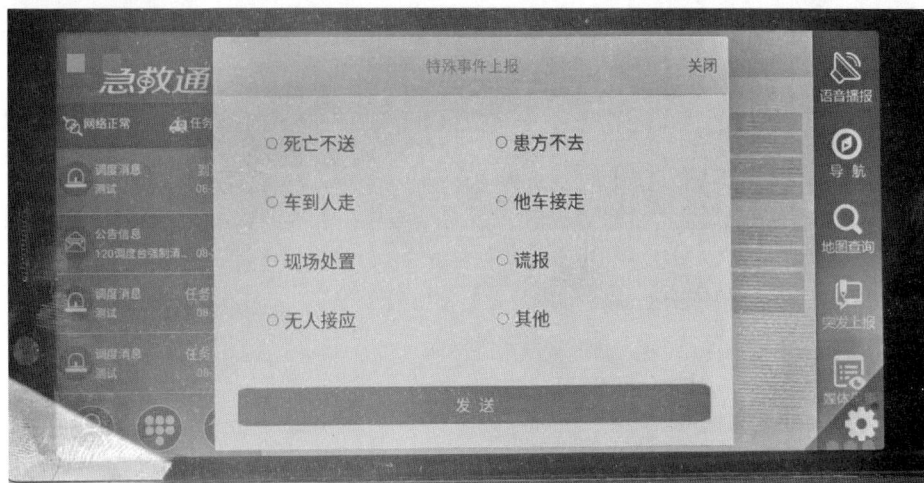

图 8-53　特殊事件归类图

（五）拨打联系电话

点击"联系电话"或"来电号码"拨打电话（见图8-54）。

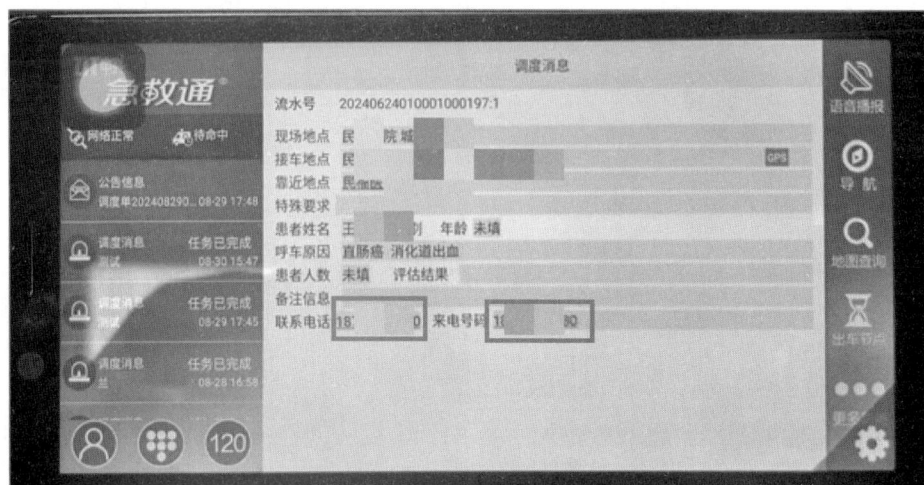

图 8-54　拨打联系电话图

（六）考勤上班

点击右下角"设置"按钮，点击"考勤"，点击"上班"，输入工号和密码（见图8-55）。

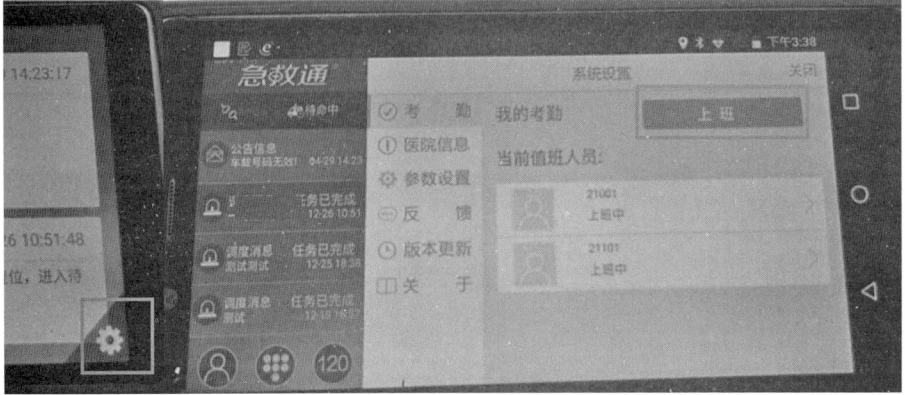

图 8-55　考勤上班图

二、医务通 APP

医务通 APP 主要用于填写病历和交接单等，可通过点击医务通 ![图标] 图标按钮打开。

（一）登录

打开软件，配置服务器地址，输入工号和密码，点击"登录"按钮（见图 8-56）。

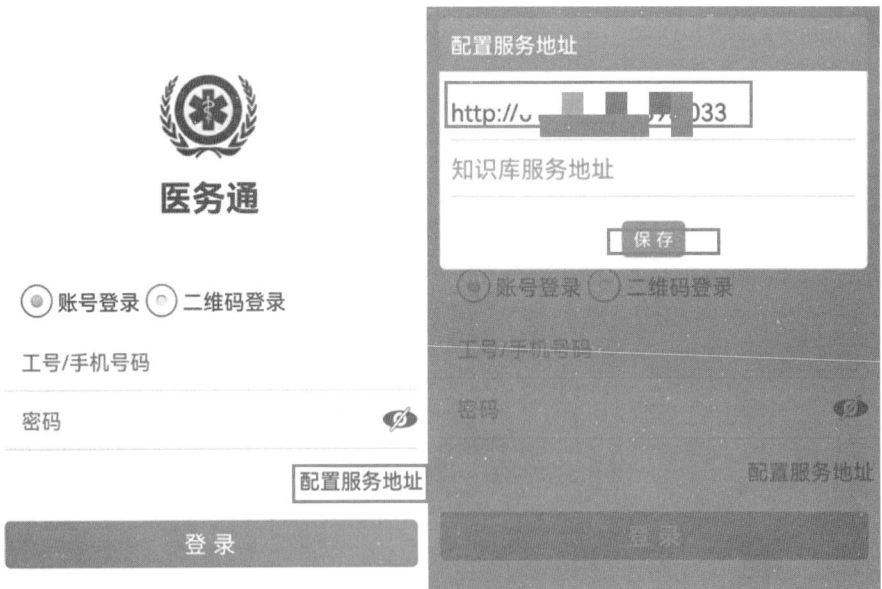

图 8-56　医务通登录图

（二）病历查询／登记

点击"病历"，点击"查询"／"登记"，查看／登记病历。

（三）交接单查询 / 登记

点击"交接单"，点击"查询" / "登记"，查看 / 登记交接单（见图 8-57）。

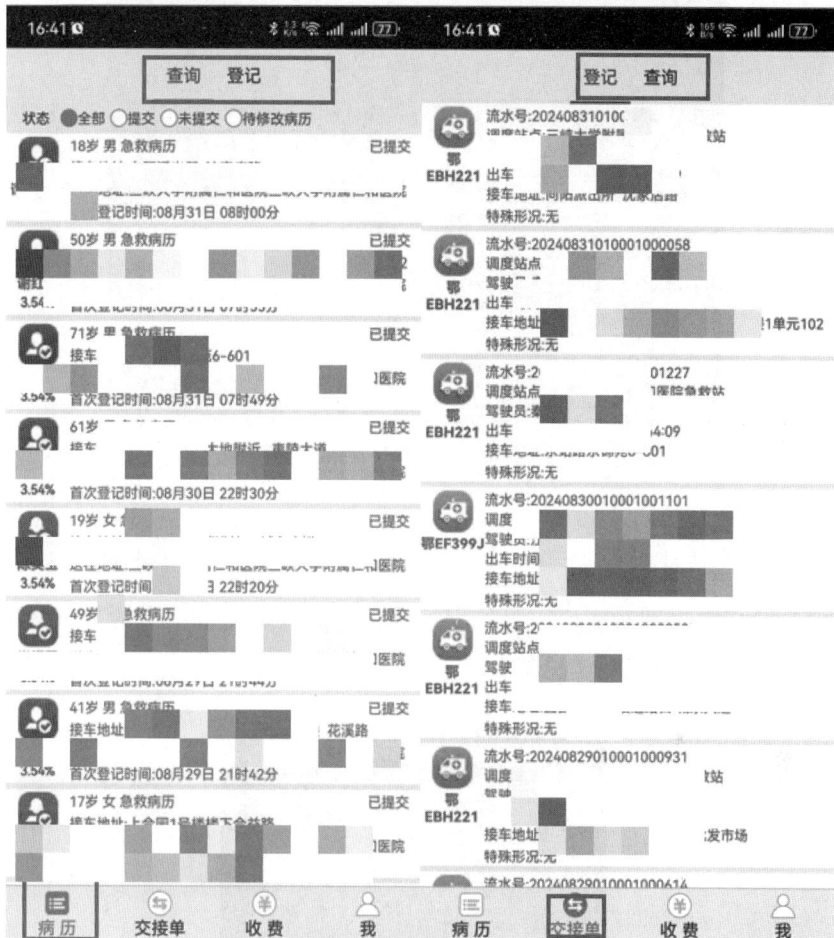

图 8-57 交接单查询 / 登记图

（四）填写病历

在病历登记中找到对应流水号的病历，点击打开病历详情页，填写病历内容（红色为必填项），点击"保存"可保存已填写的内容，点击"新增患者"可增加患者，点击"提交"可提交病历（见图 8-58）。

（五）修改病历

在病历查询中点击想修改的病历，点击申请修改按钮，输入申请修改的内容，管理员（一般为急救中心人员）审批通过，修改后再次提交（见图 8-58）。

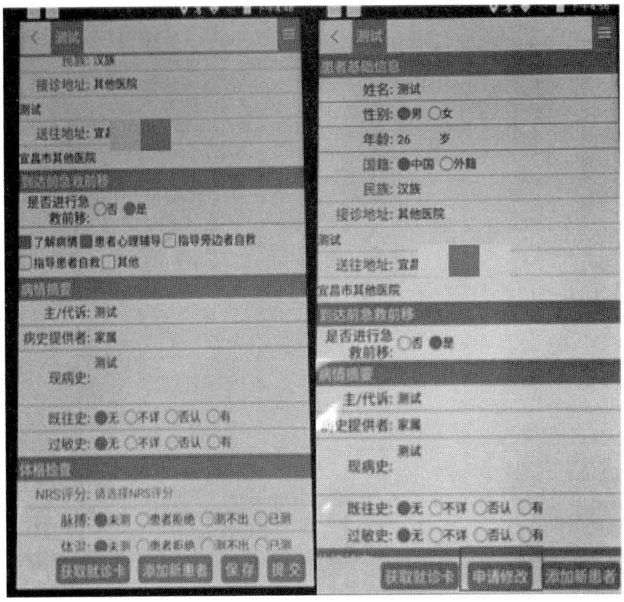

图 8-58 填写 / 修改病历图

（六）填写交接单

在交接单登记中找到对应流水号的交接单，点击打开交接单详情页，填写交接单内容，点击"保存"可保存填写（见图 8-59）。

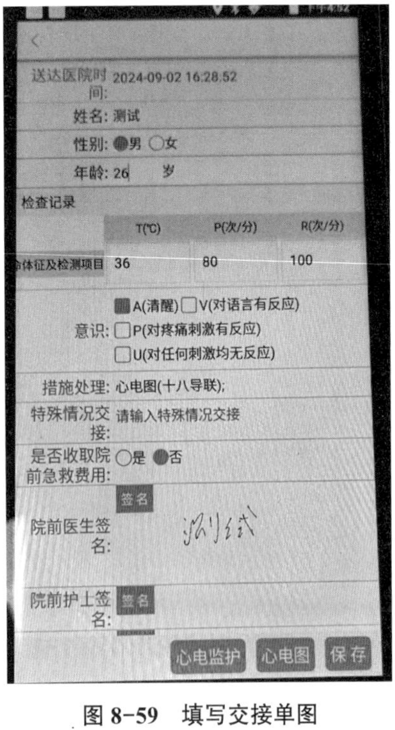

图 8-59 填写交接单图

第四节　辅助系统操作路径

一、病历系统操作路径

（一）病历首页

打开病历登录界面，输入医生工号和密码进行登录。医生工号申请需要联系各急救中心网络负责人进行添加。注意：不记得医生工号，可联系急救中心网络负责人查询，也可输入医生姓名、密码进行登录，但当有重名时，可能会登录错误账号。登录后即可进入病历首页（见图 8-60）。

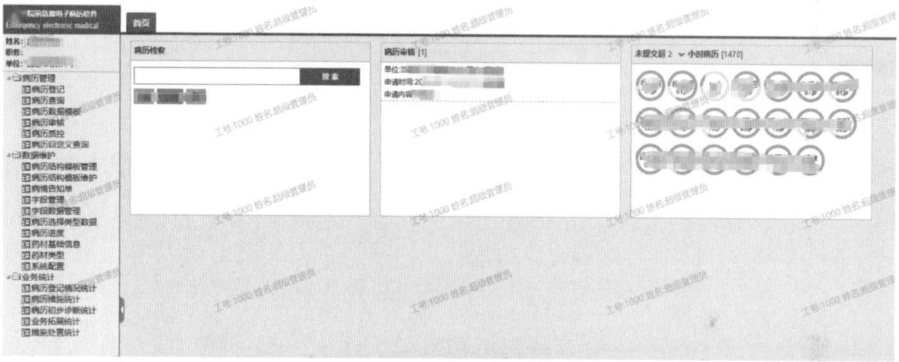

图 8-60　病历首页图

病历审核：中间的病历审核模块会展示申请修改的病历列表，点击病历列表即可选择允许或拒绝，注意：只有管理员账号才可进行此操作。

查看超时未提交病历：右侧可查看超时未提交病历，点击可以跳转到相应病历。

（二）病历登记

在左边栏选择"病历登记"。在顶部选择时间、单位、医生、登记情况后可以查询病历列表，红色为未登记病历，黑色为已登记病历（见图 8-61）。

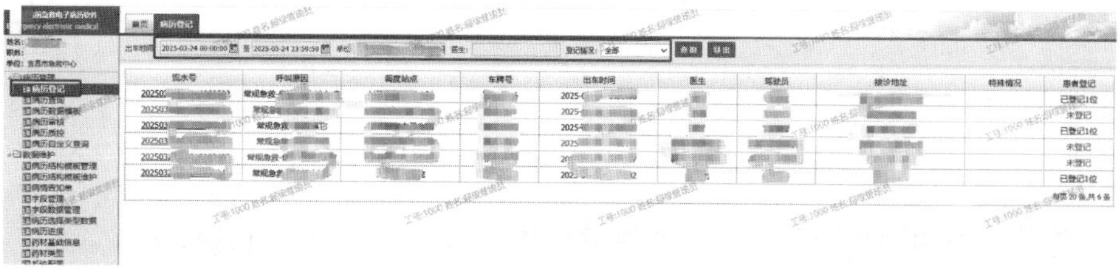

图 8-61　病历登记列表图

点击要登记病历的流水号即可打开病历并填写，红色为必填项（见图 8-62）。注意：只有随车医生才能填写此趟任务的病历。

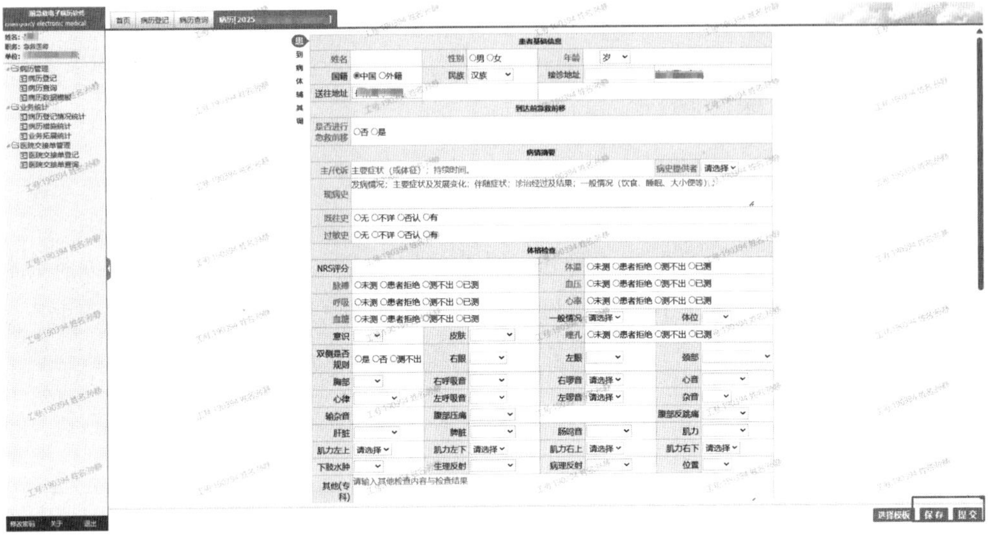

图 8-62　病历登记图

新增患者：提交病历后再次打开病历，可点击右下角"添加患者"新增患者信息（见图 8-63）。

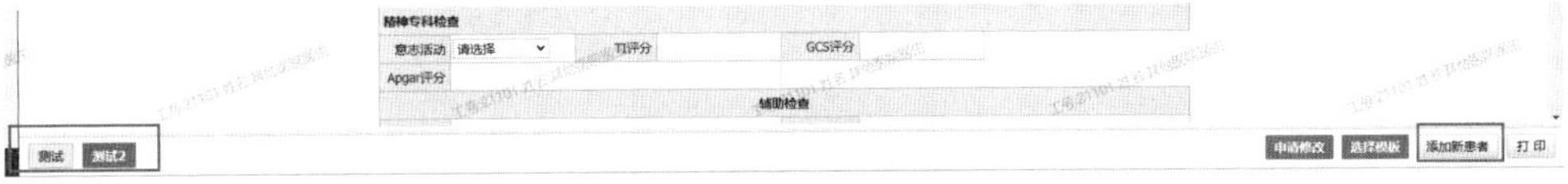

图 8-63　添加患者图

（三）病历查询

在左边栏选择"病历查询"。在顶部选择时间、单位、医生、登记情况后可以查询已提交病历列表（见图 8-64）。

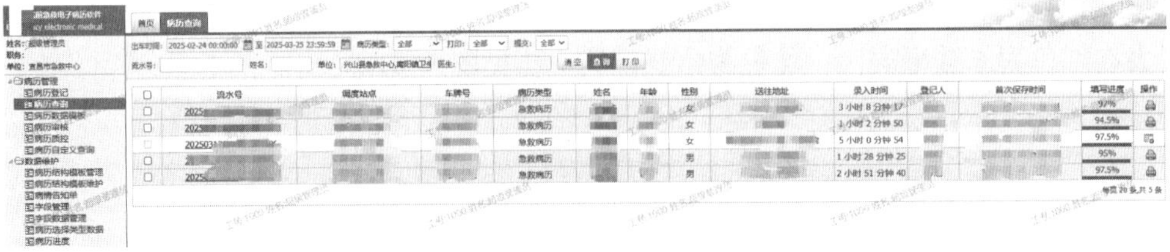

图 8-64　病历查询列表图

病历打印：查询到病历后，点击右侧操作栏打印机图标即可打开打印预览页，再次点击右上角蓝色打印图标即可打印（见图 8-65）。

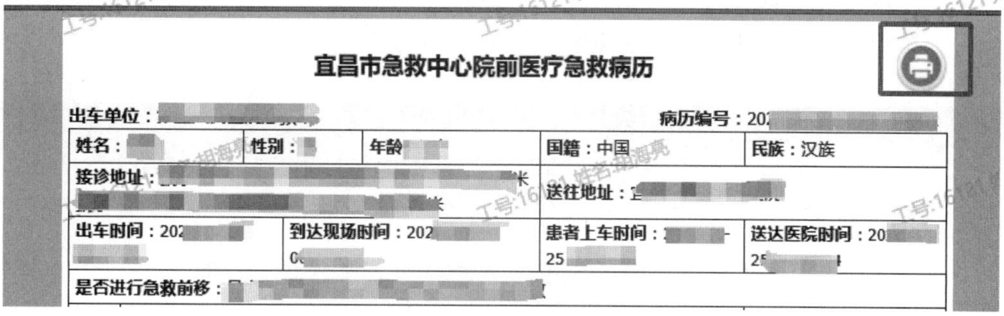

图 8-65 病历打印图

（四）病历修改

查询到已填写病历并打开，点击左下角的"申请修改"按钮，填写申请理由，点击"申请"按钮，管理账号允许修改后即可修改病历。注意：修改完成后需要重新保存提交。

（五）病历删除

申请修改病历并通过后，在"病历查询"中查到此趟病历，原打印图标按钮会变为删除图标，点击删除图标即可删除已填写病历，可以重新在"病历登记"中填写（见图 8-66）。

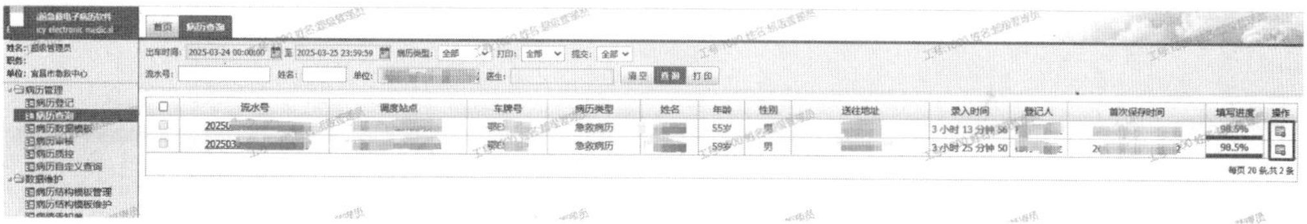

图 8-66 病历删除图

二、座机录音系统操作路径

打开录音系统网页，登录后可进入录音系统首页，首页会显示各分机信息列表及其目前状态，当分机处于通话中时会高亮显示，点击"监听"按钮即可监听通话（见图 8-67）。

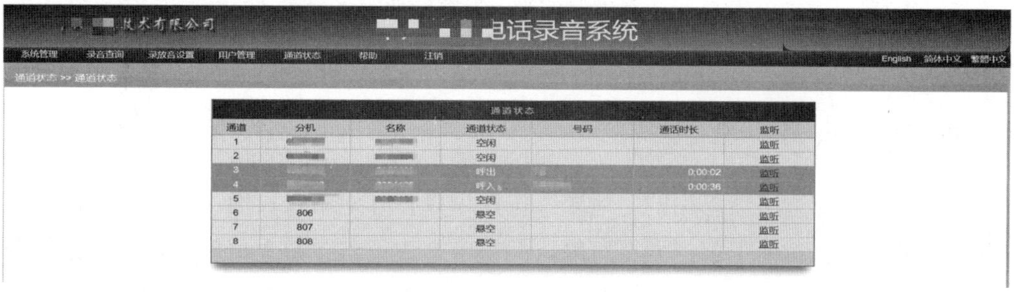

图 8-67 录音系统首页图

鼠标悬浮在"录音查询",点击"高级查询"可打开查询页面,输入需要的查询条件后点击"执行查询"按钮即可查询到相关录音记录(见图8-68)。

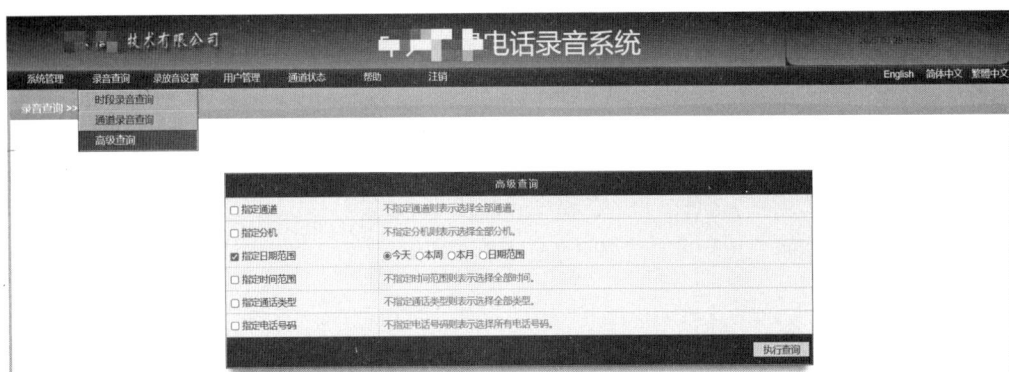

图 8-68　录音系统查询图

三、院前院内一体化传输系统操作路径

打开院前院内一体化传输系统网页,登录后可进入任务显示页面。页面右侧会显示当天出车任务数量、正在进行中的任务列表和选中任务的车载监控。左侧的上部分会显示目前选中任务患者的基本信息,下部会显示车辆定位以及车载监护仪和心电图机的各项参数(见图8-69)。注意:任务列表中只显示送往地点为本院的任务信息。

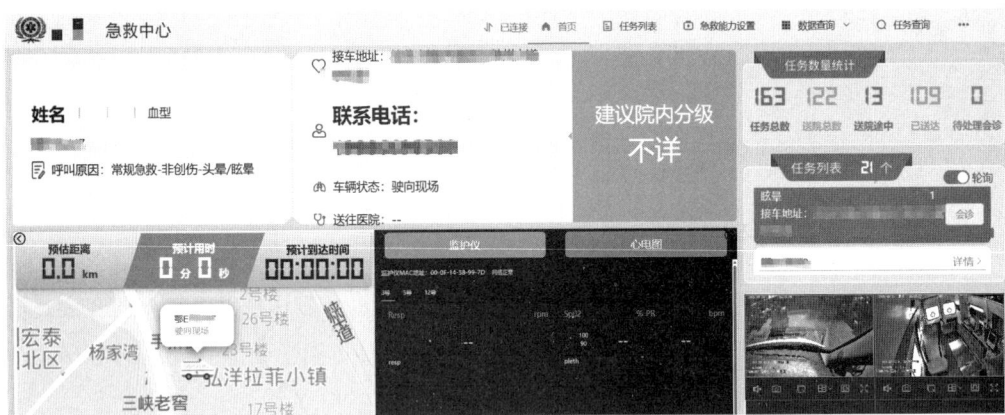

图 8-69　院前院内一体化传输系统图

四、地图台系统操作路径

通过调度系统主屏顶部栏的"地图"按钮可以打开地图台页面。页面左侧按时间显示出车任务列表,页面上部搜索栏可输入关键字搜索地址,右上角显示目前登录的账号信息,右下角显示与服务器的连接状态,正常为绿色,当连接断开后会变为红色(见图

8-70）。注意：此地图台接口取自百度地图，因此只能查询到百度地图收录的地址信息，如需新增或修改地址，可通过百度地图 App 进行操作。

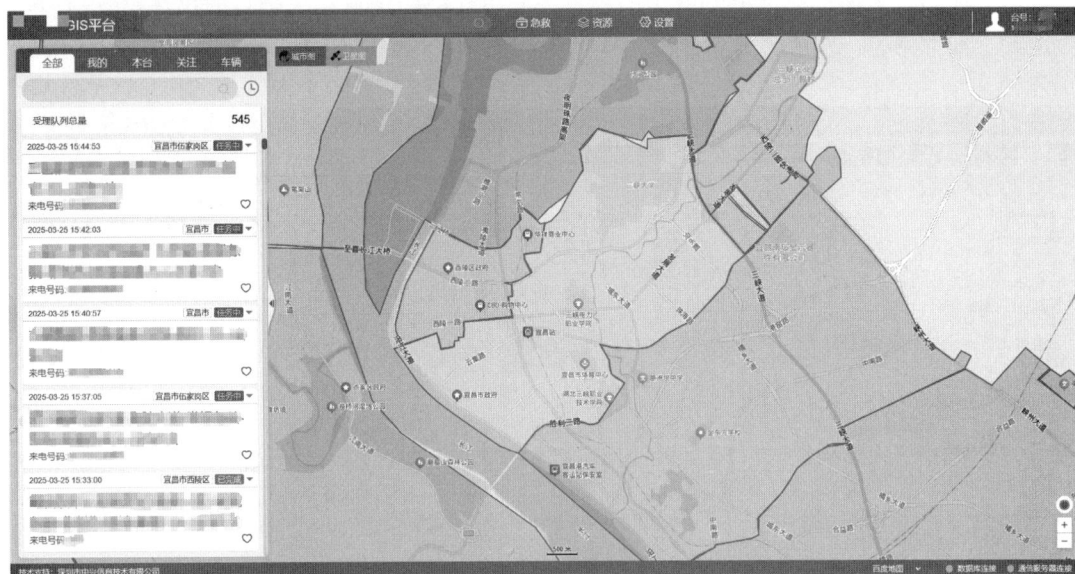

图 8-70　地图台页面图

（一）地址定位与智能推荐

在受理界面点击接车地址栏旁的"定位"图标按钮或直接在地图台搜索栏搜索地址，地图台会出现定位点，点击定位点即可查看智能推荐。默认按距离推荐急救站，选中急救站后点击"调派"按钮即可调派急救站（见图 8-71）。

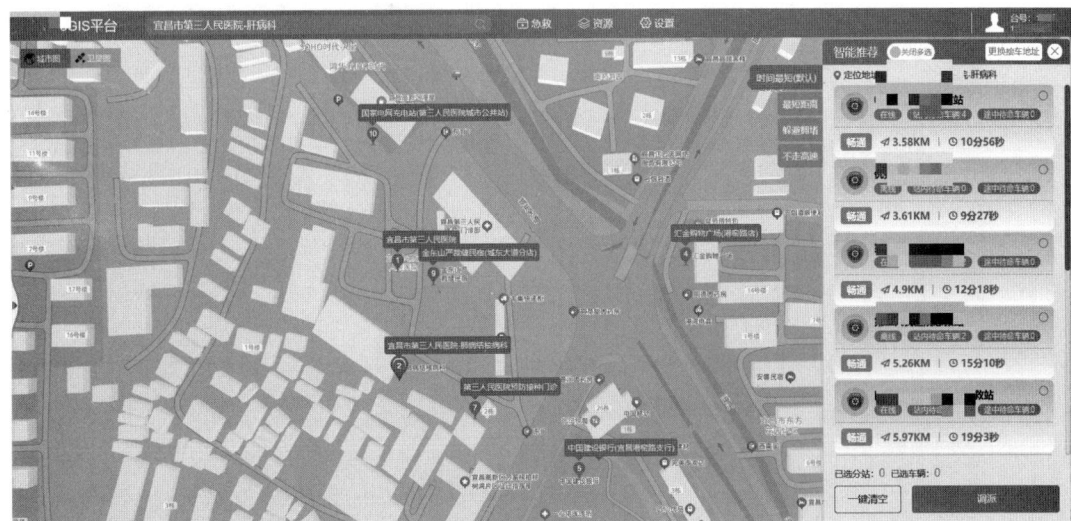

图 8-71　智能推荐图

（二）车辆轨迹查询

选中地图台页面左侧任务列表中的任务，即可在地图中显示车辆目前位置、起始与呼救地点、推荐路径，左侧会显示此趟出车任务相关调度信息（见图8-72）。

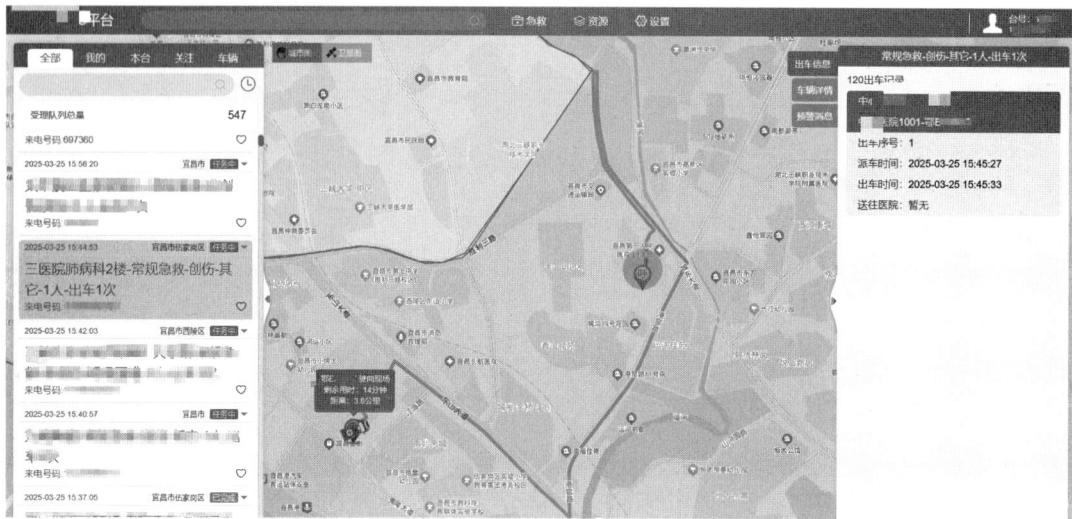

图8-72　车辆轨迹图

（三）急救资源显示

呼救点查询：点击地图台顶部栏"急救"按钮可查询呼救信息，并以定位点的形式展现在地图上（见图8-73）。

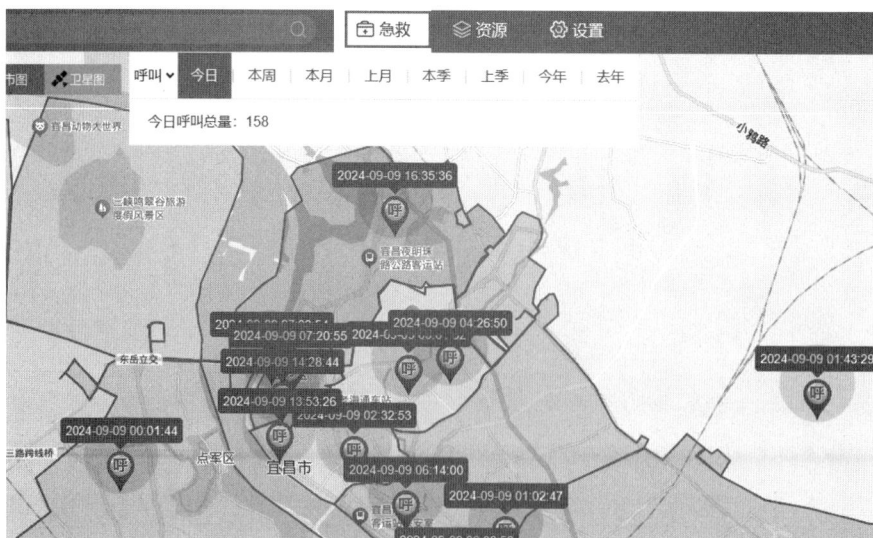

图8-73　呼救点查询图

急救资源查询：点击地图台顶部栏"资源"按钮可选择要查询的急救资源（急救站点、AED 位置等），并以定位点的形式展现在地图上（见图 8-74）。

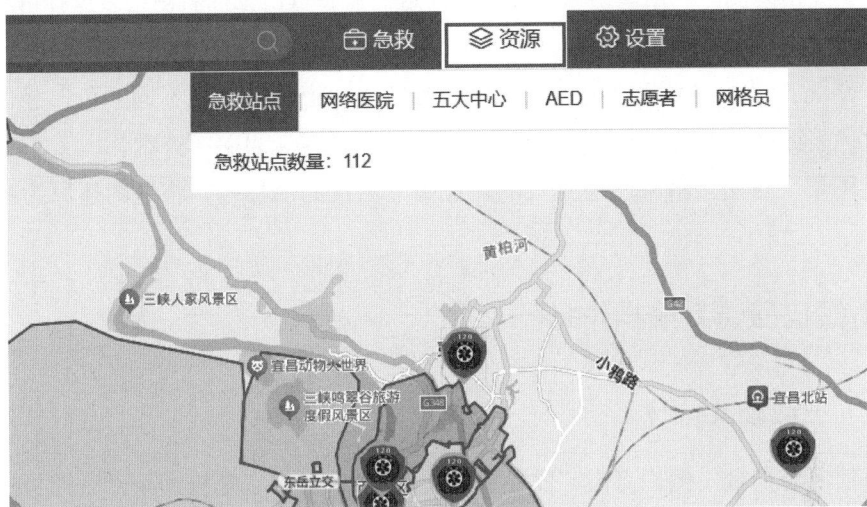

图 8-74 急救资源查询图

（四）其他辅助功能

在地图台单击鼠标右键可打开经纬度搜索、测距、路况等辅助功能选项（见图 8-75）。

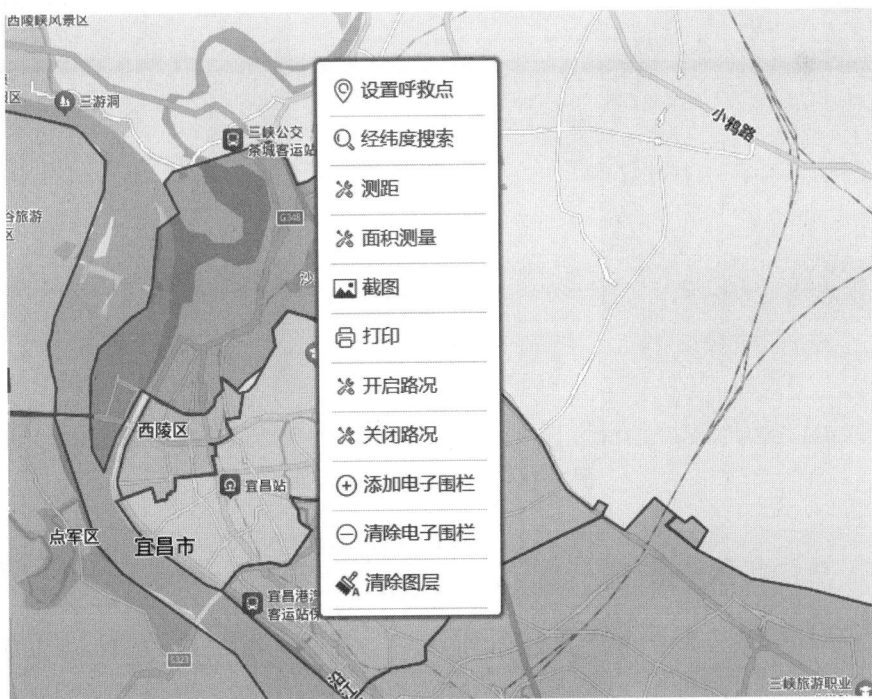

图 8-75 辅助功能图

经纬度搜索：点击"经纬度搜索"并输入经纬度即可根据经纬度查询地址。注意：先经度后纬度，之间用英文逗号分隔。

测距：点击"测距"后单击鼠标左键选择定位点，点击鼠标右键结束选择可测量直线距离，点击"×"可清除测距。

查看路况：点击"开启路况"可查看路况信息，道路会出现不同颜色，绿色代表通畅，红色代表拥挤，再次点击鼠标右键并选中"关闭路况"可关闭查看。

清除图层：点击"清除图层"可清除地图上出现的图标等，将地图还原为初始显示状态。

五、短信回访系统操作路径

（一）手动修改回访记录

在短信回访平台左侧栏点击"任务事件处理"，在上方选择查询条件后即可查询到需要回访的任务列表。点击操作栏最右侧的图标即可打开本次任务基本信息页面，在满意度部分可以手动修改满意度（见图 8-76）。

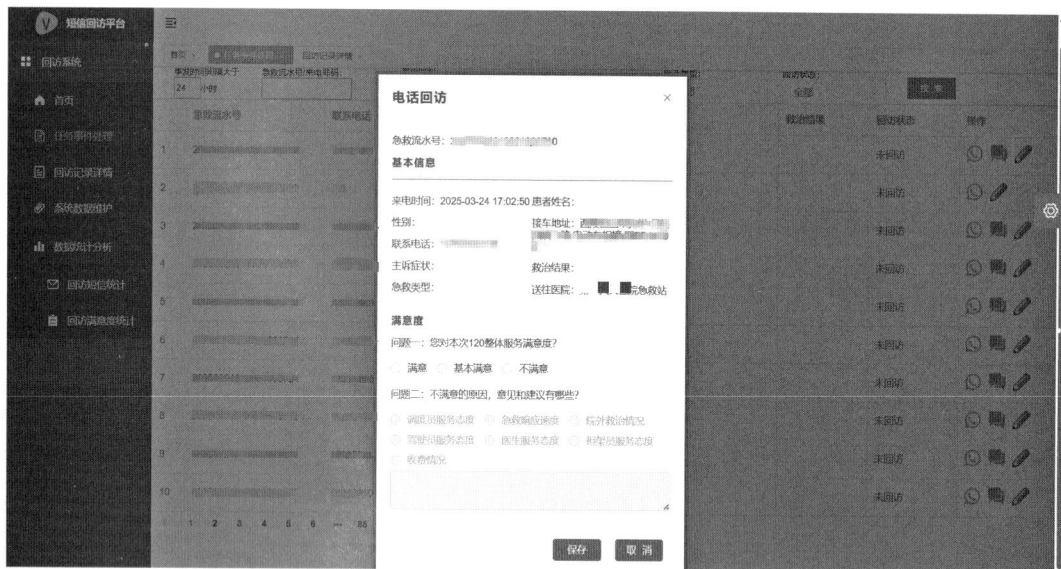

图 8-76　手动修改回访记录图

（二）查询回访结果

在短信回访平台左侧栏点击"回访记录详情"，在上方选择查询条件后即可查询到回访任务结果列表（见图 8-77）。

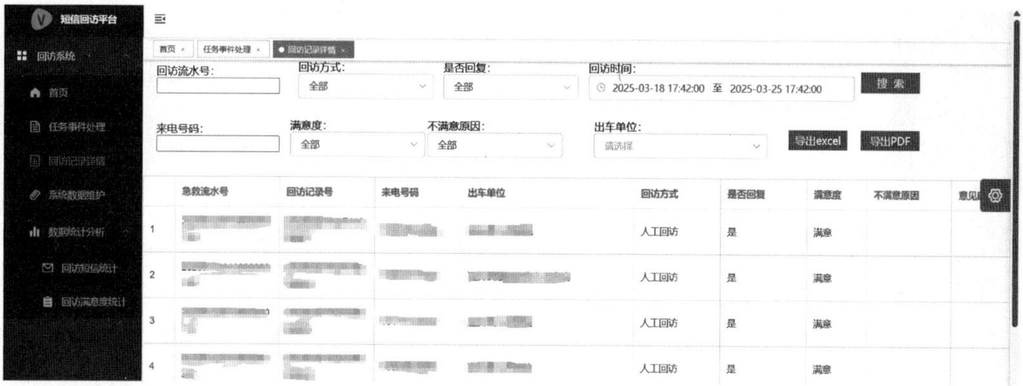

图 8-77 查询回访结果图

六、数据维护系统操作路径

（一）添加人员信息

登录数据维护系统，在左侧栏选择人员信息即可查询系统调度员、医生、护士等人员的信息。点击右上角"添加"按钮，填入相关信息即可添加人员，其中标红星的为必填项。注意：工号不能重复（见图 8-78）。人员信息不能删除只能禁用，点击右侧"操作"栏的 ✓ 图标使其变为 ✗ 即将该人员变为禁用状态。

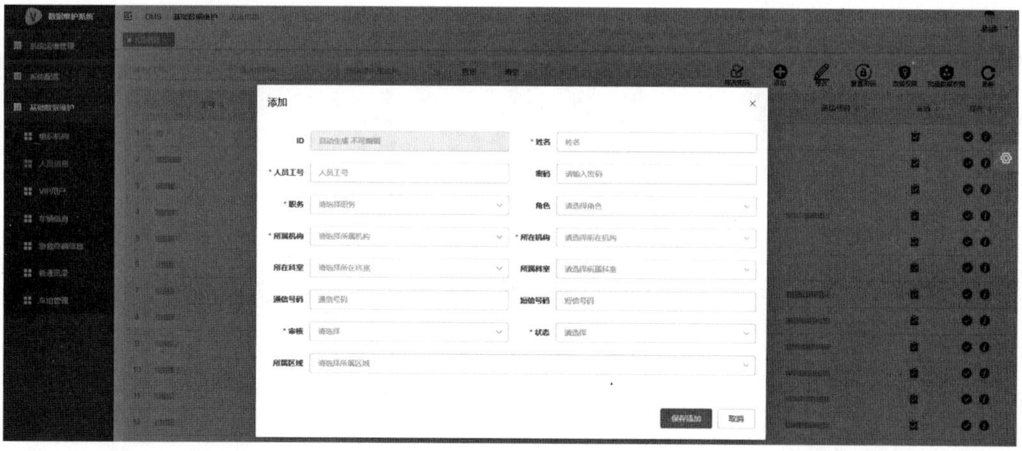

图 8-78 添加人员信息图

（二）添加 VIP 用户信息

登录数据维护系统，在左侧栏选择 VIP 用户即可查询"生命绿卡""重点用户"等特殊人群信息。点击右上角"添加"按钮，填写相关信息即可添加，标红星的为必填项（见图 8-79）。同样 VIP 用户信息只能禁用不能删除。

图 8-79　添加 VIP 用户信息图

七、生命绿卡小程序操作路径

（一）进入微信小程序

方法一：微信扫描下图二维码进入"120 生命绿卡"小程序。

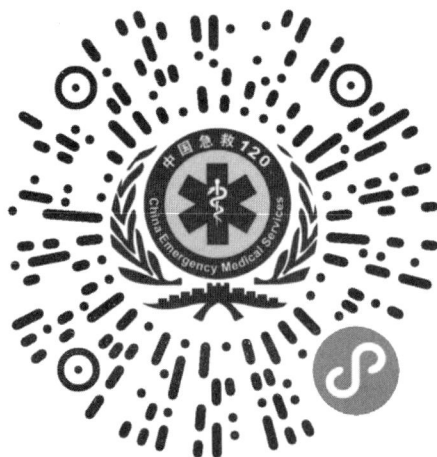

方法二：打开微信，搜索"120 生命绿卡"小程序，点击进入。

进入小程序后，勾选"同意《用户协议》……"，点击"进入 120 生命绿卡"。然后点击"个人中心"，再点击"获取手机号"，选择"微信绑定号码"。有的手机需要输入手机验证码（见图 8-80）。

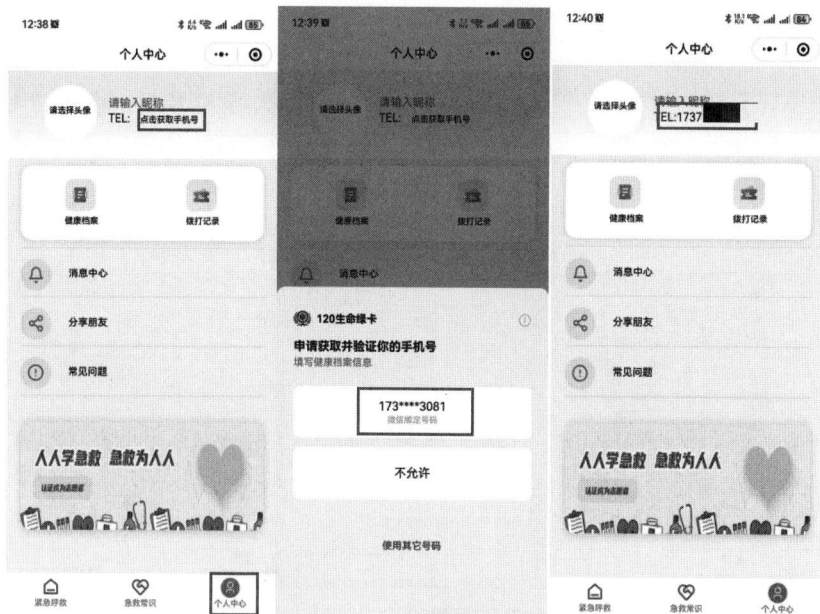

图 8-80　小程序绑定号码图

（二）录入健康档案

在个人中心中点击"健康档案"，进入信息填写界面，按照健康档案基本信息栏目逐个填写，带"*"号为必填项，填写完毕后点击"提交"（见图 8-81）。

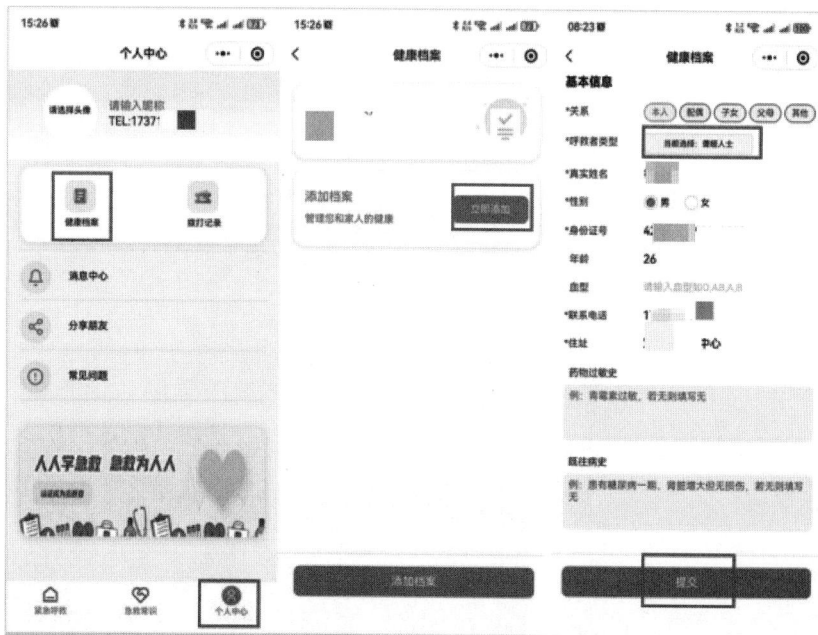

图 8-81　录入健康档案图

（三）通过小程序呼救

上传位置：在手机左下角点击"紧急呼救"按钮进入呼救界面，点击"上传位置"，选择所在地址，点击"完成"，小程序获取选择定位位置（见图 8-82）。

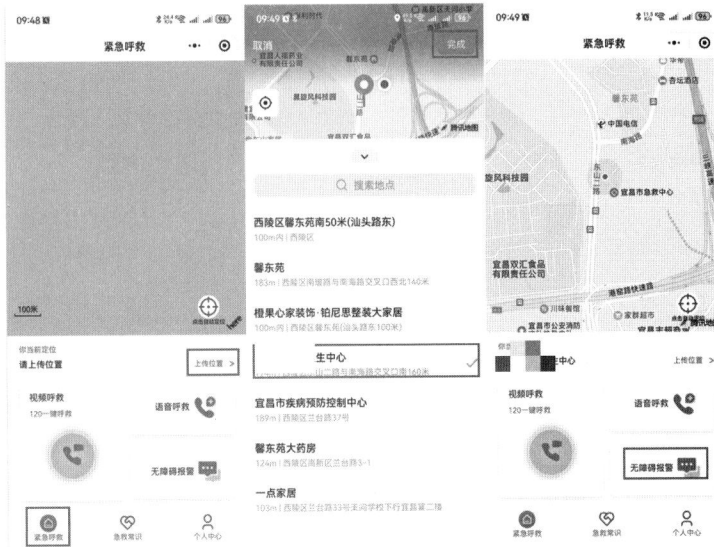

图 8-82　上传位置图

进行无障碍呼救：上传位置后，在"紧急呼救"界面选择"无障碍呼救"进入呼救界面，呼救者可在下方输入框输入文字并点击右侧发送按钮进行呼救，也可点击"常用表情"，选择常用呼救图片进行呼救（见图 8-83）。

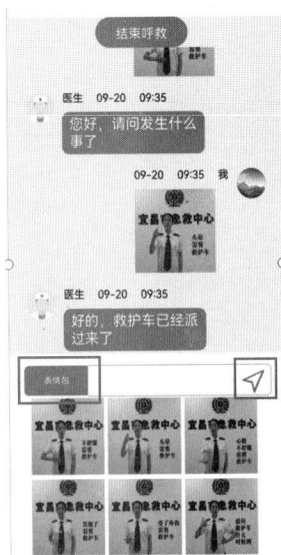

图 8-83　无障碍呼救图

　　进行视频呼救：上传位置后，在"紧急呼救"界面选择"视频呼救"进入呼救界面（见图 8-84）。

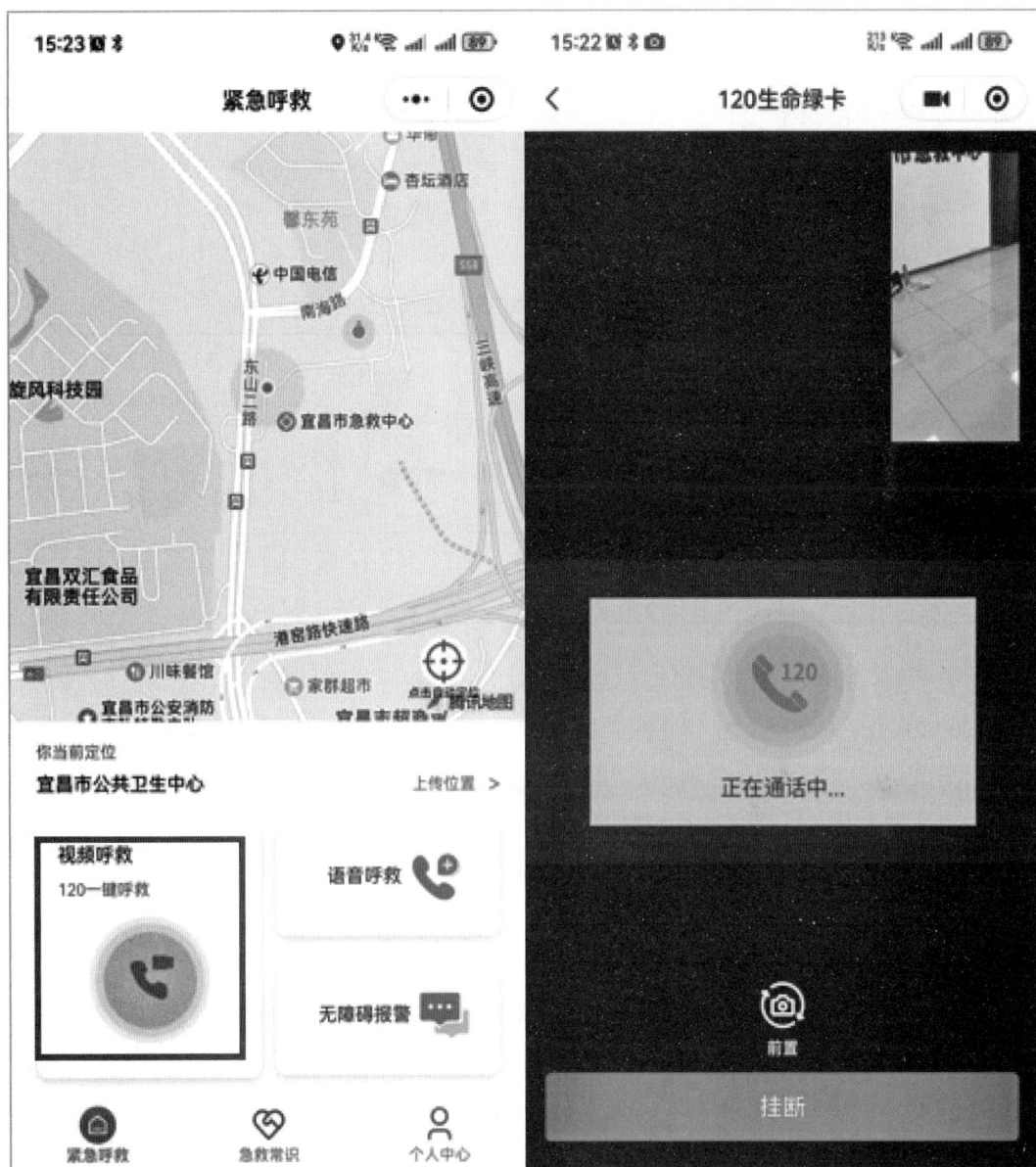

图 8-84　视频呼救图

第五节 数据统计操作路径

一、统计报表说明

（一）××急救中心院前急救情况统计（见表 8-1）

表 8-1 ××急救中心院前急救情况统计表

单位	总电话数	120呼入数	出车数	救治患者人数	空车数	医疗保障数	应急演练数	突发事件		80岁以上老人生命绿卡应用情况		
								事件数	救治人数	已归类数	未归类数	死亡数
××急救中心												

总电话数：120 呼入数 +120 呼出数 + 急救中心座机呼入呼出数。

120 呼入数：呼叫记录中"呼叫类型"选为"呼入"，120 呼出数同理。

出车数：120 派车数 + 急救站自出车数。

救治患者人数：已提交病历的数量。

空车数：指调派车辆后因各种原因未接到患者的任务数量。

医疗保障数：出车记录中"事件类型"为"医疗保障"。

应急演练数：出车记录中"急救标签"包含"应急演练"。

突发事件数：指按《院前急救基础信息录入规范》归类为突发事件的数量。

80 岁以上老人生命绿卡应用情况—已归类数：已提交病历中"患者年龄"大于等于 80 岁且受理界面中"呼救者类型"为"生命绿卡"者。

80 岁以上老人生命绿卡应用情况—未归类数：已提交病历中"患者年龄"大于等于 80 岁且受理界面中"呼救者类型"不为"生命绿卡"者。

80 岁以上老人生命绿卡应用情况—死亡数：已提交病历中"患者年龄"大于等于 80 岁且已死亡者。

（二）院前急救核心调度指标统计（见表8-2）

表8-2　院前急救核心调度指标统计表

单位	平均摘机用时（≤3秒）	平均调度用时（≤60秒）	平均受理用时（≤90秒）	10秒内接听率（≥99%）	90秒内及时派车率（≥99%）	摘机超时数（>3秒）	未接电话数	未接电话率	中心补单数	占线电话数	平均占线时长（秒）
××急救中心											

平均摘机用时：

$$\frac{摘机时间-振铃时间}{呼叫记录中"呼叫类型"为"呼入"且"预受理来源"为"电话呼救"}$$

平均调度用时：（调度时间—摘机时间）/（出车记录中"出车类型"为"中心派车"且"出车序号"为"1"且"事件类型"为"紧急呼救"且"预受理来源"为"电话呼救"且"急救标签"不包含"应急演练、医疗服务、医疗机构间转诊"）。

平均受理用时：（挂机时间—摘机时间）/（出车记录中"出车类型"为"中心派车"且"出车序号"为"1"且"事件类型"为"紧急呼救"且"预受理来源"为"电话呼救"且"急救标签"不包含"应急演练、医疗服务、医疗机构间转诊"）。

10秒内接听率：

$$\frac{分母条件下摘机用时\leq10秒}{呼叫记录中"呼叫类型"为"呼入"且"预受理来源"为"电话呼救"}$$

90秒内及时派车率：（分母条件下调度用时≤90秒）/（出车记录中"出车类型"为"中心派车"且"出车序号"为"1"且"事件类型"为"紧急呼救"且"预受理来源"为"电话呼救"且"急救标签"不包含"应急演练、医疗服务、医疗机构间转诊"）。

摘机超时数：呼叫记录中"呼叫类型"为"呼入"且"预受理来源"为"电话呼救"条件下摘机用时>3秒。

未接电话数：呼叫记录中"呼叫类型"为"呼入"且"是否接听"为"否"且"振铃时间"不为"空"。

未接电话率：$\dfrac{未接电话数}{120呼入数}$

中心补单数：出车记录中"出车类型"为"中心派车"且"出车序号"为"1"且"事件类型"为"紧急呼救"且"预受理来源"为"手工制表"且"急救标签"不包含"应急演练、医疗服务、医疗机构间转诊"。

占线电话数：呼叫记录中"呼叫类型"为"呼入"且"来电时间"不等于"振铃时间"。

平均占线时长：$\dfrac{振铃时间-来电时间}{占线电话数}$

（三）××急救中心下属急救站院前急救数据统计（见表8-3）

表8-3　　××急救中心下属急救站院前急救数据统计表

机构	急救站名称	总派车数	120派车数							急救站自出车数							患者数
			数量	取消任务数	终止任务数	空诊任务数	医疗保障	应急演练	120派车占比	数量	取消派车数	终止任务数	空诊任务数	医疗保障	应急演练	自出车占比	
城区急救站	城区急救站1																
	城区急救站2																
小计																	
乡镇急救站	乡镇急救站1																
	乡镇急救站2																
小计																	
非急救转运中心	非急救转运中心1																
	非急救转运中心2																
小计																	
总计																	

总派车数：120派车数＋急救站自出车数。

120派车数：出车记录中"出车类型"为"中心派车"且"急救标签"不包含"医疗机构间转诊"。

120 派车占比：120 派车数 / 总派车数。

急救站自出车数：出车记录中"出车类型"为"当班自出、备班自出"或"急救标签"包含"医疗机构间转诊"。

自出车占比：急救站自出车数 / 总派车数。

取消任务数：出车记录中"取消派车原因"不为"空"或"终止任务"。

终止任务数：出车记录中"取消派车原因"为"终止任务"。

空诊任务数：指调派车辆后因各种原因而未见到患者的任务数量。

医疗保障数：出车记录中"事件类型"为"医疗保障"。

应急演练数：出车记录中"急救标签"包含"应急演练"。

患者数：对应急救站任务已提交病历的数量。

（四）××急救中心患者去向统计（见表8-4）

表8-4　××急救中心患者去向统计表

患者去向 出车单位	急救站1	急救站2	死亡人数	拒绝救治	现场处置	其他	患者数
急救站1	例A	例B					
急救站2							
他院转送小计							
接收患者总数							

例A：表示急救站1将患者送往急救站1的人数，其他类推。

例B：表示急救站1将患者送往急救站2的人数，其他类推。

他院转送小计：表示其他急救站将患者送到该急救站的人数。

接收患者总数：该急救站接收的患者总数。

死亡人数：病历的"病情判断"中选择"已死亡"或"患者去向"选择"现场死亡"的人数。

拒绝救治：病历的"患者去向"中选择"拒绝救治"的人数。

现场处置：病历的"患者去向"中选择"救治后离去"的人数。

其他：病历的"患者去向"中选择"其他"的人数。

患者总数：生成病历的个数，等于前面所有项之和。

（五）××急救中心下属急救站出车准备用时情况统计（见表 8-5）

表 8-5 　××急救中心下属急救站出车准备用时情况统计表

急救站	中心有效派车数	1′内次数	1′以内达标比例	1′-2′次数	2′以内达标比例	2′-3′次数	3分钟出车准备用时达标率	3分钟出车超时次数		平均出车准备用时（分钟）
								普通出诊	专科出诊	
急救站 1										
急救站 2										
合计										

中心有效派车数：出车记录中"出车类型"为"中心派车"且"取消派车原因"不为"空"或"终止任务"且"事件类型"不为"非急救转运"或"医疗保障"且"急救标签"不包含"应急演练、医疗服务、医疗机构间转诊"。

1′以内达标比例：中心有效派车数条件下 1 分钟内出车次数 / 中心有效派车数。

2′以内达标比例：中心有效派车数条件下 2 分钟内出车次数 / 中心有效派车数。

3′出车准备用时达标率：中心有效派车数条件下 3 分钟内出车次数 / 中心有效派车数。

专科出诊：患者为新生儿、孕产妇出诊、精神病患者等。

普通出诊：除专科出诊外的出诊。

（六）××急救中心下属急救站平均反应用时统计（见表 8-6）

表 8-6 　××急救中心下属急救站平均反应用时统计表

急救站	本院区域平均反应用时（分钟）	跨区平均反应用时（分钟）	远郊出车平均反应用时（分钟）
急救站 1			
急救站 2			
合计			

平均反应用时：（到达现场时间—摘机时间）/（出车记录中"出车类型"为"中心派车"且"出车序号"为"1"且"事件类型"为"紧急呼救"且"预受理来源"为"电话呼救"且"急救标签"不包含"应急演练、医疗服务、医疗机构间转诊"）。

本院区域平均反应用时（分钟）：急救站执行所属急救区域急救任务的平均反应用时。

跨区平均反应用时（分钟）：急救站执行其他急救区域急救任务的平均反应用时。

远郊出车平均反应用时（分钟）：急救站执行其他县市区急救任务的平均反应用时。

（七）××急救中心下属急救站自出车及空巢情况统计（见表 8-7）

表 8-7　××急救中心下属急救站自出车及空巢情况统计表

项目		急救站 1	急救站 2	急救站 3	总 计
自出车总数					
当班自出车数					
当班自出长途数					
备班自出					
空巢情况	空巢状态数				
	无车可派数				

当班自出车总数：急救站自生成任务且自出车类型归类为当班自出的任务数。

当班自出长途数：属于当班自出车且受理详情单中城乡标志归类为长途的任务数。

备班自出：急救站自出车且调度系统任务受理详情单出车信息的自出车类型归类为备班自出的任务数。

空巢状态数：急救站无值班车辆出驶急救任务的状态次数。

无车可派数：有出车任务但急救站属于空巢状态无法出车，而调派其他急救站的任务次数。

（八）××急救中心疾病谱分析（见表 8-8）

表 8-8　××急救中心疾病谱分析表

类型	创伤	神经系统	心血管系统	呼吸系统	消化系统	中毒	其他疾病	排序前六患者数
人数								
占比								

统计病历系统中"疾病类别"的人数与占比。"疾病类别"中除创伤、神经系统、心血管疾病、呼吸系统、消化系统、中毒外其他类型都归为其他疾病。

（九）××急救中心院前医疗质量质控指标完成情况（见表8-9）

表8-9　××急救中心院前医疗质量质控指标完成情况表

急救站	患者总数	濒危与危重人数	死亡人数	心搏骤停例数	院前医疗处置率（≥20%）		输液率（≥10%）		监护率（≥20%）		除颤率（≥10%）		气管插管率（≥10%）		机械通气率（≥10%）		心电图检测（≥5%）		血糖测定率（≥5%）		心肺复苏率（≥50%）				外伤处置率（≥4%）	
					例数	百分率	次数	百分率	次数	百分率	次数	百分率	次数	百分率	例数	百分率	例数	百分率	例数	百分率	实施数	成功数	实施率	成功率	例数	百分率
急救站1																										
急救站2																										
合计																										

　　濒危与危重人数：病历的"病情判断"归为"濒危"或"危重"的数量。

　　死亡人数：病历的"病情判断"中选择"已死亡"或"患者去向"选择"现场死亡"的人数。

　　院前医疗急救处置率＝医疗处置患者数／院前医疗急救患者总数。

　　输液率：

$$\frac{病历"处置措施"中选择"建立静脉通道"或"静脉推注"的病历数}{已提交病历总数}$$

　　监护率：

$$\frac{病历"处置措施"中选择"心电监护（心电）"或"心电监护（血压）"或"心电监护（脉氧）"的病历数}{已提交病历总数}$$

　　除颤率：

$$\frac{病历"处置措施"中选择"心脏电除颤术"的病历数}{病历"初步诊断"中含有"呼吸心跳骤停"或"处置措施"中选择"心脏电除颤术"的病历数}$$

　　气管插管率：

$$\frac{病历"处置措施"中选择"气管插管术"的病历数}{病历"初步诊断"中含有"呼吸心跳骤停"或"处置措施"中选择"气管插管术"的病历数}$$

　　机械通气率：

$$\frac{病历"处置措施"中选择"球囊加压辅助通气"或"呼吸机辅助通气"或"口咽通气管通气"的病历数}{病历"病情判断"选择"濒危"或"危重"的病历数或分子条件}$$

　　心电图检测率：

$$\frac{病历"处置措施"中选择"心电监护（心电）"或"心电图（十二导联）"或"心电图（十八导联）"的病历数}{已提交的病历总数}$$

　　血糖测定率：

$$\frac{病历"处置措施"中选择"血糖"的病历数}{已提交病历总数}$$

　　心肺复苏率：

$$\frac{病历"处置措施"中选择"心肺复苏"的病历数（含人工和机械）}{病历"初步诊断"中含有"呼吸心跳骤停"或"处置措施"中选择"心肺复苏"的病历数（含人工和机械）}$$

　　外伤处置率：

$$\frac{病历"疾病类别"中选择"创伤"的病历数}{已提交病历总数}$$

（十）××急救中心院前急救满意度情况统计（见表8-10）

表8-10 ××急救中心院前急救满意度情况统计表

单位		回访总数	满意	基本满意	不满意	满意率	不满意 /基本满意原因	处置情况
××市急救中心								
下属急救站	急救站1							
	急救站2							
	合计							

统计回访短信中呼救者对急救中心和对急救站的满意情况，"基本满意"和"不满意"具体的对象是谁以及具体原因需要通过人工回访确定。

注意：急救中心回访总数＝下属各急救站回访总数之和。但急救中心的满意、基本满意和不满意数量不一定和下属各急救站之和相等。

二、统计系统操作路径

出车详细信息查询：点击左侧"业务查询"中的"派车＆出车信息查询"，输入查询条件即可查询（见图8-85）。

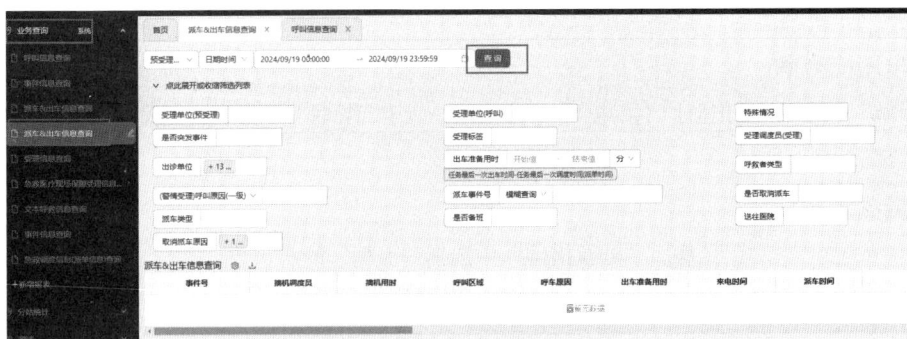

图8-85 出车详细信息查询图

呼叫详细信息查询：点击左侧"业务查询"中的"呼叫信息查询"，输入查询即可查询（见图8-86）。

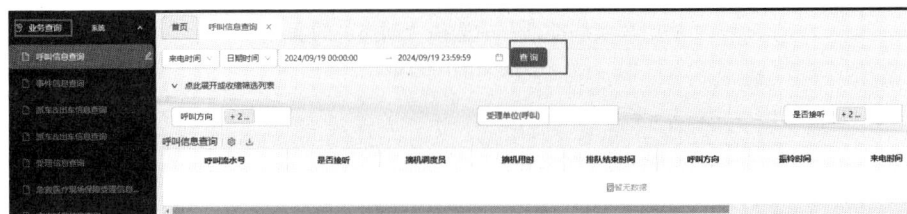

图8-86 呼叫详细信息查询图

第九章 调度质量控制与管理

调度工作的核心在于合理、高效利用急救资源，其质量直接影响急救效率与患者安全。科学的调度质量控制体系能减少调度缺陷、优化资源配置、提升急救效率。本章结合笔者所在单位工作的实践经验，系统阐述调度质控的标准、方法与改进策略。

第一节 调度质量控制与管理的总体目标

一、调度质量控制与管理体系建设内涵

调度质量控制与管理体系建设的内涵主要是构建"以患者为中心""以质量为核心"的院前医疗急救质量控制与持续改进的工作体系。该体系包含质量控制和持续改进两个方面，其中质量控制是对急救调度员的工作进行量化、分析和评价，而持续改进则是通过评价、反馈和再教育，改善急救调度员的工作表现。具体体现在以下几个方面：

（一）建立三级调度质控体系

三级调度质控体系包括市级调度质控中心、县级调度质控组和机构质控员，其核心要义是明确各层级职责，确保协同高效。市级调度质控中心负责制定全市统一的调度质控标准等规范性文件，统筹全市调度质控工作；县级调度质控组负责贯彻落实市级标准，确保县级调度质控工作的规范性和一致性；机构质控员负责日常调度质控，确保机构内部调度工作的高质量运行。通过明确"决策—监督—执行"三级职责，构建覆盖调度全流程（呼叫受理—调度派车—全程跟踪）、全要素（人员、设备、信息）、全时段（365×24小时）的质量控制体系，确保调度工作的全面性和连续性。

（二）人员能力建设与激励机制

建立人员准入标准，通过严格选拔人员及持续业务培训，确保其具备专业的知识和技

能。建立绩效考核评价机制，提高急救调度员的工作积极性，构建"准入—培养—激励"全周期管理机制，支撑三级调度质控体系运行。

（三）全流程质量控制

规范调度流程是调度质控的核心抓手，须通过"标准引领＋双轨质控"实现全流程管控。一是制定核心环节质控标准，如呼叫受理环节 10 秒内接听率 ≥ 99%（系统自动监测）、调度派车环节派车时长 ≤ 60 秒（自电话接通至救护车收到指令）等。二是建立"技术质控"和"人工质控"双轨模式，技术质控如智能语音质检系统、轨迹回放分析、实时弹窗提醒等，人工质控如季度或年度交叉抽查、月度案例分析、每日早会交接班核查等，做到"日质控、周小结、月考核、季通报、年总结"相结合，确保调度质控全覆盖。

（四）信息化支撑调度质控

构建"数据驱动—智能预警—闭环改进"的调度质控新模式，实现调度质量的可视化管控。笔者所在单位开发上线了全市统一的 120 智慧调度系统，该系统涵盖了自动地址识别、自动语音识别、智能外呼、视频医学指导等多项新功能，并附有精密质控系统。通过质控数据看板，实时掌握全市调度核心质控指标完成情况；通过突发事件预警平台，实时掌握突发事件处置情况；通过数据统计系统，自动按照需求生成质控数据报告等。此外，利用数据可视化工具如仪表盘和热力图等，帮助管理者更直观地了解调度质控情况。

（五）数据驱动质控决策

依托先进的智慧调度系统，自动采集关键质控指标，如及时接听率、及时派车率、患者满意度等。运用多维度数据分析方法，包括趋势分析、根因分析、预测分析等，精准定位问题所在，科学制定针对性改进措施，并确保措施有效落地。通过构建"采集—分析—应用"的全链条数据赋能体系，为质控管理提供坚实的数据支持。

二、调度质量控制的总体目标

（一）提高急救响应效率

通过制定标准化调度流程、强化技能培训、采用精密质控系统，重点控制摘机用时、调度用时、及时出车等关键环节用时；采用北斗定位系统和自动导航系统协同优化出诊路径，确保救护车尽快到达急救现场，缩短响应时间，提升急救效率。

（二）保障患者安全

严格执行"三查三对"（查车辆状态、查设备配置、查医疗行为；核对病情判断、核对资源匹配、核对路线优化）调度准则，重点强化急救调度员病情判断能力和急救指导能力培训，确保调度决策科学合理。通过信息化手段实现全过程质量监控，包括：①车载视频系统实时监督急救人员规范操作；②单兵记录仪核查急救设备及药品携带情况；③电子病历系统追踪医疗行为规范性等。确保从呼救判断到转运交接的每个环节都达到医疗安全标准，最大限度降低急救过程中的医疗风险，为患者生命安全提供系统化保障。

（三）优化资源利用

依据区域内的人口分布、地理环境、疾病谱等因素，对急救站点、急救车辆、人员和设备等资源进行科学规划和合理布局。建立急救资源动态调配机制，根据实时的急救需求和资源状态，灵活调整资源的分配和使用。利用信息化技术手段，实现急救资源的实时监控和管理，为资源的动态调配提供数据支持和决策依据。

（四）提升患者满意度

制定标准化应答流程，统一调度规范话术，实时向患者或家属反馈急救车辆位置、预计到达时间及初步处理指导方法，增强患者的信任感。建立快速响应的投诉处理渠道，及时解决服务中的问题，完善闭环管理。针对不同人群（如老年人、听障患者、外地人员等）提供个性化服务，如建立"无障碍呼救平台"，解决聋哑人无法通过拨打电话呼叫120的难题，缓解患者及家属的恐慌情绪。通过改善患者和家属的急救体验，增强急救服务的透明度和信任度，全面提升患者满意度。

第二节 调度质量控制的要素

调度质量控制的五大要素是人员、设备、流程、信息与数据安全。五大要素的有机整合构成院前急救高效运行的核心支柱（见表9-1）。

表 9-1　五大要素交互关系矩阵

要 素	人员依赖	设备依赖	流程输出	安全要求
人员	—	设备操作熟练度	流程合规率	隐私保护培训
设备	人机工程学设计	—	系统 uptime ≥ 99.9%	通信加密
流程	执行能力	系统功能支持	—	操作日志审查
信息	数据录入准确性	传输带宽保障	结构化字段完整率	匿名化处理
数据安全	权限分级管理	防火墙配置	漏洞扫描频率	—

注：①人体工程学设计特指为优化急救调度员与设备交互效率而进行的系统性设计；②系统 uptime 指系统可供正常使用的时长比例。

一、人员要素

急救调度员须具备专业能力和综合能力。专业能力决定"是否做对"，综合能力决定"是否做好"，二者共同构成急救调度的质量双支柱。

（一）专业能力

急救调度员的专业能力直接关系急救响应的精准性与时效性，包括医学判断能力、科学调度能力、地理地形熟悉程度、制度规范执行力等方面。

（二）综合能力

急救调度员的综合能力是急救质量的重要保障，贯穿调度全过程，体现在沟通与情绪管理、应急决策能力、团队协作意识、人文关怀素养等方面。

注：急救调度员能力发挥需依赖智慧调度平台（设备要素）的决策支持、标准化流程（流程要素）的规范约束、完整病历信息（信息要素）的辅助判断，各能力项与设备、流程的具体关联（见表9-1）。

二、设备要素

（一）通信设备

电话、无线通信设备的稳定运行，可以保障急救中心与急救人员、现场呼救者的实时联络。利用5G技术实现多通道接入，适配不同场景需求，听障患者可通过小程序或APP建立无障碍呼救平台进行图文报警。

（二）智慧调度平台

智慧调度平台具备快速定位、智能推荐、信息统计等功能。集成调度与电子病历系统，可以实现呼救信息、患者病情、车辆位置等数据一键同步至急救单元和目标医院，实现实时信息推送，做到院前—院内无缝衔接。

（三）地理信息系统（GIS）

该系统能准确显示患者位置和周边道路、医院等信息，为急救调度员提供地图信息，帮助其根据行驶距离、所需时间、交通状况、道路条件等因素，规划最优的急救路线，避开拥堵路段，缩短转运时间。

（四）车辆监控系统

救护车应安装车辆定位系统（如北斗等），并配备低延时视频监控系统，确保车内急救设备状态和信息能够实时传输，实现对急救车辆的实时定位和动态视频监控，便于急救调度员动态掌握急救车辆状态及救治情况。

三、流程要素

通过质量控制，可以对院前急救流程进行评价和优化，确保指挥调度工作能够有序高效地进行。

（一）规范交接

交接班是对上一班次工作的总结与传递，又是新班次快速进入工作状态的起点，确保急救调度信息无缝衔接、任务有序推进。规范的交接流程能显著减少工作疏漏与响应延迟，同时增强团队协作能力。

（二）快速摘机

急救调度员须在 3 秒内摘机，迅速集中注意力，为后续精准处置奠定基础。首接语需简洁规范、语气沉稳（如：您好！××120！），快速识别呼救性质（急救／误拨／骚扰），确保急救通道畅通无阻。

（三）信息获取

急救调度员须 60 秒内通过标准化询问获取"精准位置、症状特征、伤亡人数、联系方式"等关键信息，确保受理单信息完整，为急救争取黄金时间。

（四）科学调度

通过系统派单的方式将信息精准传达至急救站或救护车，内容涵盖地点、病情、人数等关键信息。急救调度员须严格核查信息的准确性，并遵循"就近、就急、满足专业需要、兼顾患者意愿"的原则调派急救资源，实现精准、科学调度。

（五）全程督导

急救调度员需实时监控急救站接单、救护车出车、行驶状态及现场救治情况，及时纠正延误或路线偏差，确保快速抵达患者身边。同步跟踪患者上车、送达医院等环节，紧急情况下协调绿波通行、建立绿色通道等，并完整记录数据以备查。

（六）协调报告

遇群伤、公众人物、纠纷隐患或系统故障等特殊情况，急救调度员须立即按事件紧急程度分级报告（电话／短信／书面）。领导决策后需严格落实并反馈，同时完整记录备查。

四、信息要素

（一）信息收集

认真、细心听取呼救者的叙述，准确掌握呼救意图、呼救原因、伤病人数、准确地址、年龄、性别和有效联系电话等关键信息，为后续病情判断和急救资源调配提供基础依据。同时，借助先进的地理信息系统（GIS），确保急救车辆迅速准确地抵达现场，为患者争取宝贵的救治时机。

（二）信息传递与协同

通过制定标准化传递流程，急救调度员可以将关键信息（五要素）通过系统自动推送至急救车辆终端，避免人工转述误差。医院急诊科实时接收患者数据，提前准备医疗急救资源，如遇心肌梗死患者直达导管室等。

（三）信息存储与分析

所有通话记录、患者信息、急救过程记录等数据都应妥善保存，用于复盘、分析、评价急救事件，同时为医疗纠纷的处理提供依据。另外，长期积累的数据还可为急救资源的合理配置提供参考，为持续改进调度工作提供依据。

五、数据安全与隐私保护

（一）数据加密

对调度过程中涉及的敏感数据，如患者信息、业务关键数据等，采用加密算法进行加密处理，确保数据在存储和传输过程中即使被窃取，也难以被破解。

（二）访问控制

通过严格的身份验证和授权机制，限制未经过授权的人员访问和操作。根据不同的角色和职责，为调度人员、管理人员等分配不同的访问权限，最小化数据暴露风险。

（三）数据备份与恢复

建立定期的数据备份机制，将数据备份到安全的存储介质或云端。同时，定期进行数据恢复演练，确保在遇到数据丢失、系统故障等意外情况时，能够快速、准确地恢复数据，保障调度业务的连续性。

（四）网络安全防护

部署防火墙、入侵检测系统、防病毒软件等网络安全设备和软件，防止网络攻击、病毒入侵等安全威胁，保护智慧调度平台的网络环境安全。

（五）合规性管理

严格遵守国家和地区关于数据安全和隐私保护的法律法规，如《中华人民共和国网络安全法》《中华人民共和国数据安全法》《中华人民共和国个人信息保护法》等，建立内部制度保障，并落实责任（如明确数据保护责任人），确保调度业务中的数据处理活动合法合规。

（六）培训与教育

对涉及调度数据处理的人员进行数据安全和隐私保护培训，提高工作人员的安全意识和合规意识，使其了解数据安全和隐私保护的重要性以及相关的操作规范和流程，避免因工作人员疏忽或违规操作导致数据泄露和隐私侵犯事件的发生。

第三节　调度质量控制与管理体系的建立

建立健全调度质量控制与管理体系，通过标准化流程、实时监控和持续改进确保调度质量，不仅是提升急救效率的核心手段，更是履行急救使命、保障公众健康的必然要求。

一、建立调度质量与管理制度

建立科学完善的调度质量管理制度，是确保调度质量控制规范运行和服务质量持续提升的基础。通过标准化的制度设计，可系统性降低调度缺陷风险，保障急救指令快速准确传达，为救治赢得宝贵时间。笔者所在单位制定了调度工作制度、调度工作流程、调度规范话术、工作岗位职责等，严格按照制度进行管理，确保质控管理工作标准化、流程化。

二、成立调度质控小组

急救中心调度质控小组是调度质量管理的重要保障部门，通过日常质控活动发现问题、提出改进建议并跟踪整改效果，确保调度工作的规范性、一致性和持续性。质控小组由2～3名成员组成，包括质控组长1名和专职质控员1～2名。具体职责如下：

（一）日常质控

按照质控管理标准，质控员负责具体落实每日质控任务，质控组长负责监督和指导。

（二）问题整改

针对发现的问题，质控员提出具体的整改措施和改进建议，并报质控组长审核。质控组长对整改措施的科学性和可行性进行审核，确保整改措施能够有效实施。

（三）跟踪反馈

质控员负责跟踪整改措施的实施效果，确保问题得到彻底解决，并及时将结果反馈给相关部门和人员。

质控组长协调各部门之间的关系，推动整改措施的顺利落实。

（四）定期评价

质控组长定期对质控工作进行评价，总结经验教训，提出进一步改进的方向。

通过以上职责的分工与协作，调度质控小组充分发挥其在调度质量管理中的核心作用，确保调度工作的高质量运行。

三、明确调度质量管理内容及标准

在确立调度质量管理内容及标准时，不仅需量化关键指标，还需覆盖调度全环节、全流程，确保质量管理的全面性和系统性。质量管理内容及标准如下：

（一）设立核心质控指标

对调度质量的内容进行具体量化时，须结合国家、省、市相关文件要求及地方工作实际进行科学、合理设立。笔者所在单位依据国家卫生健康委办公厅《关于印发急诊医学等6个专业医疗质量控制指标（2024 年版）的通知》《×××省院前急救医疗质量控制指标（2024 年版）》等有关规定，共设立以下 19 项院前急救核心质控指标。

1. 摘机用时（≤ 3 秒）= 摘机时间 – 响铃时间；

2. 调度用时（≤ 60 秒）= 派车时间 – 摘机时间；

3. 受理用时（≤ 90 秒）= 挂机时间 – 摘机时间；

4. 120 呼叫电话 10 秒内接听率（≥ 99%）=（摘机时间 – 响铃时间）≤ 10 秒的呼入数 / 总呼入数 ×100%；

5. 90秒及时派车率（≥99%）=（派车时间－摘机时间）≤90秒的派车数/总派车数×100%；

6. 2分钟即刻急救呼叫满足率（≥99%）=（派车时间－摘机时间）≤2分钟的派车数/总派车数×100%；

7. 2分钟及时出车率（≥99%）=（出车时间－派车时间）≤2分钟的派车数/总派车数×100%；

8. 反应时间=救护车到达现场时间－呼救时间，主城区≤10分钟，远郊地区≤15分钟，农村地区≤30分钟；

9. 院前医疗急救处置率（≥20%）=医疗处置患者数/院前医疗急救患者总数×100%；

10. 现场静脉通道建立率（≥10%）=建立静脉通道患者总数/院前医疗急救患者总数×100%；

11. 监护率（≥20%）=实施监护总患者数/院前医疗急救患者总数×100%；

12. 除颤率（≥10%）=实施除颤总患者数/心搏骤停总例数×100%；

13. 气管插管率（≥10%）=气管插管总例数/心搏骤停总例数×100%；

14. 机械通气率（≥10%）=机械通气总例数/危重症例数×100%；

15. 心电图检测率（≥5%）=心电图总例数/总病例数×100%；

16. 血糖测定率（≥5%）=血糖测定总例数/总病例数×100%；

17. 心肺复苏率（≥50%）=心肺复苏总例数/心搏骤停总例数×100%；

18. 院前心搏骤停复苏成功率=复苏成功的院前心搏骤停患者人数/同期行CPR的院前心搏骤停患者总人数×100%；

19. 外伤处置率（≥4%）=外伤处置总例数/总病例数×100%。

（二）制定质量考核标准

通过科学合理的质量考核标准，确保急救调度工作的高效、规范运行。三级调度质控体系质量考核标准的制定，应从急救调度员、急救站、县市区急救中心三个层次入手，确保每个层次的考核细则都具有针对性和可操作性。

1. 急救调度员工作目标责任考核评分标准

制定急救调度员工作目标责任考核评分标准，至少应包含"制度职责""调度质量""综合管理""奖励加分"四个部分，具体如下：

（1）制度职责

安全生产：考核急救调度员对安全生产规定的遵守情况、设备规范操作情况、应急处理流程情况等。

职责履行：考核急救调度员是否严格按照岗位职责要求完成工作任务，确保工作无遗漏、无失误。

日常督导：考核急救调度员对急救站、县市区急救中心日常工作的督导情况，包含信息反馈、问题记录等。

（2）调度质量

语言规范：考核急救调度员在接警和调度过程中的语言表达是否清晰、准确、规范，是否使用规范话术。

系统界面：考核急救调度员对调度系统界面的操作熟练度和准确性，确保信息录入无误。

指挥调度：考核急救调度员在紧急情况下的指挥调度能力，包括急救资源调配的合理性和及时性。

医学指导：考核急救调度员在电话/视频指导中的医学知识运用和指导能力，确保患者在救护车到达前得到必要的急救指导。

核心指标：考核急救调度员的工作质量是否达标，如接警响应时间、调度指令下达时间等，确保各项指标达到规定标准。

（3）综合管理

团结协作：考核急救调度员在团队中的协作能力，包括与同事的沟通、配合情况，是否积极参与团队活动等。

业务学习：考核急救调度员对业务知识学习的掌握情况，包括参加培训、自我学习、技能提升等，确保持续提升专业能力。

（4）奖励加分

考核指标：对在考核指标上表现优异的急救调度员给予加分，如摘机响应时间最短、调度速度最快等。

工作量：对工作量大、任务完成出色的急救调度员给予加分，如处理的急救电话数量最多、调度车辆次数最多等。

宣传素材：对提供高质量宣传素材、积极参与宣传工作的急救调度员给予加分。

患者满意度：对患者满意度高的急救调度员给予加分，如患者反馈良好、无投诉等。

详细内容见《急救调度员工作目标责任考核评分标准》（见表9-2）。

表9-2 急救调度员工作目标责任考核评分标准

考核项目	序号	考核标准	考核计分	考核方法	备注
制度职责（20分）	1	安全生产 （1）当班期间检查急救调度室系统、设备、消防设施、公共设施及物品运转情况，发现故障及时报告，并积极协助排除故障； （2）当班期间通过监控平台关注机房温湿度运行情况； （3）当班期间保障工作场所的用电安全。	①未及时发现故障隐患的扣2分/次； ②出现故障未积极协助排除的扣2分/次，未填写《系统故障登记表》的扣1分/次； ③因失职失责造成安全事故或调度事故的按照中心有关规定处置。	现场查看、交接班记录和网络信息科及中心行政值班反馈。	
	2	履行职责 （1）严格执行联动转警、三方通话、异地呼叫、联网转单等院前急救中心制度、流程和规范； （2）密切关注预警平台、工作群、应急手机信息提示等内容，并按要求落实； （3）按照班次完成各项工作（如：报刊剪辑、绿植维护、清洁卫生、应急手机充电等）； （4）按要求准确统计、填写各类数据表格，规范书写交接班报告及短信上报内容。	①违反核心制度、流程和规范的（包括每日必读中阶段性工作要求），每项扣2分/次； ②未落实预警平台、工作群、应急手机信息提示等内容的，扣3分/次； ③未按照班次完成工作任务、各类数据表格及交接班报告有不规范的每项扣2分/次； ④规定应短信上报未上报的扣3分/次、上报延迟的扣2分/次； ⑤违反上述规范2次以上的加倍扣分。	现场查看、交接班记录并依据《×××急救中心调度管理制度》、回放录音、中心行政值班反馈。	
	3	日常督导 （1）及时督促各急救站在规定时间内完成出车信息、院前病历等信息的填写； （2）认真落实急救站、非急救转运中心、县市区急救转运中心考核制度。	①未督促急救站（含非急救转运中心）及时完成出车信息、院前病历等信息的填写1分/次； ②未记录急救站（含非急救转运中心）考核的扣2分/次，记录有误的扣1分/次，县市区急救中心在同问题未记录交接班扣2分/次，记录有误的扣1分/次。	查看系统界面、交接班报告、短信记录、中心行政值班反馈等。	

续表

考核项目	序号		考核标准	考核计分	考核方法	备注
	4	语言规范	普通话服务，按《急救调度员受理呼救规范用语》使用统一规范用语，严禁使用不文明用语。	①未按《急救调度员受理呼救规范用语》受理的扣4分/次，出现服务禁语和态度生硬的扣3分，未认真倾听报警者描述反复询问超过2次的，无耐心、用语啰嗦，不连贯语音语调不适中扣1分/次；②特殊事件、特殊呼救未规范询问相关要素的扣2分/次。	回放录音、回访情况、其他渠道。	
	5		严格按照《×××10.0指挥调度系统操作指南》要求进行界面的输入记录，所有项应正确归类，如实记录。	①未填写的扣1分/次、未书写备注的扣1分/次；②相关电话或事件未关联或关联错误的扣1分/次。	查看系统界面。	
调度质量（75分）	6	系统界面	地址定位准确，描述规范；接车地址A类：区域+路名+参照物+具体地点；接车地址B类：无路名或无参照物，无具体地点，出现错别字、地址描述重复、啰嗦、复杂等；接车地址C类：地址错误，无路名及参照物描述。	①接车地址B类扣2分/次；②接车地址C类扣5分/次；因接车地址错误造成后果的扣10分/次；③派车后对接车地址进行修改的扣2分/次（非客观原因）。	查看系统界面、回放录音、急救站、县市区急救中心反馈。	
	7		（1）呼车原因A类：病情判断合理；（2）呼车原因B类：病情判断欠合理；（3）呼车原因C类：病情录入与报警人描述和病情反馈均不相符。	①呼车原因B类扣1分/次；②呼车原因C类扣2分/次；③对呼车原因进行修改的扣1分/次（非客观原因）。	查看系统界面、回放录音、急救站、县市区急救中心反馈。	
	8		对于与呼救者患者不在一起、三方通话或异地呼救、联动转警等特殊呼救，需第一时间获取准确的现场联系电话。	未第一时间获取联系电话或电话号码有误的扣2分/次。	查看系统界面和回放录音、急救站、县市区急救中心反馈。	

续表

考核项目	序号		考核标准	考核计分	考核方法	备注
调度质量（75分）	9		以急救分区为基础，结合智能推荐情况，按照就近、就急、就医患者意愿、统一指挥的原则及时合理调派急救车辆，属于交界区域的因空集按照智能推荐派车。	①漏接一次120电话，漏派一次车扣20分，造成严重影响绩效扣除当月奖励并按照相关规定进行处置；②违背调派原则，错派（含误点击）扣10分，错派（含误点击）在30秒～1分钟内发现并改派的扣2分，在1～3分钟内发现并改派的扣3分，在3～5分钟内发现并改派的扣4分，超过5分钟发现和改派的扣5分，无改派意义的除外；月度内误点击次数≥2次的加扣2分；③非客观原因导致的重复派车扣2分。	依据《×××城区院前急救分区解读》，回放录音，急救站、县市区急救中心反馈。	
	10	指挥调度	调度时间控制在90秒内。	非客观原因导致的调度超时（延误派车）在90～120秒内扣2分，2～3分钟内扣3分，3～5分钟内扣4分，超过5分钟内扣5分，超过10分钟扣10分，月度内调度超时次数超过3次的加扣2分。		
	11		熟练掌握各类突发事件应急预案。	①不熟悉预案扣3分；②未合理调派车的扣3分/次，未积极与相关部门联动的扣2分/次；③突发事件或重大事件未上报的扣10分，上报不及时的扣5分；④未及时完成相关报告表格填写的扣2分/次。	依据×××急救中心突发公共事件信息收集上报规范，回放录音，中心行政值班反馈等。	
	12		科学合理处置各类特殊呼救。	处置有瑕疵的扣3分/次。	依据《×××调度管理制度》，回放录音，急救站、县市区急救中心反馈。	
	13	医学指导	按照《×××院前急救用语规范》开展电话医学指导，新进急救调度员（工作未满2年）在紧急情况下无法做出正确判断，可联动出诊医生进行自救互救指导。	①紧急情况下应行医学指导，常见危急重病例（CALS）而未行的扣2分/次；②医学指导有误、不全、机械无反应的扣1分/次；③新进急救调度员紧急情况下未及时联动医务人员进行自救互救指导的扣2分/次。	依据《×××急救常见危急重病例》开展电话医学指导，优先视频医学指导，回放录音，急救站、县市区急救中心反馈。	回放录音。

续表

考核项目	序号		考核标准	考核计分	考核方法	备注
调度质量（75分）	14		摘机速度控制在2秒以内（含2秒）。	①平均摘机速度大于2秒扣5分；②非客观原因导致的摘机超时≥5秒扣2分/次，≥10秒扣3分/次。	数据统计。	
	15		调度用时控制在60秒以内（含60秒）。	60秒<平均调度用时≤65秒（含65秒）扣1分，5秒<平均调度用时≤70秒（含70秒）扣2分，平均调度用时>70秒扣3分。	数据统计。	
	16	调度指标	受理用时控制在90秒以内（含90秒）。	90秒<平均调度用时≤95秒（含95秒）扣1分，95秒<平均调度用时≤100秒（含100秒）扣2分，平均调度用时>100秒扣3分。	数据统计。	因行医学指导导致受理超时的不纳入统计。
	17		10秒内接听率≥99%。	不达标扣5分。	数据统计。	
	18		90秒内及时派车率≥99%。	85%≤90秒内及时派车率<90%扣2分，80%≤90秒内及时派车率<85%扣3分，90秒内及时派车率<80%扣5分。	数据统计。	
综合管理（8分）	19	业务学习	业务考试成绩合格（80分为合格），及时传阅各类文件，收集、分享新地址。	业务考试成绩不合格者扣5分，未在规定时间内完成文件传阅签字的扣1分/次，新地址未按要求登记的扣1分/次。	检查记录。	
	20		增强同班协作，同班急救调度员要提前干预特殊呼救的处置，新进急救调度员要及时寻求同班协助和指导。	同班协助不力导致处置有缺陷的扣1分。	呼救复盘、交班记录。	
	21	团结协助	不得与同事、急救站、县市区急救中心、联动单位工作人员及报警人发生争吵或者影响和谐的情况。	当班期间与同事、急救站、县市区急救中心、联动单位工作人员及报警人发生争吵或者影响和谐的情况，一经查实扣3分/次。	回放录音、相关人员反馈。	

续表

考核项目	序号	考核标准	考核计分	考核方法	备注
	22	调度指标考核名列前茅。	①平均摘机最快第一名加1.5分，第二名1分，第三名0.5分；②平均调度用时最快第一名加1.5分，第二名1分，第三名0.5分；③接车地址A类准确率第一名加1.5分，第二名1分，第三名0.5分；④呼车原因A类准确率第一名加1.5分，第二名1分，第三名0.5分；⑤90秒及时派车率大于等于95%加1分。		
奖励部分（10分）	23	业务学习。	①业务考核成绩第一名加1.5分，第二名1分，第三名0.5分；②主持一次急救调度员业务学习或培训，有培训课件或学习资料的加2分。		
	24	接听电话数、派车数最多者。	接听电话数最多者加1分，派车数最多者加1分。		
	25	休息时间参加中心组织的各项活动和业务学习活动。	休息时间参加中心组织的各项活动和业务学习活动1分/次。		
	26	医学指导成功案例宣传。	视频医学指导成功并宣传的加2分，电话医学指导成功并宣传的加1分。		
	27	收到呼救者表示感谢。	短信回访回复感谢的加0.5分。		

备注：
1. 计分方式为基础分100分＋奖励分10分，考核结果作为急救调度员绩效考核奖励发放和年终评先、评优的依据，若年度内出现投诉或调度事故的年终评先、评优一票否决。
2. 扣分以大项总分封顶，扣完为止；同一呼救存在多个问题的分别扣分。
3. 对于质控考核存有争议的，最终以质控考核小组讨论结果为准。
4. 凡违反中心和科室规章制度以及调度工作规范，造成贻误患者救治、上级部门追责、媒体曝光、医患纠纷等严重后果情况发生的扣除当月绩效，出现情节特别严重事件时需由中心领导商议后决定。

2. 急救站日常运行考核评定标准

在制定急救站日常运行考核评定标准时，应结合本地实际情况，对市县级急救站、乡镇急救站分层制定，至少应包含"指挥调度""车辆管理""网络管理""院前急救""奖励加分"五个部分。其具体内容如下：

（1）指挥调度 考核急救站对急救中心指挥调度指令服从性，确保调度指令能够快速、准确地执行。

（2）车辆管理 考核车辆值班待命、考勤打卡、车载设备、药品配置及日常维护情况等。

（3）网络管理 考核各类网络设备、移动终端等规范使用、维护情况。

（4）院前急救 考核急救站快速响应、规范救治、安全转运、实时报告、信息反馈等方面执行情况。

（5）奖励加分 对心肺复苏成功、突发事件处置高效以及积极开展院前急救培训等方面给予加分奖励。

详细内容见《市、县级急救站日常运行月考核评定标准》（见表9-3）及《乡镇急救站日常运行月考核评定标准》（见表9-4）。

表 9-3　市、县级急救站日常运行月考核评定标准

类别	考核标准	分值	考核计分	考核方法	得分
行政管理（10分）	1. 积极参加急救中心组织安排的各项工作或活动。	2	未经同意不参加市急救中心组织的相关工作或活动扣1分/次。	查看资料。	
	2. 区域内院前急救仅有"120"特服号码。	2	存在对外公布其他号码作为急救号码的此项不得分。	实地查看或其他反馈并核实。	
	3. 急救站工作人员不得拨打"120"专线反映情况或联系工作。	2	发现一次扣1分。	查急救站日常考核记录。	
	4. 积极向市急救中心投稿，在市急救中心微信公众号上刊发每季度不少于1篇。	2	未刊登扣2分。	查投稿记录。	
	5. 院前急救人员必须培训后上岗。	2	未培训上岗扣1分/人次，造成后果的扣2分/人次。	查看资料记录。	
指挥调度（13分）	6. 服从市急救中心的院前急救指挥调度。	2	不服从市急救中心的指挥调度扣2分/次。	根据调度科的记录和反馈。	
	7. 严格落实值班车辆、人员考勤打卡制度，及时进行考勤打卡操作。	3	未严格执行考勤制度扣1分/次。	查看系统记录。	
	8. 规范操作120调度平台，界面填写正确、规范、完整无遗漏。	3	填写不当、不规范、不完整扣1分/次。	查看受理界面。	

类别	考核标准	分值	考核计分	考核方法	得分
指挥调度（13分）	9.严格救护车值班管理，救护车按要求待命值班，及时补位，不得擅自安排救护车执行转诊和非院前急救任务，杜绝因转诊或执行非院前急救任务导致"空巢"或无车可派。	5	擅自安排救护车执行转诊或者非院前急救任务扣1分/次，未及时补位扣1分/次，导致空巢无车可派的扣2分。	查看受理界面及调度科的记录和反馈。	
车辆管理（12分）	10.车辆急救设备完好、齐全；车载急救设备及物件固定位置良好，与车辆匹配正常。	4	车载急救设备缺一项扣2分，设备不能正常使用扣2分，急救设备及物件固定不到位扣1分/次，急救设备遗失不得分，无特殊情况随意调换车上具有网络传输功能的医疗设备，造成一体化功能故障的扣1分/次。	实地查看、查看视频监控。	
	11.救护车在执行任务时，必须严格遵守交通规则，非必要不得闯红灯，确保安全通行。	4	违反交通规则，交通事故责任划定为全责的扣4分，且年终评优一票否决，其主要责任的扣3分，同等责任的扣2分，次要责任的扣1分。	日常记录和出诊视频抽查。	
	12.加强救护车应急预案管理，遇恶劣天气应提前做好防滑、防冻、防晒、防暑、降温等措施，确保车辆安全性能，保障人员及车辆安全。	2	未规范做好应急措施，出现问题此项不得分。	日常记录和出诊视频抽查。	
	13.值班救护车按要求停放在指定位置。	2	值班救护车停放不合要求扣1分/次。	查急救站日常考核记录。	
急救反应（15分）	14.救护车3分钟内出车率达到100%。	10	3分钟内出车率未达到100%扣3分，出车准备用时达到4分钟扣4分/次，达到5分钟扣5分/次（另专科出诊出车准备用时6～10分钟扣1分/次，10分钟以上扣3分）。	查出车准备用时记录。	
	15.轨迹不符（轨迹移动与点击状态时间差）超过1分钟（不含1分钟）。	5	发现一次扣1分。	视频抽查及日常记录。	

续表

类别	考核标准	分值	考核计分	考核方法	得分
急救前移（5分）	16. 救护车离站后出诊人员应与报警者联系，核实呼救地址、呼救原因。	3	未联系扣2分/次，未核实地址、呼车原因扣1分/次，核实错误、跑错路线的扣2分/次，影响患者救治扣3分。	查急救站日常考核记录，查电话回访记录。	
	17. 根据路程及病情及时指导自救互救。	2	未按规范进行指导扣1分/次。	根据调度科的记录和电话回访反馈。	
网络管理（15分）	18. 按要求配备专（兼）职120网络维护员，及时处理系统故障；不得擅自删减程序。	2	未指定专（兼）职120网络维护员扣1分，删减程序扣2分，未及时报告故障扣2分/次。	查急救站日常考核记录，随机抽查。	
	19. 保持移动终端设备（易治/平板、单兵等）、调度电脑、打印机处于干净整洁完好备用状态。	2	不干净整洁扣1分/次，未处于完好备用状态扣1分/次。	查视频监控，实地查看。	
	20. 不得在120系统计算机上使用U盘或外网；严禁在移动终端设备上进行与出诊无关的操作；不得擅自拆卸通信设备及救护车视频监控设备。	2	在120系统计算机上使用U盘或外网扣1分/次；违规操作移动终端设备扣1分/次；擅自拆卸终端设备扣2分/次。	查急救站日常考核记，录随机抽查。	
	21. 出诊时按要求携带移动终端设备（易治/平板、单兵等），并能熟练规范操作。	3	未按要求携带移动终端设备扣2分/次，不能熟练规范操作扣1分/次。	抽查视频。	
	22. 规范使用院前院内一体化传输系统。	2	不能规范使用扣1分/次。	视频监控、现场单兵。	
	23. 急救站专用工作电话保持随时接听状态。	2	专用工作电话1分钟无人接听扣1分/次；2分钟或连续两次无人接听扣2分/次。	查急救站日常考核记录。	
	24. 保持120网络系统信息的安全性和保密性。	2	相关信息外漏，造成重大影响的本项不得分。	查日常考核记录。	

续表

类别	考核标准	分值	考核计分	考核方法	得分
抢救规范（10分）	25. 按照《需要紧急救治的急危重伤病标准及诊疗规范》实施救治，操作符合规范。	2	救治不规范扣1分/次。	救护车视频监控、单兵回放。	
	26. 出诊着装整洁，统一规范。	1	着装不整洁、不规范扣1分/次。	现场出诊视频。	
	27. 科学规范检伤分类，做好伤情分类标识。	3	批量伤员未做检伤分类扣2分/次，单个伤员伤情评估不规范扣1分/次。	现场出诊视频。	
	28. 根据现场情况和病情，履行必要的告知义务。	2	未履行告知义务扣1分/次。	视频监控回放、现场抽查。	
	29. 按照胸痛中心、卒中中心等五大中心救治方案实施救治。	2	一项不符合扣1分。	查看院前急救病历及现场出诊视频回放。	
实时报告（5分）	30. 严格执行院前急救特殊情况报告制度，车辆、设备出现故障及时处置并按要求报告急救调度室。	3	未及时处置和报告扣2分/次；报告不及时、不规范扣1分/次，造成不良影响或后果本项不得分。	查急救站日常考核记录。	
	31. 现场施救时不得擅自调派增援救护车，必须向急救中心急救调度室报告，请求增援。	2	擅自调派扣1分。	查急救站日常考核记录。	
转诊管理（5分）	32. 根据病情和现场情况，尊重患者意愿，不得强行将患者接回本院或以任何形式拒绝、推诿、放弃患者救治。	2	不尊重患者有关权利或强行将患者运转至本院扣2分/次；拒绝、推诿、放弃患者救治扣1分/次。	查急救站日常考核和听取急救站出诊人员反馈及120电话回访内容。	
	33. 根据《×××医疗机构请求调派院前急救车辆接处警规范》做好医疗机构之间患者转诊，妥善处置患者。	2	未妥善处置扣1分/次。	查急救站日常考核和听取急救站出诊人员反馈及120电话回访内容。	
	34. 畅通急救绿色通道，按规范做好交接。	1	绿色通道不畅通扣1分，交接不规范扣1分/次。	查急救站日常考核和听取急救站出诊人员反馈及回访内容。	

类别	考核标准	分值	考核计分	考核方法	得分
病历文书（5分）	35. 院前急救电子病历回院6小时内必须完成并提交。	3	电子病历未按时完成提交扣1分/份。	查看院前急救病历及相关资料。	
	36. 每份院前急救电子病历需保证准确性。	2	院前急救病历填写不规范、不正确的扣1分/份。	查看电子病历。	
收费管理（2分）	37. 在救护车内明显处公示收费标准，严格执行院前急救收费标准，严禁多收费、乱收费。	2	未在明显处公示收费标准扣1分；发现违反标准多收费、乱收费现象此项不得分。	查急救站日常考核记录和电话回访记录，实地查看。	
投诉回访（3分）	38. 服务态度亲切，患者及其家属对相关出诊满意，无投诉。	3	不满意扣2分/次，基本满意扣1分/次。	查电话回访和急救站考核记录及相关反馈。	
加分项目（20分）	39. 院前心肺复苏成功。	6	院前心肺复苏成功加1分/次。	查看院前急救病历、车载视频监控和有关媒体报道并核实。	
	40. 院前急救或急救培训宣传产生良好社会反响。	3	酌情加分。	急救中心网站、公众号、各类媒体宣传。	
	41. 突发公共事件医疗应急救援。	3	突发公共事件医疗救援等工作中表现突出，受到上级表扬表彰、媒体等颂扬的，根据情况给予加分。	各级卫生行政管理部门或上级有关部门认可的公共媒体刊载。	
	42. 其他特别突出表现。	3	其他特别突出表现的加1分/次。	市卫健委或上级有关部门认可的医疗保障等记录。	
	43. 出车快速。	5	2分钟内出车达标率达到85%加0.5分，达到90%加1分，达到95%加1.5分，达到100%加2分；1分钟内出车达标率达到20%加0.5分，达到30%加1分，达到40%加1.5分，达到50%加2分，达到60%加2.5分，达到60%以上加3分。	查出车准备用时记录。	

表 9-4 乡镇急救站日常运行月考评定标准

类别	考核标准	分值	考核计分	考核方法	得分
指挥调度 （20分）	1. 急救站设置专用工作电话，服从指挥调度，及时接收急救任务；现场施救时不得擅自调派增援救护车，必须向急救中心急救调度室报告，请求增援。	7	专用工作电话1分钟无人接听扣1分/次；2分钟或连续两次无人接听扣2分；无专用电话扣3分；不服从调度指挥扣3分/次；擅自安排车辆增援的扣3分/次。	查看调度记录。	
	2. 不得设置"120"以外的其他急救号码，急救站工作人员不得拨打"120"专线联系工作。	6	存在对外公布其他号码作为急救号码的此项不得分；急救站工作人员拨打120专线联系工作的扣1分/次。	实地查看或其他反馈。	
	3. 院前急救人员要按属地分级管理原则开展急救技能培训及考核，熟练掌握应急急救知识、急救设备的使用。	7	未培训上岗者2分/人次，造成后果的此项不得分；急救操作或使用设备使用不熟练扣2分/次。	查看资料和出诊视频抽查。	
车辆设备 （40分）	4. 组织驾驶员参加驾驶安全培训，提升驾驶员安全意识；救护车在执行任务时，必须严格遵守交通规则，非必要不得闯红灯，确保安全通行。	6	未组织驾驶员参加驾驶安全培训扣3分；违反交通规则，交通事故责任划定为全责的扣6分，且年终评优一票否决；主要责任的扣4分，同等责任扣2分，次要责任扣1分。	日常记录和出诊视频抽查。	
	5. 救护车应按要求24小时待命值班，停放在指定位置，严格落实值班车辆、人员考勤打卡制度。若值班救护车执行非院前急救任务向急救中心报告。	6	未按要求停放扣1分/次；擅自安排出车的扣3分/次；未严格执行考勤制度扣1分/次。	查看系统记录。	
	6. 加强救护车应急预案管理，遇恶劣天气应提前做好防滑、防冻、防晒、防暑、降温措施，确保车辆安全性能，保障人员及车辆安全。	5	未规范做好应急措施，造成后果的此项不得分。	日常记录和出诊视频抽查。	

续表

类别	考核标准	分值	考核计分	考核方法	得分
车辆设备（40分）	7. 车辆急救设施设备完好、齐全，固定位置良好、确保正常使用；急救药品配备齐全有效期更新（确保在有效期内），急救物品完好率100%。	6	设备设施缺一项扣2分；物品未固定扣1分/次；急救药品缺失或失效不在有效期内扣1分/项。	日常记录和出诊视频抽查。	
	8. 保持移动终端设备完好备用，并在出诊时按要求携带、规范使用，保证时间节点真实、准确。	5	未按要求移动携带终端设备扣2分/次；发现时间节点与实际不相符扣1分/次。	日常记录和出诊视频抽查。	
	9. 保护网络和急救信息的安全性、保密性，及时发现、处理系统故障；不得擅自删减急救相关程序，或利用急救设备进行与出诊无关的操作。	6	相关信息外漏，造成重大影响的本项不得分；删减程序或进行与出诊无关的操作扣3分；未及时处理、报告故障扣2分/次。	查急救站日常考核记录、随机抽查。	
	10. 严格执行院前急救特殊情况报告制度，保证突发事件上报率达100%。	6	未及时处置和报告扣2分/次；报告不规范扣1分/次，造成不良影响或造成后果本项不得分。	查急救站日常考核记录。	
	11. 救护车3分钟内出车率达到100%，离站后出诊人员应主动行急救前移（核实地址、病情等相关信息，开展自救指导）。	7	3分钟内出车率未达到100%扣3分；出车准备用时达到4分钟扣4分/次，达到5分钟扣5分/次（另专科出诊出车准备用时6~10分钟扣1分/次，10分钟以上扣3分/次；未联系实地址，呼车原因扣1分/次，核实错误、跑车错误路线的扣2分/次，影响患者救治扣3分/次。	查急救站日常考核记录、查电话回访记录。	
	12. 按照《需要紧急救治的急危重伤病标准及诊疗规范》和胸痛单元、卒中单元等救治方案实施救治；科学规范检伤分类，做好伤员分类标识，确保患者能够获得连贯、及时、有效的救治。	7	救治不规范扣1分/次；批量伤员未做检伤分类扣2分/次，单个伤员伤情评估不规范扣1分/次。	查急救站日常考核记录和现场出诊视频。	
院前急救（40分）	13. 根据《××××医疗机构请求调派院前急救车辆接处警规范》做好医疗机构之间患者转诊，妥善处置患者。	7	未妥善处置扣2分/次。	查急救站出诊记录，听取急救站出诊人员反馈及电话回访内容。	

续表

类别	考核标准	分值	考核计分	考核方法	得分
院前急救 （40分）	14. 院前急救电子病历回院6小时内须完成并提交，保证准确性。	7	电子病历未按时完成提交扣1分/份；院前急救病历填写不规范、不正确的扣1分/份。	查看电子病历。	
	15. 在救护车内明显处公示收费标准，严格执行院前急救收费标准，严禁多收费、乱收费。	6	未在明显处公示收费标准扣3分；发现违反标准多收费、乱收费现象此项不得分。	查急救站日常考核记录和电话回访记录，实地查看。	
	16. 出诊着装整洁，统一规范，服务态度亲切，患者及其家属对相关出诊满意，无投诉。	6	着装不整洁，不规范扣1分/次；患者及其家属对相关出诊不满意扣2分/次，基本满意扣1分/次。	查电话回访和急救站考核记录及相关反馈。	
	17. 院前心肺复苏成功。	3	院前心肺复苏成功加1分/次。	查看院前急救病历、车载视频监控和有关媒体报道并核实。	
	18. 院前急救或急救培训宣传产生良好社会反响。	2	酌情加分。	×××急救中心网站、公众号、市县级及以上各类媒体宣传等。	
加分项目 （10分）	19. 突发公共事件医疗应急救援。	3	突发公共事件医疗救援等工作中表现突出，受到上级表扬表彰、媒体等颁扬的，根据情况给予加分。	各级卫健行政管理部门或上级有关部门认可的公共媒体刊载或表扬。	
	20. 其他特别突出表现。	2	其他特别突出表现的加1分/次。	各级卫健委（局）或上级有关部门认可记录、表现等工作，保障、开展活动等）。	

3. 县市区急救中心考核评定标准

制定县市区急救中心考核评定标准时应至少包含"体系管理""指挥调度""质控管理""车辆管理""信息管理"五个方面。

（1）体系管理 考核县市区急救中心的人员设置、制度建设、规范运行情况是否达到了与市级急救中心的同质化管理要求，确保服务标准一致。

（2）指挥调度 考核县市区急救中心的调度效率，包括接警响应时间、调度指令下达时间等。

（3）质控管理 考核县市区急救中心是否建立了明确的质量标准和考核指标。

（4）车辆管理 考核县市区急救中心的车辆日常维护情况，确保车辆随时处于可用状态。

（5）信息管理 考核县市区急救中心对调度系统和信息管理系统的使用情况，确保系统运行稳定，信息传输畅通。

详细内容见《县市区急救中心考核评定标准》（见表9-5）。

表 9-5　县市区急救中心考核评定标准

检查要点		检查内容	分值	检查方法	扣分方法	得分
体系管理（20分）	体制机制（6分）	符合国家《急救中心（站）建设标准》。	3	现场查看。	办公面积、功能要求、职能等一项不符合要求计0分。	
		查医疗机构执照，按照模式设置管理人员。	1	查阅资料。	无计0分。	
		区域内院前急救仅有"120"特服号码。	1	查阅资料、现场查看。	有其他号码计0分。	
		充分利用当地优势卫生资源，急救站合理布局。	1	查阅资料。	不达标计0分。	
	预案制度（5分）	至少有车辆、调度、信息化、感染管理等制度齐全，成册。	2	查阅资料。	少一项扣1分。	
		查相关文件或成册预案，至少建立有突发市电断电、通信光缆被断等突发事件应急预案；工作人员对各类突发应急事件处置、上报流程熟悉，记录齐全；有应急演练相关视频、照片或文件记录。	3	查阅资料。	至少2个相关文件或预案，少一个扣1分；工作人员对预案内容不熟悉扣1分，相关记录无或不全扣1分；应急演练一年至少1次，无扣1分，相关资料不齐全扣0.5分。	

检查要点		检查内容	分值	检查方法	扣分方法	得分
体系管理（20分）	标识管理（3分）	急救中心（站）标识统一。	1	现场查看。	不符合计0分。	
		院前急救工作人员服装统一（含急救调度员）。	1		服装不统一计0分。	
		院前急救车辆统一标识。	1		标识不统一计0分。	
	培训管理（3分）	广泛开展院前急救知识与技能普及工作，开展非院前急救从业医护人员培训或公众培训。	1	查阅资料。	查相关记录与签名表、考核成绩，少一项扣1分。	
		院前急救人员实行岗前培训，经考核通过后上岗。	2	查阅资料。	没有按要求培训或考核未通过上岗计0分。	
	财务管理（3分）	财务运行实行成本核算，实施内部或外部审计制度，对经济运行进行定期评价和监控；专项资金使用符合《中华人民共和国招标投标法》等有关法律法规，接受内部、外部审计。	2	查阅资料。	不符合扣2分，记录不全扣1分。	
		建立奖惩制度，实行绩效考核。	1	查阅资料。	无制度扣2分，没有落实绩效考核扣1分。	
指挥调度（40分）	急救调度室（5分）	急救调度室设置与区域内人口基数相匹配的调度席位数量，所有设立调度工作台均能正常运行，有备用坐席能够随时应对突发事件造成的呼叫量激增，24小时值班，调度席位各种物品归类放置，工作台无违禁物品。	5	现场查看、查阅资料。	设立调度席位与人口基数不匹配扣2分；调度工作台1个不能运行扣2分；无备用坐席扣1分；任一硬件故障（包括电话）无维修申请报告扣1分；检查排班记录，未落实24小时值班制扣3分；调度室不整洁、调度席位上有与工作无关物品（如手机、零食等）扣2分。	
	应急指挥（3分）	有指挥大屏，可以显示多方信息，急救调度员能够随时切换；应急指挥室能够召开紧急会议。	3	现场查看。	无指挥大屏扣2分；不能显示多方信息扣1分；无应急指挥室扣2分。	
	备用电源（4分）	调度室供电须有双回路或UPS备用电源。	4	现场查看。	不满足计0分。	

续表

检查要点		检查内容	分值	检查方法	扣分方法	得分
指挥调度 （40分）	业务 能力 （20分）	文明用语。	1	现场抽一名急救调度员进行考核。	用语不规范计0分。	
		3秒内摘机。	2		摘机超过3秒计0分。	
		60秒派车。	2		派车时间超过60秒计0分。	
		任务单基本信息齐全。	2		任务单基本信息不齐全计0分。	
		对《10.0调度指挥系统操作指南》所描述的系统功能熟悉程度。	3		对120调度系统及辅助系统操作不熟悉每项扣1分。	
		计算机文字输入速度至少达到60字/分以上。	2		未达标计0分。	
		对急救站及应急联动单位联系电话熟悉程度。	1		每项不熟悉扣0.5分。	
		对辖区内地理地形熟悉程度。	2		每项不熟悉扣0.5分。	
		对救护车ID号及车载终端熟悉程度。	1		每项不熟悉扣0.5分。	
		对《联网转单接警调度规范》《×××突发事件调度系统操作规范》《×××短信回访系统操作规范》等调度管理核心制度知晓程度。	4		每项不熟悉扣1分。	
	培训 考核 （4分）	交接班记录齐全，至少保存一年。	1	查阅资料。	无交班记录计0分。	
		急救调度员全员培训至少一年一次。	1		无急救调度员培训计0分。	
		急救调度员考核方法及考卷、考评结果齐全。	2		无记录扣2分，记录不全扣1分。	
	回访 机制 （4分）	回访与投诉制度。	1	查阅资料。	无制度计0分。	
		每天由专人检查前一日短信自动回访情况，并进行汇总分析。	2		无记录扣2分，记录不全扣1分。	
		投诉处理满意率至少95%以上。	1		未达标计0分。	

续表

检查要点		检查内容	分值	检查方法	扣分方法	得分
质控管理 （10分）	质控 体系 （4分）	成立县级质控中心，并按《×××医疗质量控制中心管理规定（试行）》开展相关工作。	2	查阅资料。	未成立扣2分，未按要求开展工作扣1分。	
		建立急救调度员及急救站日常考核体系，并开展考核。	2		无相关文件可查扣2分，未开展考核扣1分。	
	质控 考核 （6分）	建立急救调度员例会制度，至少双月一次。	2	查阅资料。	无制度扣2分，未按要求落实扣1分。	
		有质控会议记录。	2		无相关会议记录扣3分，记录不全扣1分。	
		院前急救服务质量纳入绩效考核。	2		未纳入绩效考核扣2分。	
车辆管理 （5分）	车辆 安全 （1分）	有专人负责车辆安全，建立救护车档案管理，并有相应制度。	1	查阅资料。	无专人或相关制度计0分。	
	合理 排班 （2分）	规范排班，当班救护车24小时运转。	2	查阅资料。	未实现24小时运转计0分。	
	考勤 管理 （2分）	严格落实值班车辆、人员考勤打卡制度。	2	现场查看。	未落实制度计0分。	
信息管理 （25分）	监测 维护 （3分）	中心机房及调度相关网络设备有监测维护制度，有专人负责日常维护并做好维护记录。	3	查阅资料。	无专人负责扣3分，无维护记录扣2分，没有日常维护扣1分。	
	互联 互通 （3分）	确保120语音链路、工作座机电话、应急电话能够正常通信。	3	现场查看。	一项不正常扣1分。	
	终端 维护 （4分）	督促各急救站点安排专人做好日常设备和系统的维护，并做好维护记录。	4	查阅资料。	没有督查扣4分，记录不全扣2分。	

续表

检查要点		检查内容	分值	检查方法	扣分方法	得分
信息管理（25分）	网络安全（4分）	120局域网稳定，局域网内无木马病毒等安全隐患，各终端电脑上无与调度无关软件运行。	4	现场检查。	120网络不稳定扣2分，发现木马病毒扣4分，发现与调度无关软件每个扣1分。	
	同质运行（3分）	严格按照一张网建设要求落实相关系统管理与操作，有系统功能修改建议的需及时向市急救中心反馈整体考虑，不得擅自更改相关系统功能。	3	现场查看。	系统管理不到位扣2分，擅自更改系统功能每个扣1分。	
	备份检查（5分）	对急救中心机房内的服务器、调度机、网络交换机等设备做好维护和检查，对网络交换机等影响120电话呼入的设备应做双机备用并确保应急时能启用，若有问题应提前制订预案。	5	查阅资料。	无应对预案每个扣1分，无备用设备每个扣2分。	
	急救站点监控（3分）	急救站点设置救护车定点监控，校时准确，并在派车后核实出车时间。	3	现场查看。	急救站无监控扣3分，没有核实出车时间每个扣1分。	

四、明确奖惩机制与激励措施

（一）奖励机制

对表现优秀的急救调度员给予表彰和奖励，激励其继续保持高质量的工作表现。奖励措施可以包括物质奖励（奖金、绩效工资、额外福利等）、精神奖励（荣誉证书、公开表彰、晋升机会等）。具体措施如下：

1. 设立荣誉称号 如"优秀急救调度员""活地图""医学指导之星"等，对表现优秀的急救调度员进行表彰。

2. 多样化奖励形式 ①奖金：给予一定金额的奖金，以示奖励。②绩效加分：在绩效考核中给予额外加分，提升其绩效等级。③公开表彰：在内部会议上或通过内部通报进行公开表彰，增强其荣誉感。④晋升机会：对于表现特别优秀的急救调度员，可以考虑晋升机会，如晋升为质控员或调度班长。

（二）惩罚机制

对质量问题频发的急救调度员进行培训和辅导，帮助其提升工作质量。对于严重质量问题的，可以采取以下措施：

1. 培训和辅导　提供针对性地培训，帮助急救调度员提升专业技能和操作水平。

2. 绩效扣分　根据质量问题的严重程度，扣除相应的绩效分数。

3. 纪律处分　对于多次出现严重质量问题的急救调度员，可以采取警告、降级等纪律处分措施。

（三）培训和辅导

1. 定期培训　为急救调度员提供定期的专业培训，提升其业务水平和应急处理能力。

2. 个性化辅导　针对质量问题频发的急救调度员，提供个性化的辅导和指导，可采用小组结对帮扶的方法，帮助其改进工作方法和提升工作质量。

3. 反馈机制　建立有效的反馈机制，及时向急救调度员反馈其工作表现，帮助其了解自身优势和不足，促进其持续改进。

五、质量控制与管理的具体实施

（一）质控工作"日日清"

每日早会期间，管理者对交班内容进行专项点评，明确当日质控重点。质控员严格依据质控考核标准，采用"技术质控＋人工质控"双轨模式，对前24小时所有来电及急救任务实施100%覆盖的质量审查。针对特殊及重点呼救，进行多维度复盘（如回放录音、查看系统界面、回放救护车视频监控及轨迹、单兵记录仪视频监控、查看院前急救电子病历等），分析总结呼救处置过程中的经验和亮点，指出存在问题，提出改进措施。

对于急救调度员质控内容，通过"每日必读"文档进行一对一反馈，并上传至钉钉工作群，确保全员查看、学习（见图9-1）。对于急救站、县市区急救中心存在的问题，质控员通过"院前急救质控工作群"反馈给相关责任人，确保问题能够得到及时整改（见图9-2）。

调度工作每日必读

一、重点工作提示

即日起调度系统出现故障需填写"120调度系统故障登记处理表"（放置调度台下方置物架内），要求规范、详细、准确对故障问题进行描述，与网络信息科信息互通，密切关注故障排查及恢复情况。

二、质控警情反馈

流水号××警情存在问题如下：

1. 语言规范落实不到位：呼救者在描述附近参照物时中途被调度员打断，错失关键信息获取。（调度员A）

2. 同班协助不力：地址存疑时未规范回放录音进行鉴别。（调度员B）

改进措施：

1. 接警过程中应采用开放式方式询问地址等关键信息，呼救者在描述时尽量减少打断。派车后常规回放录音，与同班进行双人复核，查漏补缺。

2. 新进调度员加强对地理地形巩固，此趟已安排调度员A在三天内完成此区域地理地形再次实地查看并记录。

根据《××市急救中心调度员工作目标责任考核评分标准》调度质量一制度职责、语言规范共扣4分（调度员A）

根据《××市急救中心调度员工作目标责任考核评分标准》调度质量一指挥调度扣2分（调度员B）

图9-1　每日必读

×年×月×日院前急救质控情况反馈

一、急救站质控反馈（×月×日—×月×日 07:00—07:00）

××急救站1

流水号××：　未规范操作时间节点。

根据《市、县级急救站日常运行月考核评定标准》指挥调度第8条扣1分

××急救站2

流水号××：　院前病历反馈生命体征值已填写，无对应处置措施。

根据《市、县级急救站日常运行月考核评定标准》病历文书第36条扣1分

二、县市区急救中心质控反馈（×月×日—×月×日 07:00—07:00）

××县急救中心

流水号××：　调度员未落实首接负责制，联网转单处警不规范。

根据《县市区急救中心质控考核评定标准》指挥调度第4条扣1分。

图9-2　院前急救质控情况反馈

备注："每日必读"是调度科日常工作的标准化指导文件，通过书面化、结构化形式确保信息精准传达。该文档每日更新，存放于指定的共享文件夹里，全体急救调度员需在规定时间内完成阅读并签字确认。

（二）质控工作"周汇总"

质控员针对一周内发现的质控问题，进行总结性分析，每周一早会时进行专题汇报，汇报内容突出共性问题及潜在风险趋势，为管理层提供精准的决策支持。

（三）质控工作"月小结"

每月对急救调度员质控"日日清"问题及核心指标完成情况进行汇总，依据《急救调

度员工作目标责任考核评分标准》进行综合评分，形成月度急救调度员工作质量考核通报并作为个人绩效考核的重要依据。同时，对急救站质控"日日清"问题及核心指标完成情况进行汇总，依据《急救站日常运行考核评定标准》进行综合评分，形成月度院前急救数据统计和考核通报，下发至各急救站，该通报将作为急救站年终评先评优的重要依据。调度科和急救站需针对通报问题召开专题质控会议，分析原因并制定改进措施，确保质量问题得到有效解决，推动质量持续改进。

（四）质控工作"季通报"

每季度末对本季度院前急救工作进行全面梳理，重点分析急救调度员、急救站及县市区急救中心质量运行情况，形成院前急救质控情况季度通报，并下发至急救站及县市区急救中心。通报内容涵盖"工作成效、突出问题、改进计划"等，相关单位需在规定时间内制定整改方案，并反馈整改进展及成效。

（五）质控工作"年总结"

每年末召开全市院前急救质控工作会议，全面总结年度工作成效、分析存在问题并部署新一年重点工作。会后形成年度院前急救质量控制白皮书，为全市急救质量的持续改进提供科学指导和参考依据。

第四节　质量控制监督与评价

通过建立科学的监督评价机制，对调度工作全过程和关键质控指标进行系统化跟踪与管理，为院前医疗急救服务质量的持续改进提供数据支撑和决策依据。

一、建立监督体系

监督的目的是及时发现和纠正偏差，确保工作过程的规范性，一般分为智能监测和人工核查两种方式。

（一）智能监测

通过精密质控系统与智慧调度平台多维度数据融合（含呼救记录、车载北斗、医院 HIS 等），实现实时监控。

1. 全流程监测　实时获取呼叫定位（三大运营商提供）、同步追踪车辆状态（北斗＋基站双定位）、院前院内生命体征信息传输、强制电子病历校验（必填字段缺失时锁定提交）等。

2. 系统智能提醒　受理超过 60 秒未派车系统弹出"超时"提醒框、出车超时 3 分钟触发智能外呼（智能外呼接通后自动播放语音提示）等。

3. 突发事件预警　当监测到某一事件或同一区域内出动救护车辆 ≥ 3 台时，可触发突发事件预警平台系统预警，并以短信方式发送至急救中心相关人员，以提醒相关人员加强对突发事件的关注和干预。

4. 系统加密保障　操作记录加密存储不可篡改，为质控复核提供原始依据。

（二）人工核查

质控员应按以下要求开展人工核查：

1. 核查内容　重点呼救、特殊呼救、突发事件录音核查率100%，出诊视频监控要全流程检查，电子病历要检查其完整性。各地可结合工作需要进行100%核查或部分抽查、定期或不定期检查，确保各个环节符合要求。

2. 问题处置　质量核查过程中发现的严重问题应及时记录、反馈和纠正，一般性问题可在每日晨会时进行反馈。

3. 层级监督　建立三级监督体系（质控员—组长—专家成员），质控组长每周随机抽查复核质控员工作质量，对于有争议的呼救可通过质控小组专家成员复核商议。

4. 实践与成效　实施人工核查的精细化管理工作。

（1）实践

①质控员日常核查。2名专职质控员每日对所有呼救电话录音、派车任务单、院前急救电子病历等院前急救全流程进行100%核查，确保每个环节都符合质量标准。

②质控组长的监督与复核。质控组长负责对质控员的工作进行复核，确保质控内容的准确性和完整性。通过这种双重审核机制，有效保障质控工作的质量，避免因质控员的疏忽而导致的问题遗漏。

③日日清反馈机制。质控员在质控过程中发现的问题，进行复盘分析，找出问题的根本原因，提出解决问题的方法，并进行一对一反馈，确保问题能够得到快速解决。

（2）成效

通过建立完善的监督机制和精细化的人工核查，调度质量得到了显著提升。笔者所在院前急救医疗质量控制中心发布的《2024年度医疗质量控制白皮书》数据显示，核心质控指标表现优异：平均摘机用时同比缩短1.36秒，平均调度用时同比缩短3.65秒，调度响应速度得到显著提升。这些成果不仅优化了急救服务流程，增强了患者满意度，为急救工作的高效开展提供了有力保障。

二、建立评价机制

评价的目的是通过总结经验、发现问题并提出改进措施，推动调度工作的持续优化。评价机制主要包括以下几个方面：

（一）内部评价

质控小组通过日日清、周汇总、月小结、季通报、年总结的形式，对调度工作进行全面系统性评价，重点关注调度质量、响应时间、急救调度员工作效率等核心指标。

（二）外部评价

通过多渠道收集外部反馈，确保调度工作符合行业标准和社会期望。

1. 上级部门　定期参加省级/市级质控中心的质控分析会，接受上级卫生行政部门的指导和监督。

2. 联动部门　与急救站、联动部门保持密切沟通，收集对调度环节的反馈，如呼车原因、接车地址的准确性以及急救调度员服务态度的规范性。

3. 社会公众　通过电话回访满意度调查、市长热线、社会公众投诉等渠道，及时响应并处理公众反馈，确保调度服务的透明度和公信力。

（三）指标监测

利用精密质控系统实现数据驱动的精细化管理。

1. 数据收集　通过系统自动采集院前急救相关数据，包括3秒摘机率、10秒接听率、调度准确率、急救站出车准备用时等核心指标。

2. 数据分析　每月自动生成院前急救核心指标报告，直观展示质量是否达到预期目标，详见《调度核心指标考核明细表》（见表9-6）、《急救站出车准备用时情况统计表》（见表9-7）。

3. 异常处理　对异常数据进行原因分析，识别问题根源并制定针对性改进措施。

三、监督与评价的联动机制

监督与评价的联动机制是通过评价结果反向优化监督重点，形成动态闭环管理，确保监督工作的针对性和有效性，推动评价结果落地实施，持续提升整体质量管理水平。

（一）评价结果反馈与应用

1. 定期反馈　评价结果应定期反馈至相关部门，确保监督工作能够及时调整和优化。通过定期反馈，各部门可以明确自身在工作中的薄弱环节，针对性地改进工作流程和方法。

2. 案例分析　通过具体案例分析，展示评价结果如何指导监督工作的调整。例如，通过评价发现急救调度员在处理突发事件时上报响应时间较长，质控小组据此增加了对突发事件处理流程的监测和培训，确保问题得到有效解决。

表 9-6 调度核心指标考核明细表

姓名	摘机数	急救派车数	接车地址				呼车原因				平均摘机用时（≤2秒）	平均调度用时（≤60秒）	平均受理用时（≤90秒）	10秒内接听率（≥99%）	90秒内及时派车率（≥99%）	摘机超10秒次数
			A	B	C	A类合格率（%）	A	B	C	A类合格率（%）						
急救调度员1																
急救调度员N																

表 9-7 急救站出车准备用时情况统计表

急救站	中心有效派车数	1'内次数	1'以内达标率	1'~2'次数	2'以内达标率（≥99%）	2'~3'次数	3分钟内达标率（100%）	3分钟出车超时次数		平均出车准备用时（分钟）
								普通出诊	专科出诊	
急救站1										
急救站N										

（二）监督重点动态调整

1. 数据驱动　利用评价结果中的数据，确定监督的重点领域。例如，若某区域调度准确率较低，监督部门应加强对该区域调度工作的监测，确保问题及时发现并整改。

2. 问题导向　根据评价结果中发现的问题，调整监督策略。例如，急救调度员在信息传递方面存在不足，质控小组应加强对信息传递流程的核查和督导，确保信息传递的准确性和及时性。

（三）持续改进与闭环管理

1. 动态优化　根据评价结果，持续优化监督策略，确保问题整改到位。质控小组负责将评价结果转化为实际改进行动，明确责任人、整改期限，并定期跟踪整改进展，确保问题闭环管理。

2. 质量螺旋上升　通过定期复盘机制总结经验教训，推动质量控制和管理水平的螺旋式上升。例如，质控小组对内部发现的问题和外部反馈的意见进行分类整理，分析问题产生的根本原因，并制定明确的整改措施。同时，及时将评价结果和整改计划反馈给相关部门和人员，促进各方的协作与改进。

（四）投诉处理与反馈

针对市长热线等渠道的投诉，质控小组需在规定时间内核查事件真相。对投诉属实的，立即整改；对不属实的，及时沟通解释，确保达成一致意见，并将处理结果形成书面材料反馈至相关部门。通过投诉处理机制，进一步优化监督与评价的联动效果。

第五节　持续改进与成果应用

持续改进与成果应用是急救调度质量管理的闭环终端与再生起点，通过持续改进机制，可以系统地识别和解决调度工作中的问题。同时，将改进成果固化为标准操作流程和管理制度，确保成果能够在日常工作中得到广泛应用和持续优化。本节以"异地呼救调度时间过长"问题的改进为例进行阐述。

一、持续改进机制

通过系统化的方法和流程，不断识别、分析和解决工作中的问题，优化工作流程，并辅以学习、实践和再反馈，以实现质量的持续提升。

（一）问题识别与分析

1. 问题识别 通过多种渠道，如数据分析、患者反馈、内/外部监督等，识别调度工作中的问题和不足之处。

调度质控小组通过近三年数据统计分析发现，急救调度员在处理周边县市区"异地呼救"（指在非本地行政区域内发生的紧急情况，需要通过电话转接至属地急救中心的呼救）时，平均调度用时长达 85 秒，未达国家通行标准 60 秒内。

2. 问题分析 运用质量管理工具，如采用鱼骨图（针对多因素复杂问题）分析法从人、机、料、法、环维度深入分析问题的根本原因，发现调度系统功能不完善是导致调度用时过长的主要原因（见图 9-3）。

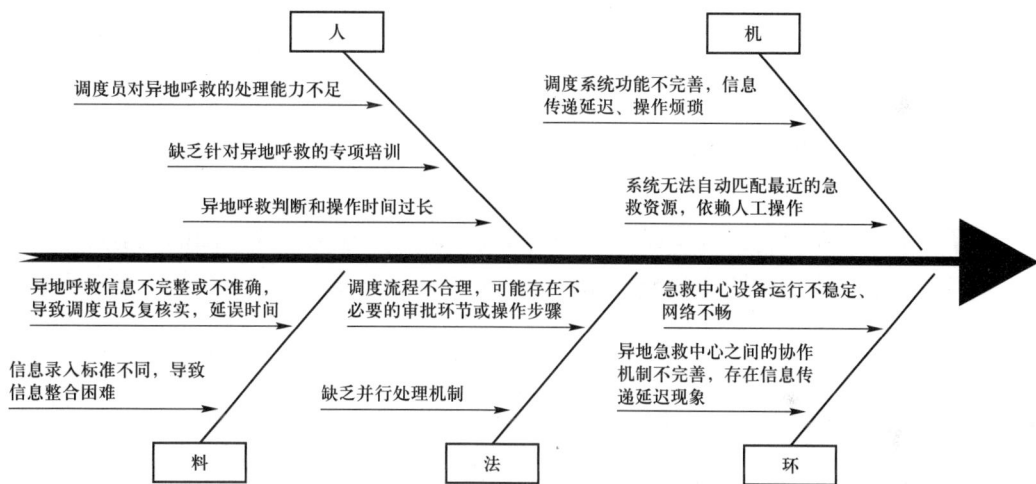

图 9-3 异地呼救延迟鱼骨分析

（二）改进措施制定与实施

1. 制定改进措施 根据问题分析的结果，制订具体的改进措施和行动计划。

2. 实施改进措施 按照计划执行改进措施，并确保措施的有效落实。具体实施如下：

（1）升级改造调度系统，开发"联网转单"功能，将全市所有县市区急救中心纳入"一张网"平台统一管理，实现调度信息互联互通。

（2）制定《联网转单处置流程》（见本书第五章第九节），明确异地呼救的处置流程，并组织急救调度员进行"异地呼救"处置专项培训，确保培训合格后在全市同步推广施行。

（3）设立专职质控员，在推广施行过程中重点加强对"异地呼救"处置规范性审查，发现问题及时通报并督促整改。

（三）效果评价与反馈

1. 效果评价　通过数据收集和分析，评价改进措施的实施效果，验证是否达到了预期目标。改进措施实施半年后，收集整理相关数据并加以分析，发现异地呼救平均调度用时缩短至 35 秒，与改进前相比调度响应速度提速 58.82%，达到了预期目标。

2. 反馈机制　将评价结果反馈给相关人员和部门（市、县两级急救中心管理者及急救调度员），确保改进措施的持续优化。

二、成果应用

成果应用是指将通过持续改进机制获得的成功经验和有效措施转化为实际操作流程和管理制度，并在日常工作中广泛应用和持续优化的过程。

（一）标准化流程固化

通过综合分析，将成功的改进措施固化为标准操作流程或管理制度，纳入单位管理体系中。

1. 操作手册编制　将经过验证的高质量调度流程标准化，形成详细的院前急救调度操作手册。手册应全面突出实用性，涵盖调度流程、应急处理、信息记录、质量控制等内容。

2. 操作手册更新　根据实际工作需求和技术发展，定期更新操作手册，确保其内容的时效性和实用性。

（二）制定量化的质控考核体系

1. 建立可量化的质量控制标准，将持续改进中不断总结的标准化流程进行固化，将工作制度、工作流程、工作规范、工作指南转化为考核标准，作为调度质量控制的依据。

2. 以《急救调度员工作目标责任考核评分标准》为例，来阐述将制度、规范、流程执行情况纳入量化考核体系，对调度质量进行控制。

（1）考核评定体系　采用"基础分（100 分）+ 奖励分（10 分）"的百分制考核，每月开展"星级急救调度员"评定，评定标准为：

A 星级：考核总分 ≥ 98 分且基础分 ≥ 90 分；

B 星级：95 分 ≤ 考核总分 < 98 分且基础分 ≥ 90 分；

C 星级：92 分 ≤ 考核总分 < 95 分且基础分 ≥ 90 分。

（2）奖惩机制　对获评星级急救调度员给予绩效奖励，出现以下情形之一者取消当月评定资格：

①严重违反劳动纪律并影响调度工作的。②出现重大工作差错或有效投诉的（包括但

不限于违反派车原则、错派、漏派、延迟派车等）。③当月累计病事假超过 7 个工作日者。

考核结果同时作为岗位晋升、年度评优及绩效工资分配的重要依据。

（三）质量改进与持续提升

1. 鼓励创新改进　营造鼓励创新的氛围，支持调度人员提出改进调度工作质量的建议和措施，对有价值的创新成果给予奖励和推广。建立"质量改进案例库"，随时更新，收录急救调度员提出的有效改进措施并全员共享，确保创新成果的有效应用。

2. 持续学习提升　建立调度人员的持续学习机制，提供各类专业培训（如急救调度员能力提升班、新技术应用培训）、学术交流活动（如急救调度学术年会、质控经验分享会）等学习平台，不断更新知识和技能，以适应急救事业发展的需要。

3. 加强部门联动　与医院急诊科、公安、交通等联动部门合作，联合开展质量复盘会。笔者所在单位每月通过和交警部门联合召开"警医联动例会"，复盘分析道路交通事故救援处置过程中存在的问题，制定解决措施，促进质量不断提升。

第六节　质量文化建设

一、质量文化的定义与内涵

质量文化是组织内部对质量的共同认知、态度和行为准则，强调通过持续改进和追求卓越实现服务目标。鉴于院前急救调度工作面临不可预见性、多部门协同复杂性以及信息误判风险等多重挑战，质量文化建设应通过培训体系、技术赋能和制度建设，培育以质量为核心的价值观念和行为准则，推动全员追求卓越服务、持续改进缺陷、保障患者安全。

二、质量文化建设的重要性

（一）提升服务质量

良好的质量文化能够引导急救调度员树立正确的质量意识，自觉遵循高标准的服务规范。通过质量文化的渗透，如张贴"时间就是生命，责任重于泰山"等警示标语，或设置"急救调度黄金 60 秒"等可视化提醒，时刻强化急救调度员的责任感和紧迫感，强化标准化流程的执行，减少人为失误，提升服务质量，更好地满足呼救者的需求。

（二）保障患者安全

质量文化的建设有助于强化急救调度员的责任心和风险意识，减少因调度缺陷而导致的医疗风险。如在调度系统中部署 AI 语音识别系统，实时将呼救者语音转译为文字，并结合自动地址识别技术校验位置信息，形成"AI 辅助＋人工复核"双保险机制，有效提升信息采集的准确性与完整性。通过技术赋能与质量文化建设相结合，急救调度员的风险意识和应急处置能力得到全面提升，为患者生命安全提供坚实保障。

（三）增强团队凝聚力

通过质量文化建设，可以营造积极向上、追求卓越的工作氛围，增强凝聚力和向心力，使团队成员在共同的质量目标下团结协作，提高工作效率。

（四）适应政策与技术创新

质量文化建设是适应政策与技术创新的关键。按照急救中心落实《全面提升医疗质量行动（2023—2025 年）》中"加强院前急救信息化建设"的要求和《关于印发进一步完善院前医疗急救服务的指导意见》中关于"推进 5G、人工智能等新技术应用"的部署，完善质控管理体系，推进技术迭代创新，实现调度系统的智能化、资源分配的最优化。

三、质量文化建设的主要内容

（一）质量意识教育

定期组织调度人员参加质量意识培训，学习相关法律法规、急救服务质量标准以及调度工作规范流程。培训形式包括每天早会案例分析、每月一次培训考核、每季度一次案例复盘或模拟演练，或引入在线学习平台支持随时随地学习。培训后通过考核评价，确保培训实效性，强化质量文化认同感。

（二）树立标杆榜样

在调度团队中树立质量标杆，通过宣传先进事迹和优秀经验，激励其他调度人员向榜样学习。每年组织劳动竞赛，评选出"打字能手""活地图""接警文明之星""医学指导之星""宣传小能手"等荣誉称号，每月评选星级调度员等。评选结果与绩效考核挂钩，对综合评价最优者给予奖励，营造全员争优创先氛围，推动质量文化建设落地生效。

四、质量文化建设的实施策略

（一）领导重视与支持

急救中心的领导应高度重视调度质量文化建设工作，积极引入新思想、新理念，亲自参与调度质量标准的制定、实施及效果评价，以身作则，率先垂范，并为高质量文化建设提供必要的人力、物力、财力等资源支持，努力营造良好的质量文化建设生态。

（二）全员参与及培训

全体调度人员积极参与质量文化建设，鼓励急救调度员踊跃参与质量改进活动，定期开展质量文化建设培训，更新知识体系，努力提升急救调度员的质量意识和技能水平，以更好地适应新的质量建设要求和工作挑战。

（三）文化建设与业务工作相结合

将质量文化建设与日常调度业务工作紧密结合并贯穿于调度工作的各个环节，使调度人员在工作中自觉践行质量文化，积极构建自觉、自省、自律、自查、自纠的调度质量文化，突出质量文化对质量保障的引领作用。例如：

1. 质量自查弹窗　在调度系统中设置质量自查弹窗（如"有相同地址的派车任务，请注意核对！"），通过系统自动触发弹窗，提醒急救调度员确认关键信息，减少信息误判风险。

2. 质量文化标语　设计质量文化标语张贴于急救调度室、培训教室等醒目位置，营造浓厚的质量文化氛围，有助于质量管理各项措施的落实。笔者所在单位在急救调度室和会议室分别设有"时间就是生命，责任重于泰山""急在分秒，救在身边"等文化标语。

第七节　调度质量控制的未来发展方向

随着人工智能、大数据、5G等技术的快速发展，院前急救调度质量控制将朝着智能化、精准化、精细化和协同化的方向演进。作为院前急救调度质量控制管理者，以下发展方向将为调度质控工作提供新的思路和实践路径。

一、智能化决策支持

（一）AI驱动的精准调度

1. 利用深度学习的自然语言处理（NLP）技术，结合交通、气象等实时数据，实时解析呼救信息，自动匹配最优急救资源，提升调度工作整体效率。

2. 引入AI辅助工具（如Deepseek）支持急救调度员处理常规任务，使其能够更专注于复杂决策和人文关怀（如安抚呼救者情绪）。通过人机协同，提升急救调度员能力，减少人为失误。

（二）智能质控系统

1. 通过语音识别和计算机技术，自动检测调度流程中的合规性问题（如关键信息遗漏、话术不规范），实现全流程自动化质检，并即时提供纠正建议。

2. 构建智能质控平台，实时监控调度质量，生成质控报告，为管理者提供数据支持，推动调度工作的持续改进。

二、全域数据协同

（一）多源数据融合

打通急救中心、医院、交通管理、公安等部门的数据壁垒，通过数据共享，构建一体化指挥平台，实现资源调度的全局优化，提升调度决策的科学性和精准性。

（二）预测性管理

利用历史急救事件、天气、人口流动等数据建模，预测高发急救时段和区域，提前部署资源，变"被动响应"为"主动防控"。

（三）预防性调度

结合电子健康档案技术，对慢性病患者或高风险人群进行主动监测，实现"预防性调度"，减少突发事件的发生。

三、技术赋能急救网络

（一）5G+物联网应用

依托 5G 网络和车载 IoT 设备，实现患者生命体征实时传输、远程会诊指导，构建"移动 ICU"救治模式，提升院前急救的救治能力。

（二）无人机与自动驾驶

在特殊场景（如山区、洪涝灾害等）试点无人机投送急救物资或自动驾驶救护车，突破地理限制，提升响应速度。

四、标准化与人性化并重

（一）出台国家级质控标准

呼吁国家出台统一的质量评价体系，确保不同地区调度服务的标准化、同质化，减少地区间的差异，提升整体调度质量。

（二）强化人文关怀

利用情感计算技术识别呼救者情绪，辅助急救调度员提供心理支持，提升服务温度。通过培训和工具支持，帮助急救调度员在高压环境下保持专业性和同理心。

五、技术赋能调度优化

（一）数字孪生仿真

引入 VR/AR 模拟训练，通过虚拟仿真实训系统，模拟复杂急救场景，优化调度策略并培训人员，提升急救调度员应对大规模突发事件的能力。

（二）区块链存证

关键调度数据上链存储，确保质控追溯的透明性与不可篡改性，为调度质量的长期评估和改进提供可靠依据。

未来，院前急救调度将不再是简单的"接警—派车"流程，而是一个融合智能技术、数据科学和多学科协作的精准急救网络。调度质控工作将逐步从"经验驱动"转向"数据驱动"，从"单点优化"升级为"全域智能"。通过智能化决策支持、全域数据协同、技术赋能急救网络、标准化与人性化并重，最终构建起高效、精准、温情的现代化急救服务体系，为"健康中国"战略提供核心支撑。

第十章 调度风险管理

第一节 概 述

调度风险管理旨在识别、评估和控制调度过程中的潜在风险，它不仅关系到急救服务的及时性和有效性，更直接影响到患者生命安全保障和救治效果。院前急救调度指挥工作的特点是通过电话沟通的方式，与服务对象（呼救者、急救站工作人员）在不见面的情况下获取、传递相关信息。这样的工作过程与工作模式，决定了调度风险点的必然存在。因此，加强调度风险管理，有助于确保急救服务能够在各种情况下快速、准确响应患者需求，从而提高患者生存率和愈后生活质量。

一、定义

调度风险是指在院前急救调度环节中，由于各种不确定因素的影响包括人为错误、技术故障、资源不足、环境因素以及沟通不畅等，导致调度决策失误或执行延误，从而对患者救治产生严重后果的一系列潜在问题。急救调度员对工作制度、工作流程的掌握与运用能力，是做好调度风险防控的关键所在。对风险点的发现、分析和制定相应的工作对策，是管理者加强急救调度风险防控的主要手段。

二、目标与原则

调度风险管理的核心目标是通过科学的管理手段和技术方法，系统性地识别、评估、监控和有效控制调度过程中的各类潜在风险，确保急救资源得到高效、公正且合理的配置，从而全面提升急救服务的响应速度、救治成功率和服务质量。为实现这一目标，调度风险管理应遵循以下原则：

（一）预防为主

通过前瞻性的分析手段，提前预见和识别可能引发风险的因素，采取针对性的预防措施，降低风险发生的可能性。例如，通过对呼救历史数据的挖掘和分析，找出常见的高风险时段、地点和事件类型，提前做好预案和资源配置。

（二）闭环管理

调度风险管理应当覆盖调度的全过程，包括但不限于受理、派车、跟踪监控等各个环节。同时，还需将各类风险源和影响要素纳入管理范畴，确保风险管理的全面性和系统性。

（三）建立应急预案

针对急救调度可能面对的突发情况，制定详细的应急处置措施，以应对突发情况和潜在风险。

（四）持续改进

在调度过程中不断总结经验教训，针对特殊呼救受理出现的问题进行及时的反思和改进，不断探索和创新风险管理方式；定期评估和审查风险管理效果，优化流程和方法；注重知识积累和人才培养，提高整个调度团队的风险管理能力和水平。

第二节　调度风险的类型及原因

调度风险识别是调度风险管理的基础环节。本节基于 120 院前急救调度工作的实际场景，对可能面临的调度风险进行系统性分类，并结合典型案例展开深入分析，旨在全面梳理调度工作中的风险点并剖析其成因，为提升 120 院前急救调度工作质量提供理论依据和实践指导。

一、调度风险的主要类型

根据风险来源的不同，调度风险主要可分为以下三类：一是院前急救人员导致的风险；二是调度系统导致的风险；三是呼救者导致的风险。通过风险类型的识别与分析，可以为后续风险防控措施的制定奠定基础。

（一）院前急救人员导致的风险

1.急救调度员导致的风险

（1）信息互通导致的风险　急救调度员在受理呼救时若未能规范、及时地获取准确地址、联系电话及主诉症状等五大要素，将直接导致派车定位错误、病情评估偏差以及响应时间延误，影响急救时效性。

信息传递也存在滞后现象，如未能及时将关键信息同步至出诊急救医务人员，就会增加救治风险；同班之间信息共享机制不畅，容易导致重复派车，浪费有限急救资源；在执行联合救援任务时，由于各急救单元接收调度指令不对等，表现为行动不一致、到达时间差异较大等问题，也会严重影响整体救援效率。

（2）调度决策风险　当面对复杂、紧急的院前急救任务时，急救调度员要对相关呼救信息进行综合分析研判，既要遵循调度原则又要兼顾灵活、考虑周全，短时间内做出最正确的决策，这期间也存在相关风险。现场评估不准确，如对患者病情复杂程度、专科出诊（精神疾病、孕产妇、新生儿）的紧急程度评估不足，导致救治顺序偏差。调度过程中，常出现对急救站空巢状态掌握不及时，导致未能第一时间合理调派急救资源；或对于患者要求跨区派车和病情危重程度风险把控不精确，导致患者救治延误。

（3）系统操作导致的风险　在院前急救调度工作中，因急救调度员对系统操作不熟练或工作疏忽从而导致发生错派车、漏派车等现象，不仅造成急救资源浪费，更可能延误患者最佳救治时机，直接影响院前急救服务质量。

（4）投诉风险　由于呼救者对于院前急救服务预期存在落差，对急救响应及时性、医疗资源调度合理性、电话医学指导专业性、服务态度等不满，引发患者投诉或舆论发酵。

2. 急救医生、护士导致的风险

急救医生及护士作为院前急救工作的第一响应人，其在工作过程中也存在诸多风险，直接影响到院前急救工作的质量与效率。

（1）急救操作风险　院前急救医务人员在紧急救治过程中面临的首要风险是急救操作不当。由于现场环境复杂、时间紧迫，医务人员可能出现技术失误，直接影响抢救效果。此外，急救药品的误用、除颤仪操作不当、担架车使用不当等，可能引发严重并发症或二次伤害。若因判断延误导致关键救治措施未及时实施，可能造成患者不可逆损伤。同时对于患者的病情研判不当，也会导致患者救治顺序存在误差，会进一步影响到患者的救治及愈后。

（2）信息化设备操作风险　在院前急救工作中，若手持终端、记录仪等远程通信设备使用不规范，如记录仪未及时开启或镜头被遮挡，将导致急救调度中心无法实时掌握现场情况，影响了远程指导与资源动态调整的及时性。同时，急救人员对记录仪器的操作不当，会造成急救过程关键环节影像或数据记录缺失，既阻碍事后医疗质量复盘分析，又可能在医疗纠纷中面临证据链不完整的风险。

（3）沟通协作风险　急救全程的沟通协作漏洞可能引发连锁风险。现场急救人员若记录不规范（如遗漏生命体征、用药记录模糊等），会导致后续交接信息断层，增加医疗差错或纠纷风险。同时，在出诊过程中若急救人员未能实时向急救中心反馈现场情况变化以及其他突发状况，将影响急救资源的动态调配，延误联动响应效率以及增援派车的及时性，进一步影响救治时效。

此外，患者家属的特殊需求以及患者家属对急救方案的不理解或对服务质量的质疑，如果得不到及时回应，容易引发投诉风险，甚至影响急救机构的公信力。

3. 急救驾驶员导致的风险

在院前急救中急救驾驶员也承担着重要的责任，急救驾驶员的操作和行为可能带来多方面的风险。首先，司机若对路况不熟悉或驾驶技术不足，可能导致救护车延误到达现场，影响患者的黄金抢救时间。其次，在紧急驾驶时，若未严格遵守交通规则或过度依赖警报设备，可能引发交通事故，危及患者、医护人员及公众安全。救护车行驶中的颠簸可能加重伤病员病情，尤其对脊柱损伤或颅内出血患者，若固定不牢固易导致二次伤害。此外，若急救驾驶员缺乏应急处置经验或与急救团队配合不佳，可能影响现场救援效率。

（二）呼救者导致的风险

呼救者作为现场的第一目击人，快速且准确地描述地址和患者病情，积极配合开展现场急救，对于患者的救治至关重要。

1. 信息传递失真

（1）主观认知局限 呼救者对基本病情描述不准确，导致急救调度员信息收集有误，调派内、外科出诊人员存在偏差，既会造成急救风险，又会影响急救调度员的病情判断及合理的医学指导。

（2）位置信息模糊 呼救者地标描述不清、定位技术使用障碍，会延长急救人员调度用时；若提供错误位置信息会导致调派车辆延误、车辆到达现场时间延迟。

（3）口音、俗语等影响正确信息的获取 在院前急救调度工作中，口语化表达、地域性俗语及方言等因素对信息获取造成显著影响。具体表现为：呼救者常使用非标准化地址描述和方言特色方位词，导致定位困难；症状描述存在民间俗称与医学术语的偏差以及方言特有的症状表达；同时，浓重的地方口音易造成语音识别错误，而情绪化的夸张表达又会干扰关键信息提取。此外，老年人使用过时词汇、新移民混合母语表达等特殊群体的沟通方式，进一步增加了信息获取的复杂度。

2. 骚扰电话、假警

急救中心每天受理的电话数可达数百次，其中包括了大量的无效电话以及部分骚扰电话的呼入，甚至有人以谎报、假警取乐。这种现象干扰了急救中心正常的工作秩序，占用了120生命热线的通道，造成了急救资源的浪费。

（三）通信与技术支持风险

1. 系统故障

院前急救调度系统是急救调度员工作的利器，直接影响其日常调度工作。系统故障包括主系统崩溃、卫星定位偏移、通信模块异常等软件问题，以及 UPS 电源中断、交换机故障等硬件问题，甚至备用模拟电话和座机也可能出现通信障碍，这些都会导致急救指令无法及时准确传达。

此外，在数据交互层面，由于一体化平台存在信息传输延迟或互联互通障碍等现象，可能导致患者信息错误或不同步。这种数据链断裂使得医院无法提前做好接诊准备，急救人员难以获取完整病历，最终严重影响院前急救的响应效率和救治质量。

2. 网络故障

在院前急救调度工作中，通信基础设施的稳定性至关重要。若急救中心所在区域发生成片有线通信中断，将导致 120 急救电话接入困难、调度指令无法正常传达等严重后果，使整个区域的急救响应体系陷入瘫痪状态。

此外，各类自然灾害风险也对急救调度系统构成重大威胁。特别是在遭遇地震、山洪、泥石流等地质灾害时，不仅会造成道路中断影响救护车通行，还可能直接损毁通信基站和电力设施，冰雹、暴雪等极端天气则可能导致区域性能源中断和设备损坏。这类灾害往往具有突发性和破坏范围广的特点，极易造成调度系统与急救单元失联，形成信息孤岛，严重影响急救资源的统一指挥和调度。

3. 信息泄露

在急救调度系统中，网络安全风险不容忽视。急救调度系统可能面临多种安全威胁，其中就包括恶意网络攻击，这些攻击可能导致系统瘫痪或敏感数据泄露。更为严重的是，患者的隐私信息和急救过程中的关键数据一旦外泄，不仅侵犯患者权益，还可能被不法分子利用。此外，急救中心若未建立完善的数据备份与保密机制，将存在严重的信息安全隐患。系统故障或人为操作失误都可能导致重要急救记录丢失且无法恢复。这种数据丢失不仅影响本次急救的连续性，更会对后续的医疗纠纷处理、质量分析和科研统计造成不可逆的影响。

二、案例分析

（一）案例一

1. 基本情况

2022 年某日凌晨，某市患者因胸痛拨打 120（其所在区域因疫情属于管控区）。急救调度员接到呼救后立即派发任务单。出诊人员联系呼救者了解具体病情，因所属地址属于管控区，被告知需二级防护才能进入。出诊人员立即联系所属地区医院发热门诊，同时做好防护准备。在区医院表示无法接诊后，出诊人员再次联系区妇幼保健院发热门诊，区妇幼保健院在了解患者具体病情后，经过综合研判建议送往其他医院治疗。此时间隔首次来电 40 分钟，出诊人员致电急救分中心副主任，要求车组立即出车前往救治，救护车立即出发，到达现场，患者呼吸心跳停止，立即进行抢救，持续抢救至区医院急诊科，后经抢救无效死亡，初步诊断为猝死。

2. 分析

（1）出诊人员出车延误　收到急救任务指令后，未能按照要求第一时间先出车，不应把联系确定急诊医院作为出车的前提条件。

（2）出诊人员对急症患者病情研判有误　出诊医生接到出车任务单后，通过询问主观认为患者年轻、自述无既往病史判断患者病情不危急。

（3）急救调度员制度职责未落实　未落实首调负责制，考虑为胸痛患者，派车后未及时再次联系现场，未对患者病情做出初步判断，未进行医学指导，未全程跟踪，派车后救护车迟迟未出车，120未动态了解现场情况以做好及时的应对处理。

（4）特殊情况上报不及时　受理到急救指令后，在了解患者为胸痛患者且处于疫情防控区后，面对棘手问题未能第一时间上报，延误了协调处理。

（二）案例二

1. 基本情况

某高校一名大三学生（独居宿舍）突发急性脑出血，自行拨打120求救。因病情导致意识模糊，无法清晰描述所在位置，急救调度员未能有效获取关键地址信息，且未启动紧急联动机制（如定位手机信号、联系校方或警方协查）。约2小时后，室友返回宿舍发现患者昏迷，再次拨打120，救护车抵达后将患者送医，但患者最终因延误救治于数日后离世。

2. 分析

（1）急救调度员责任心不足、职责落实不到位　急救调度员无同理心，沟通没有温度，语气冷漠。未落实全程跟踪，对有疑问的呼救未采取多方联动，积极联动警方、校方核查地址，导致延误派车。

（2）专业知识不扎实　医学知识及地理地形均不扎实。在患者描述大概地址后未采取有效的地址定位等功能先行派车，在呼救者已明确告知需要救护车的情况下未及时调派救护车辆。

（3）特殊情况未及时上报　未及时请求同班协助，未及时向调度科负责人和领导报告。

（三）案例三

1. 基本情况

某日9时许，某县急救中心受理到市急救中心座机转警，呼救者（非现场人员）称家里有人需要急救。急救调度员确认地址及联系方式后，并嘱咐患者家属保持电话畅通，便于后续联系。电话挂断后，急救调度员持续尝试回拨家属电话均未接通，期间并未向急救站下达派车指令。距首次来电 18 分钟后取得联系才调派救护车，医护人员到达时患者已无生命体征，诊断心源性猝死。家属质疑响应时效，针对急救调度员未第一时间派车向当地卫生行政部门投诉。

2. 分析

（1）调派救护车不及时 该县急救调度员在已经获取基本要素后，未及时派车，导致急救延误，影响患者救治。

（2）全程跟踪制度执行不严格 该市急救中心急救调度员作为呼救电话的第一受理人，未对后续处理进行跟踪落实，也未及时督促县急救中心派车，导致急救响应延迟。

（3）急救调度员责任心不足 在接到呼救后未第一时间派车，而是机械等待回拨成功，反映出对急救时效性的漠视；多次联系失败后仍未采取替代措施，如联动 110、社区网格员等搜寻呼救者，职业责任感严重缺失。

（四）案例四

1. 基本情况

某日晚，某市急救调度室受理张 ×× 致电，诉腹痛、腰痛，请求救护车前往。急救调度员甲核实基本信息后，立即调派救护车（任务一）前往现场。然而，在救护车出诊途中，急救调度员甲接到另一李 ×× 来电，表示"已离开现场，不需要救护车"。急救调度员甲未核实该来电是否与任务一相关，便直接通知任务一的出诊人员取消任务。约 17 分钟后，张 ×× 再次致电急救调度室，催促救护车。此时，急救调度员甲才核实清楚：李 ×× 要求取消派车的任务与任务一并非同一起呼救，重新通知医务人员赶赴现场。最终，救护车全程用时 30 分钟才抵达现场，出车时间过长遭到呼救者投诉。

2. 分析

（1）未严格落实取消派车制度 急救调度员在接到李 ×× 的取消请求时，仅凭单方表述就作出判断，既未核对该来电是否与正在执行的任务一相关，也未通过回拨确认等方式进行验证，导致误取消正在执行的急救任务。这种信息核实的不严谨直接影响了后续处置。

（2）造成救治延误 由于错误取消了本应继续执行的任务一，导致救护车中途折返。当张 ×× 17 分钟后再次催时，救护车不得不重新出发，使得整个响应时间延长至 30 分钟，远超正常出诊用时，存在纠纷和投诉的隐患。

（五）案例五

1. 基本情况

某日下午呼救者（社区工作人员）拨打 120，称办公地点有 2 人打架受伤，伤人者醉酒状态手持凶器，但呼救者不在现场无法了解具体情况。当班急救调度员先行调派 1 辆救护车前往，后续再次联系现场核实得知有 3 名伤者，间隔首次来电 9 分钟增援二线车前往，2 辆救护车共接回 3 名伤者，其中一人当场死亡。此事件处理结束后，有记者冒充家属致电急救中心，想要了解事件的具体情况。

2. 分析

（1）急救资源调派不充足 首接来电已告知此人持有凶器，已询问为纠纷导致持刀伤人，事件性质特殊，不确定伤人者是否继续行凶，且伤者人数不确定，急救调度员未在第一时间调派足够车辆。

（2）制度落实不到位 此事件为伤人恶性事件，急救调度员未能及时识别并未在首次派车后履行特殊事件上报。

（3）信息调取敏感性及语言规范有待加强 急救调度员在受理信息调取相关来电时敏感性不强，未核实来电人身份即提供信息，对于突发事件，记者冒充家属致电 120 套取相关调度信息，急救调度员的解释不到位。

三、调度风险产生的原因

（一）综合能力不足

急救调度员的基本技能，如打字速度、询问技巧、地理地形知识等，是确保高效受理呼救和调度的基础。与此同时，一名合格的急救调度员还应当具备一定的医学知识与急救技能，具备统筹协调能力和较好的心理素质。然而，当前许多急救调度员缺乏系统的应急处理培训，在基本技能上存在明显不足，主要体现在以下几个方面：

1. 基本技能 急救调度员作为急救信息获取的第一收集者，准确判断伤情且快速录入关键信息、下达正确调度指令等一系列操作都将直接影响到后续处置。急救调度员在受理呼救时，未能有效运用询问技巧，将会导致关键信息遗漏或误解，进而影响到准确判断和后续处理。

2. 地理地形知识掌握 急救调度员对辖区内的地理地形不熟悉，无法快速定位事发地点，导致调度延误。

3. 医学知识掌握 急救调度员对急症鉴别诊断、分级处置流程及紧急医疗预案等核心医学知识的掌握程度不足，影响急危重症患者的快速识别和电话医学指导。

4. 特殊呼救应对 急救调度员面对水上、高速等特殊地理地形或突发事件类呼救时，存在沟通协调、指挥决策能力不足，极易导致处置措施不当，延误患者救治。对于日常的骚扰电话、假警的辨别也需要急救调度员不断地积累经验，根据呼救者的语气、询问报警三要素来辨析 120"骚扰电话"、假警等，也可以通过查询系统呼入历史记录，直截了当、直中要害地予以警告，必要时请公安部门进行协助。

5. 方言俗语理解　急救调度员在受理呼救过程中，常常需要面对不同地区的方言和俗语，这对他们的语言理解能力提出了较高要求。然而，当急救调度员在此方面培训不足，导致对呼救信息误解或遗漏，影响判断。

6. 心理素质与责任意识　院前急救工作任务紧急、突发意外状况较多，由于对院前急救工作人员心理干预与责任意识培养不够，导致急救调度员抗压能力较差或责任意识不足，面对呼救者催促、抱怨等负面情绪时，院前急救工作人员容易慌乱、手足无措乃至情绪崩溃。

（二）制度规范未落实

在当前调度工作中，存在制度与流程落实不到位的问题，具体表现为未能有效实施全程跟踪机制，首调负责制执行力度不足，导致责任界限模糊，工作效率受到影响。同时，针对突发事件的管理规范、信息上报流程及跨部门联动机制等关键环节的职责规范未能得到严格执行，影响了应急响应的时效性和有效性，也暴露出在规范化管理和执行力方面的短板。

（三）应急预案缺乏统一标准

当前国内院前急救事业发展与各地经济社会发展水平和政府重视程度有关，各地急救中心因单位类型不同，院前急救调度工作缺乏统一的行业标准，特别是在应对系统故障、停电、火灾、自然灾害、公共事件等特殊情况时的调度预案缺乏统一标准，更缺乏具体的应急处置措施。

（四）调度系统支撑不够

在当前的智能调度保障体系中，信息化技术人员保障存在明显缺位，具体表现为信息化专业技术人员配置不足、专业技能培训不到位，导致在系统维护和故障处理时响应效率低下。此外，系统定期巡检机制未能严格落实，巡检频率不足、检查内容不全面，使得潜在问题难以及时发现和解决，影响了系统的稳定性和可靠性，增加了系统运行的风险。

（五）急救资源分配不合理

部分地区由于人口密集、突发事件频发或地理位置特殊等，急救任务量显著增加，但急救单位（如救护车、急救站点及医护人员）的数量和分布却未能与之匹配，导致资源供需失衡。这种不均衡直接造成出诊时间延长，急救响应效率下降，甚至在人口密度较低的偏远地区出现急救资源短缺、急救半径过大的情况，严重影响了急危重症患者的及时救治。

（六）培训宣传不到位

当前的宣传培训主要集中在普及 120 生命热线的重要性、正确拨打以及自救互救技能等方面，而针对群众的普惠性培训宣传明显不足，许多居民尤其是老年人对如何正确拨打120 知之甚少，甚至因操作不当而延误救治。同时，公众急救知识匮乏，第一目击者也难以在现场采取有效自救或互救。

第三节　调度风险应对措施

调度风险应对措施是指在识别和评估调度风险后，根据风险性质和急救调度员对风险的承受能力而制定的系统化行动方案，目的在于控制或降低调度风险的影响，提高调度工作效率，保障患者的安全。院前急救调度工作中的常见风险点可以通过制定系统化的应对措施和调度风险防控清单等进行防范。

一、系统化应对措施

（一）完善制度流程建设

1. 制定规范呼救受理用语　通过制定各类突发情景沟通规范话术，引导呼救者准确描述病情、地址、联系方式等准确信息，减少沟通成本，提高调度团队协作效率。制定规范话术应具备礼貌性、亲切性、专业性、条理性、一致性等特点。

2. 建立标准化受理流程　利用技术手段将急救中心的调度系统与城市数字公共基础设施通融共享，配置电子地图、手机定位、语音识别等技术，实现急救任务智能化推荐，为救护车辆合理规划最佳行驶路线，提高信息获取准确性和响应速度。标准化流程应具备智能性、系统性、规范性、可操作性、可衡量（监控）性的特点，同时应兼顾灵活性，能够适应内外部环境的变化进行动态调整。

3. 落实调度人员工作规范　切实落实急救调度员交接班制度，明确各岗位职责、工作流程、操作标准等内容。成立专门的质控小组或指定专人负责监督调度制度、规范的执行情况。根据急救中心急救调度员工作目标责任考核评分标准，将执行情况纳入绩效考核体系，设置合理的考核指标和权重，并将考核结果与调度人员的薪酬、奖金、晋升等挂钩，激励调度人员自觉遵守工作规范。

（二）强化人员能力培养

1. 医学专业知识培训　定期组织医学专业知识培训，通过"请进来、送出去"等方式，例如新进急救调度员采取跟车体验、参与急救站院前病历讨论、专家授课、定期考核等，提升病情的快速判断（分类）能力。

2. 沟通技巧培训 通过平战结合，加强急救调度员沟通技巧培训，安排急救调度员扮演不同的角色，分析倾听过程中容易出现的问题，即行即改，立即整改。结合典型案例，聘请专业话务人员开展沟通技巧培训，掌握语速、音量、语调的运用技巧。

3. 地理地形知识培训 熟悉辖区地理地形，是就近调派急救车辆的先决条件。通过实地勘察路线和"三多"训练，把调度员培养成为"活地图"，即"注意多查看地图，多留心路过的街道、社区、标志性建筑物等，多留意本地的广播和电视新闻，及时了解本地发生的大事小情等"，强化对所在城市及周边区域地理位置的记忆，提升快速受理、准确定位接车地址的能力。

4. 应急处理能力培训 加强急救调度员应急能力培养，通过案例分析、模拟演练等方式，让急救调度员深刻认识到调度工作中的不确定性和重要性，提高他们的危机意识和警觉意识，及时发现并处理潜在的风险，增强对特殊状况、特殊人员、特殊事件的应急处置能力。

（三）加强信息系统建设

加强信息系统建设，可从基础设施建设、系统构建、日常维护管理等方面着手。

1. 基础设施保障

（1）合理规划布局 根据地理环境、建筑结构及现实因素考量，科学规划通信设备的位置、数量及种类，并为关键通信设备和线路做好备份。规划好服务器机柜的排列，保证通风良好、布线整齐，便于设备的安装、维护和管理。

（2）选用优质设备 选择质量可靠、性能稳定优良的通信设备，兼顾设备的兼容性和可靠性以及未来的可扩展性，以便在未来业务增长或技术升级时，能够方便地进行设备的添加和更新迭代。

2. 构建急救指挥调度和信息管理系统

构建完整的 120 指挥调度系统，将资源录入、查询、分析、预警等功能与各业务流程紧密关联，实时掌握急救资源的分配和使用情况，及时提醒资源短缺或浪费问题并进行调整。

3. 日常维护管理

（1）建立巡检制度 建立详细的设备巡检计划，指定专人定期对急救指挥调度系统进行维护和升级，确保系统的稳定性和可靠性。同时，建立备用通信方案，如卫星电话、云调度、应急手机、对讲机等，以防主系统出现故障时可切换至其他通信方式，确保 120 指挥调度畅通。

（2）定期开展检查 定期对设备硬件和软件开展检查。一是检查硬件外观是否有损坏、连接是否松动、指示灯是否正常；及时对设备进行清洁，去除灰尘、杂物等，防止因积尘导致设备散热不良或故障。二是对软件进行性能测试和校准，系统和应用程序及时安装最新的补丁和升级包，以修复软件漏洞、提升性能和兼容性等确保设备的各项指标符合要求。通过优化软件代码、调整系统参数等方式，提高软件的运行效率和稳定性。清理系统垃圾文件、关闭不必要的后台程序，以释放系统资源。做好通信系统中的重要数据备份工作，并存储在安全的位置。同时，做好数据恢复的可行性预案，确保在数据丢失或损坏时能够快速恢复。

（3）故障快速响应 建立故障维修快速响应机制，一旦设备出现故障时，能够第一时间进行维修。储备必要的设备备件，以便在设备故障时能够及时更换，缩短维修时间。

（四）加强急救协同合作

1. 同班调度人员协作 根据调度人员能力合理分组，明确角色与职责，通过老带新、强带弱等方式，组成能力同质化的调度班组，互通信息，互相提醒，查漏补缺，协同作战。

2. 与出诊单元的协作 坚持"请进来与沉下去"相结合，推进院前急救调度指挥与院前院内急救工作互融共促。邀请临床专家授课，开展胸痛、卒中、精神障碍疾病等院前常见急症的识别诊断和处置培训；定期组织急救站医护人员与调度员轮岗交流，实现角色互换。邀请医院急救专家到急救中心急救调度室参与统筹指挥调度，选派急救调度员参与体验院前急救出诊，促进院前、院内急救团队的密切配合和有效衔接。

3. 与各联动单位的协作 建立信息共享平台，完善与联动单位沟通与协作机制。与公安、交通、城管等部门共享监控视频信息；与当地交警部门建立一键护航联络机制，必要时可人工发起控制信号灯的指令；与接诊医院对接可接纳容量、排队等候等实时信息；与城市大数据管理系统对接，对老旧、杂居等无法定位患者的小区，通过联系相应区域的社区网格人员，提供患者的具体位置和家属信息；与移动、联通、电信三大通信运营商签订合作协议，对急救中心开放 120 呼救手机定位功能，在遇重大通信故障时，能够及时获得技术支持和资源保障。

4. 定期组织联合演练 通过"大培训、大练兵、大比武、大竞赛"等活动，组织急救站参与督导检查和实战演练，提升专业技能和协同作战能力。通过模拟真实场景，让各单位院前急救人员熟悉协作流程和方法，制定详细的多单元协同救援方案，明确各单元的职责和行动流程，增强团队默契与认同。

二、常见调度风险点及防控清单

风险点一：错派

防控要点：

1. 加强岗前培训和经验积累，收集日常接警过程中不熟悉的地理地形信息，提升地理地形知识储备。

2. 按照（区域＋路名＋具体位置＋参照物）关键要素进行规范询问事发地址，确保地址信息的完整性和准确性。

3. 在接警过程中要采用"来电定位"功能，确定事发地址，与呼救者进行核实。

4. 在呼救者地址描述不清且无来电定位的情况下，立即采用"短信定位"的方式辅助确认位置信息。

5. 采取开放式问询的方式（如：请问在哪条路上？），不要采取封闭式询问（如，您是否在××地方？）的方式，避免呼救者因盲目猜测或表述不清而提供错误信息。

6. 对于方言较重或醉酒的呼救者，要耐心倾听，同时可启用 AI 语音识别功能，或询问是否有旁人协助接听并提供有效信息。

7. 对于呼救者提供的地址信息或来电定位提供的地址有疑问的，应通过地图软件、询问周边地标等方式进行鉴别。

8. 派车后常规回放录音，并采用双人复核机制，查缺补漏，及时发现并规避失误。

9. 出诊人员在急救前移时，要再次与呼救者核实地址，并与急救调度员互通信息。

10. 当班急救调度员要落实全程跟踪制度，发现错误，及时上报，采取补助措施并寻求同班协助。

风险点二：漏派

防控要点：

1. 严格按规范询问，认真倾听，准确判断呼救性质，了解呼救者真实需求。

2. 地址／事件类型相似的呼救，应通过姓名、电话、年龄、性别、着装、车牌号等鉴别是否为同一事件，避免漏派。

3. 对同一事件多人呼救的，加强与同班调度员之间的信息沟通，做好相关呼救电话的关联。

4. 对未接来电、中断来电、无声来电或存疑来电，要及时回拨电话，明确来电意图，做好记录。

5. 对准确地址、需求不明确的，如醉酒、语言含糊不清的呼救，可以先就大致区域派车，向出诊单元说明情况，并及时联动 110、社区网格员等社会联动机构，尽快找到呼救者。

6. 规范回放录音，采用双人复核机制，核查是否存在漏派风险。

7. 随时关注受理台文本呼救、联网转单、微信等呼救平台是否有呼救信息，及时回拨电话，确认派车。

8. 定期测试无障碍呼救等功能是否正常，确保系统特殊呼救提示音处于开启状态。

9. 派车后落实全程跟踪制度，跟踪当班车辆轨迹，做好急救前移，及时发现漏派。

10. 对于车辆事故自动来电警但无法与车主取得联系的，可通过回放播报经纬度地图台查询获取大致位置，先行派车，及时联动 122。

11. 发现错误，及时上报，采取补助措施并寻求同班协助。

风险点三：延迟派车

防控要点：

1. 落实岗前培训，未通过考核的人员不得单独受理呼救。日常严格训练调度员基本功，提高调度员受理能力。
2. 呼救者无法说清准确地址的，及时采用来电定位、短信定位功能，引导式询问，及时派车；若采取上述方案仍无法获取准确地址，先按大致区域派车，向出诊单元说明情况，并及时联动110、社区网格员等，借助城市数字公共基础设施平台，尽快找到呼救者。
3. 呼救者无法进行语言沟通的，结合手机定位，引导呼救者通过敲击声、无障碍呼救平台确定大致区域先行派车，再通过联动110、社区网格员等社会联动机构，尽快找到呼救者。
4. 呼救者无法准确描述病情的，先行派车，向出诊单元说明情况，再回拨呼救电话，进一步明确病情进行医学指导。
5. 对交通拥堵区域，及时联动交警开辟绿色通道，缩短救援时间。
6. 设置延迟派车系统风险提示，对调度用时超过60秒系统自动预警。
7. 发现特殊情况，及时上报，寻求上级指导。

风险点四：错误取消或终止

防控要点：

1. 调度员要做到忙而不乱，认真倾听每一个来电，明确来电意图。
2. 呼救者来电要求取消或终止出车的，应避免诱导性语言，了解缘由，劝说并告知相关风险，达成退车共识。
3. 认真核对取消和终止的五要素，对接车地址、呼救号码、呼车原因、患者身份、车辆信息等核对一致。
4. 对非呼救者本人提出的取消或终止，要核实身份，并二次回拨确认，与呼救者联系核实。
5. 取消或终止任务需慎重判断，必要时请现场民警、家属、目击者确认，或者通过视频通话、录音电话进行风险告知，不可随意取消或终止。
6. 出诊单元来电告知取消或终止出车的，要求出诊单元原地等待，由调度员再次与呼救者核实，达成取消或终止共识后，方可取消或终止。
7. 信息确认无误后，立即下达取消与终止指令，并与出诊单元电话联系确认。
8. 与同班调度员互通信息，将退车缘由及取消或终止任务的来电号码、呼救原因、接车地址、车辆ID号等信息告知同班。
9. 回放录音，再次确认信息无误，并做好动态监控，确认车辆行驶轨迹。
10. 取消或终止任务应在系统上做好标识，并在备注上做好记录说明。
11. 发现错误，及时上报，采取补助措施并寻求同班协助。

风险点五：信息泄露风险
防控要点： 1. 定期开展信息安全培训，提高信息安全意识。 2. 合理设置信息系统和数据的访问权限，遵循最小授权原则。 3. 提取方提取信息前，需提供身份证明文件和单位介绍信，确认其身份。 4. 提取方需提交《调度信息提取表》，经中心领导书面授权同意，方可提供相关信息。 5. 不得通过电话、语音、音频、视频等方式向信息提取方透露信息。 6. 不得对调度信息通过拍照、截屏等方式进行传播。 7.《调度信息提取表》及提取者身份证明文件一并复印留存调度科备查。 8. 调度席位电脑应启用屏幕防窥膜，屏蔽社交软件，禁用 USB 接口等，防止数据非法外传。

第四节　应急处置措施

　　应急处置措施具有科学性、可操作性和针对性等特点，应坚持以人为本、快速响应、科学处置、减少损失的原则，从而帮助急救调度员和行政管理人员在应对各类突发事件时能够正确处置、科学决策，保障院前调度、伤员救治等急救服务的连续性，同时也能为政府部门提供第一手现场资料，为及时、科学处置各类调度风险提供更多有力遵循。

突发事件医疗应急救援规范

突发事件是指突然发生，造成或者可能造成严重社会危害，需要采取应急处置措施予以应对的自然灾害、事故灾难、公共卫生事件和社会安全事件以及在敏感时期、敏感地区、敏感人群发生的特殊事件。为确保突发事件的医疗应急救援工作反应及时、救治规范、职责明确、信息共享、统一领导，特制订本规范。

一、制定依据

国务院 2006 年 2 月 26 日发布的《国家突发公共事件医疗卫生救援应急预案》和湖北省卫生厅办公室关于印发《湖北省突发事件紧急医疗救援信息报告管理规范》的通知。

二、医疗应急救援的事件分级

根据突发公共事件导致人员伤亡和健康危害情况将医疗救援事件分为特别重大（Ⅰ级）、重大（Ⅱ级）、较大（Ⅲ级）和一般（Ⅳ级）四级。

（一）特别重大事件（Ⅰ级）

1. 一次事件出现特别重大人员伤亡，且危重人员多，或者核事故和突发放射事件、化学品泄漏事故导致大量人员伤亡，事件发生地省级人民政府或有关部门请求国家在医疗卫生救援工作上给予支持的突发公共事件。

2. 跨省（区、市）的有特别严重人员伤亡的突发公共事件。

3. 国务院及其有关部门确定的其他需要开展医疗卫生救援工作的特别重大突发公共事件。

（二）重大事件（Ⅱ级）

1. 一次事件出现重大人员伤亡，其中，死亡和危重病例超过 5 例的突发公共事件。

2. 跨市（地）的有严重人员伤亡的突发公共事件。

3. 省级人民政府及其有关部门确定的其他需要开展医疗卫生救援工作的重大突发公共事件。

（三）较大事件（Ⅲ级）

1. 一次事件出现较大人员伤亡，其中，死亡和危重病例超过 3 例的突发公共事件。

2.市（地）级人民政府及其有关部门确定的其他需要开展医疗卫生救援工作的较大突发公共事件。

（四）一般事件（Ⅳ级）

1.一次事件现场救治伤病员 ≥ 3 人，其中有 1 人死亡或一次事件伤病员虽只有 2 人，但均现场死亡的。

2.县级人民政府及其有关部门确定的其他需要开展医疗卫生救援工作的一般突发公共事件。

三、突发事件医疗应急救援流程

（一）突发事件应急响应

1. 120 急救调度员受理到疑似突发事件呼救时，应按照规范询问事件性质、伤亡人数、伤情情况、伤者身份、事发地址等核心要素后及时调派足够的急救资源，按规定程序启动应急救援预案。

2.急救单元接到急救指令后应立即赶赴现场，了解核实事件性质、伤亡人数、伤情情况、伤者身份等重要信息，及时向急救中心报告。

（二）检伤分类、现场抢救

到达现场的急救人员，要本着"先救命后治伤、先救重后救轻"的原则开展工作。较大事件（Ⅲ级）以上救援事件要按照国际统一的标准对伤病员进行检伤分类。

（三）现场救援及指挥

1.第一时间到达现场的急救医生作为现场临时医疗指挥官，根据现场情况全力开展医疗救援指挥工作，使医疗救援工作紧张有序地进行。

2.急救中心要全程跟踪事件的医疗救援工作，动态掌握伤病员流向，合理分流伤病员。有关急救中心（站）负责人要亲临现场，靠前指挥，加快抢救进程。医疗救援要接受突发公共事件现场处置指挥机构的领导，加强与现场各救援部门的沟通与协调。

（四）信息报告和发布

1.现场急救单元在迅速开展应急医疗救援工作的同时，立即将人员伤亡、抢救等情况报告现场指挥和急救中心。

2.急救中心向卫生健康行政部门报告伤病员情况、医疗救治进展等，重要情况要随时报告。医疗救援信息由卫生健康行政部门发布。

（五）转送伤员、合理分流

1. 在转运过程中要科学搬运，避免造成二次损伤。医护人员必须在医疗舱内密切观察伤病员病情变化，并确保治疗持续进行。

2. 按照急救中心或现场指挥的调度，合理分流伤病员，充分考虑接受医院的救治能力，如接受医院急救资源不足，可向其他医院进行转运。若情况（病情、路程）许可，重伤病员应优先转运到当地（或辖区）水平或级别较高的医院进行救治。

3. 按照上级卫生健康行政部门的指示，统一安排转运伤病员。

（六）应急救援的终止

突发公共事件现场医疗救援工作完成，伤病员在医疗机构得到救治，经突发公共事件应急指挥机构批准，或经卫生健康行政部门批准，医疗救援应急响应终止。

四、突发事件信息上报

（一）报告时限

1. 120 急救调度员接到突发事件呼救后，于首派后 5 分钟内向急救中心领导报告，按照急救中心领导指示向卫生健康行政部门报告；县市区急救中心受理到突发事件后，应在 30 分钟内向市级急救中心报告。

2. 各级各类医疗机构抵达突发事件现场或本院收治突发事件伤亡人员后 30 分钟内，向属地急救中心电话报告事件救援信息。初始报告后，院前或院内急救信息根据属地急救中心的要求进行续报。

3. 急救中心接到突发事件人员伤亡信息，经初步核实汇总后，在 1 小时内向属地卫生健康行政部门报告，并且在现场应急响应期间每 2 小时向卫生健康行政部门电话报告 1 次救援进展情况，并记录报告时间和报告内容。

（二）报告进展

1. 首报（初次报告） 突发事件紧急医疗救援信息初次报告内容包括事件名称、发生时间、地点、事件类别、伤员身份、车辆调度情况、应急联动情况、医疗机构接诊和收治伤病员人数及伤情分类、报告单位、报告人员及通信方式等。

2. 续报（进程报告） 突发事件紧急医疗救援信息进程报告主要报告紧急医疗救援的进展与变化、伤病员留观治疗人数、伤情分级及转归、在不同医院的分布情况，进一步的紧急医疗救援措施，是否需要上级卫生健康行政部门协调等。重大及特别重大突发事件至少按日报告医疗救治信息。

3. 终报（结案报告） 事件结束后，按照规范填写各类表格进行结案信息报告。达到《国家突发公共卫生事件应急预案》和《国家突发公共事件医疗卫生救援应急预案》分级标准的事件结束后，由相应级别卫生健康行政部门组织评估，在确认事件终止后 2 周内，对事件的发生和处理情况进行总结，分析其原因和影响因素，并提出今后对类似事件的防范和处置建议。

院前急救突发事件相关信息报告单

报告单位		报告人	
报告时间		联系方式	
事发时间		事发地点	
事件性质		伤病员 人数	
报告内容：（对事发时间、事发地点、事故性质、伤病员人数、伤病员身份、首次派车情况、增援派车情况、执行任务时间节点、现场检伤分类和救治情况、途中转运情况、送达医院后救治情况、初步诊断、伤情程度、患者转归、伤病员去向以及事件中特殊情况和处理经过进行简明扼要的描述）			
急救中心（站）负责人签字 　　　　　　　　　　　　　　　　　　　　　　　　　　　　年　　月　　日			

院前急救突发事件患者信息报告表

受理流水号:					来电时间:			
呼车原因:					事发地点:			
事件性质:								
序号	姓名	年龄	性别	初步诊断	伤情程度	去向（科室）	身份信息	备注
填表时间:					填报人:			

附件 2:

120 调度指挥系统
遭遇特殊故障时的应急处置措施

第一章 总 则

第一条 为规范急救中心 120 调度指挥系统因特殊因素造成瘫痪性故障时的应急处理程序,确保 120 特服专线在最短时间内恢复运行,努力构筑市民放心的绿色生命通道,现结合我市实际,特制定本处置措施。

第二条 本措施所称特殊因素,是指通向急救中心的 120 通信光缆遭到破坏(如盗割、市政施工损毁等)、120 调度专用交换机、计算机网络服务器等设备瘫痪或备用线路无法启用、长时间停电时发电机无法使用、办公楼或相邻住宅楼以及急救调度室发生火灾或遇到自然灾害(如地震)时急救调度员不得不离岗避险等情况。

第二章 组织机构与职责

第三条 成立以主要领导为组长、副主任为副组长、中层干部为成员的 120 通信调度指挥系统特殊故障应急处置领导小组(以下简称应急领导小组)。应急领导小组的职责:根据特殊情况,采取果断措施应对系统设备特殊故障,及时向市卫健委等上级部门报告,同时与电信等相关部门取得联系,确保 120 特服专线能在最短时间恢复畅通,正常运行。

第四条 应急领导小组成员及全体职工必须保证 24 小时保持通信工具畅通。紧急情况下,领导小组成员应立即无条件赶往急救调度室。领导小组成员任何时候离开辖区,必须请假并向办公室和调度科备案。

第三章 120 语音链路故障应急处置措施

第五条 语音链路故障时,120 电话无法正常呼入,IP 话机无法正常拨打或接听电话,话机状态指示灯闪红灯,屏幕显示"网络不可用"。

第六条 急救调度员应确认其他调度席位 IP 话机是否正常。如其他调度席位 IP 话机正常,则检查本调度席位 IP 话机网线是否松动。

第七条 若所有调度席位 IP 话机均异常,则应立刻联系运营商将电话切换至预定的模拟线路,并进行拨测确保切换成功。

第八条　县市区急救中心急救调度员应联系市急救中心确认是否为语音链路故障。若市急救中心确认为语音链路故障，应立即上报调度科、网络信息科负责人与中心领导，同时网络信息科联系系统工程师查询问题原因并修复。

第九条　若市急救中心确认语音链路正常，则由县市区急救中心急救调度员联系所在单位网络管理人员确认 IP 话机网络是否正常。

第十条　县市区急救中心进行 120 呼叫转移后应立即电话联系相关急救单位并告知 120 呼叫转移号码与紧急联系电话。

第四章　调度系统故障应急处置措施

第十一条　以笔者所在单位使用的 120 急救指挥调度信息管理系统 V10.0 为例，当调度系统故障时，120 电话呼入后调度系统无法弹单，调度数据无法显示，无法自生成任务单，调度系统底部状态栏显示为红色，并伴有提示音。

第十二条　急救调度员应立即通过 IP 话机按"×51#"，听到"您已就席"提示音后进行 120 拨测，确认 120 电话是否能正常呼入。

第十三条　若 120 电话不能正常呼入，则需要按"语音链路故障"进行处理。若 120 电话能正常呼入，则看其他调度席位调度系统是否正常。

第十四条　若其他调度席位正常，则原因为本调度席位网络故障，可检查电脑网线是否插好，网络配置是否正确。所有调度席位均异常，则联系市急救中心确认是否为系统故障。

第十五条　若市急救中心确认系统故障，由市急救中心急救调度员上报调度科、网络信息科负责人与中心领导。网络信息科立即联系系统工程师查询问题原因并修复。

第十六条　若市急救中心确认系统正常，则由县市区急救中心急救调度员联系所在单位网络管理人员确认急救中心网络是否正常。

第十七条　各急救中心在系统故障时，建议不要通过调度系统生成任务单或派单，避免导致数据错误。

第十八条　在系统故障期间，急救调度员需要手工记录呼救信息，待系统恢复后通过自生成任务单信息添加进系统中。

第五章　120 通信系统遭遇停电时的应急处置措施

第十九条　停电期间所有操作需遵循"先核心、后次要"原则，优先保障 120 电话接入、调度系统及支持设备供电。

第二十条　通常情况下，急救中心应按规定配置 UPS 电源（不间断电源）并处于连接状态，主电源中断后，UPS 电源立即启动，触发声光报警，并自动发送停电警报至急救中心相关负责人手机。停电 6 小时以内，配备的蓄电池可为 120 通信调度指挥系统正常供电。超过 6 小时后，系统需要补充供电。

第二十一条　一旦出现停电，当班急救调度员应立即核实停电范围（局部／全域），上报调度科长、网络信息科长和行政总值班。行政总值班应与电力部门联系，了解清楚停电预计恢复时间、影响范围，申请优先修复急救中心供电线路。若恢复供电时间超过 6 小时，则应立即通知办公室调配柴油发电机、移动电源等应急设备做好发电准备，并立即拨打上级卫生行政部门、市政府值班室电话，请求出面协调解决紧急情况下的用电问题。必要时可申请使用电力部门移动电源车为关键设备（服务器、调度终端）临时供电。

第二十二条　分级响应启动

一级响应（全域停电，备用电源失效）：立即启用异地备用调度中心，转移全部调度业务。请求供电公司优先抢修，协调消防应急发电车支援。

二级响应（局部停电，UPS 可维持 6 小时）：启动柴油发电机，保障核心设备运行，优先恢复调度席位、数据中心供电。

第二十三条　若在 UPS 电池即将用完，还无法落实发电机发电的，应立即向行政总值班和中心领导报告，并通知设备值班人员赶赴现场处理。网络工程师应在电池耗尽前通知电信机房在 5 分钟内将 120 特服电话切换到备用手机上（至少两部手机、两个及以上号码），提前将当班急救调度员的联系方式通知各急救站和县市急救中心，避免停电后因外线座机无法使用而耽误调度工作，并切换至应急通信系统，保障数据安全。立即保存未完成工单至本地缓存，并通过云服务器同步备份（每 5 分钟增量备份）。

第二十四条　在 120 电话切换完毕后，应安全关闭相应的电脑设备和通信设备，并做好相关急救站通知工作，将 120 调度工作转为电话调度和 350M 数字集群对讲模式调度。当班急救调度员在采用电话调度和 350M 数字集群对讲模式与急救车辆通信时，应启用"双人复核制"，采用纸质工单登记，严格做好通信调度的记录工作和电话录音的保存工作，避免因系统延迟导致任务漏派或重复，待电力恢复后补录系统。

第二十五条　若停电时间较长，短时间内无法恢复，应及时上报上级卫生行政部门并通过广播、短信、社交媒体发布应急公告："120 热线正常服务，部分来电可能短暂延迟，请勿重复拨打"。

第二十六条　待主电源恢复且系统运行稳定，数据完整性与通信功能验证无误后，逐步关闭备用电源，将调度业务平稳切换回主系统，并核查停电期间所有工单执行状态。全面检测 UPS、发电机状态，更换老化电池或部件。

第二十七条　联合供电公司对停电原因进行分析，出具故障报告，48 小时内提交整改方案（如电路双冗余改造）。核对停电期间所有急救任务记录，确保无遗漏或错误。

第二十八条　每半年至少开展 1 次"停电应急操作培训"，包括备用电源启动、纸质工单填写、卫星电话使用。每年 1 次模拟突发停电场景，随机切断主电源，检验响应速度与系统切换效率。事后需对应急响应效能进行评估并纳入年度改进计划。

第六章　120 通信系统遭遇火灾时的应急处置措施

第二十九条　当急救调度室或相邻住宅楼、办公楼因发生火灾而无法继续接听 120 电话时，应立即按照《急救调度室火灾应急流程图》规定的流程做好急救调度室的灭火工作。根据现场火势，立即触发火灾警报并拨打 119，（手动报警按钮 / 电话通知消防控制室），第一时间组织现场灭火、人员疏散及伤员救治。急救调度员优先保存未完成的急救任务数据。

第三十条　若火情不大，初期可使用干粉灭火器控制小型火势，若火势蔓延，启用自动灭火系统（如七氟丙烷气体灭火装置），立即撤离并封锁现场，通知全体人员疏散。所有人员按逃生路线撤离至安全集结点，并清点在场人数。

第三十一条　若火情无法控制导致调度主系统瘫痪时，启动备用通信系统和临时调度模式，组织实施转移接警，必要时转移调度业务至备用场所（如应急指挥车、急救网络医院调度室），协调医院及急救车使用 4G/5G 网络、备用手机、卫星电话等维持通信。备用系统启用前，临时启用"语音呼叫转移"至邻近急救站，确保求救电话不中断。数据通过云服务器实时同步急救任务信息，若主数据库受损，从备份节点恢复数据。根据事发后的实际情况选择以下几种转移接警方式之一：

一是迅速通知电信机房，将 120 特服电话切换到两部备用手机上（至少两部手机、两个及以上号码），做好手机接警受理和相应记录并同步向卫生行政部门上报。

二是迅速通知电信机房，让其将 120 电话转移到事先与电信约定好的临时办公地点（就近预设第二急救调度室）的指定座机上，并在第一时间由行政总值班联系当地卫生行政部门值班室，安排急救调度员带着备用的录音电话机赶往临时办公地点。与此同时，要将此情况迅速报告中心领导，请求指挥协调。

三是若卫生行政部门办公楼内无法接警，应通知电信机房立即将 120 电话转至当地 1 家至 2 家三甲综合医院急救站，由上述两站临时担任受理 120 呼叫和调度派车职责。与此同时，急救中心急救调度员和应急领导小组成员立即赶赴上述两站协调指挥相关事宜。

四是若备用场所无法接警，应启动"分组远程调度"：急救调度员通过远程登录系统居家办公，指挥中心通过对讲机统一协调。

第三十二条　转移接警完成后，将 120 调度工作转为电话调度和 350M 数字集群对讲模式调度。在采用电话调度和 350M 数字集群对讲模式调度的时候，当班急救调度员应严格做好调度的记录和电话录音的保存工作。

第三十三条　当火灾较大短时间内无法扑灭时，应及时向公众告知。由中心领导上报上级卫生行政部门，通过媒体、社交平台发布公告，说明"120 热线临时切换至备用线路，急救服务不受影响"。通过备用频道（无线电、手机群组）告知各急救网络医院及车辆调度变更方案。

第三十四条 火灾扑灭后应及时检测主系统损毁情况，48小时内提交修复方案，优先恢复核心功能。联合消防部门查明火灾原因，追责设备维护或操作失误责任人。

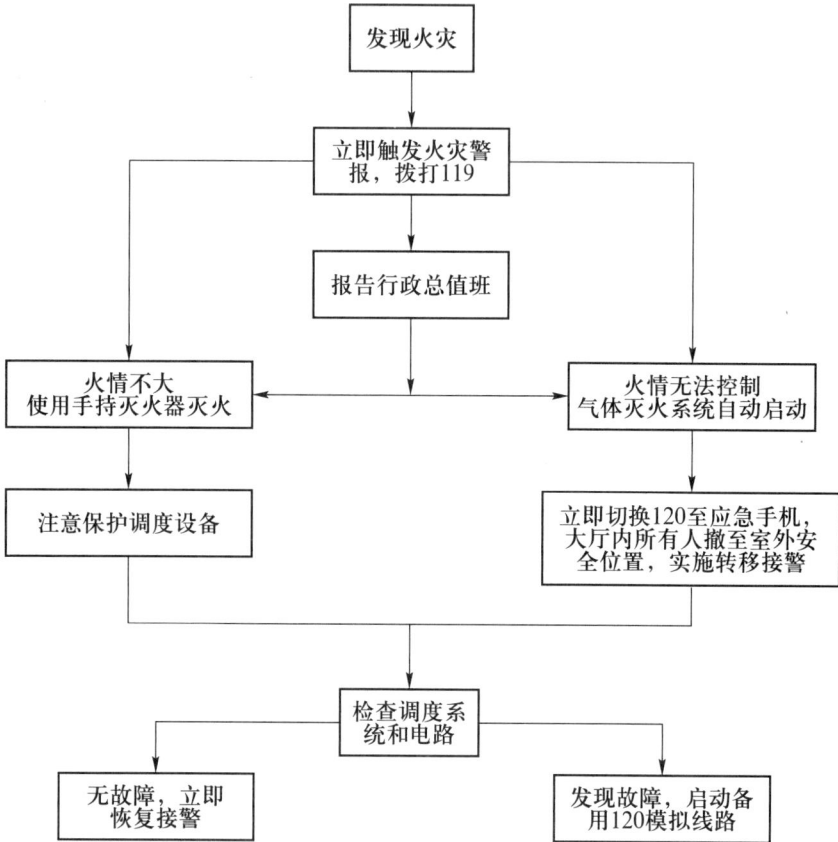

```
                    ┌──────────┐
                    │ 发现火灾 │
                    └────┬─────┘
                         │
                  ┌──────────────┐
         ┌────────│立即触发火灾警│────────┐
         │        │报，拨打119   │        │
         │        └──────┬───────┘        │
         │               │                │
         │        ┌──────────────┐        │
         │        │报告行政总值班│        │
         │        └──────┬───────┘        │
         │               │                │
  ┌──────────────┐       │        ┌──────────────┐
  │火情不大      │◄──────┴───────►│火情无法控制  │
  │使用手持灭火器灭火│            │气体灭火系统自动启动│
  └──────┬───────┘                └──────┬───────┘
         │                               │
  ┌──────────────┐              ┌──────────────────┐
  │注意保护调度设备│            │立即切换120至应急手机，│
  └──────┬───────┘              │大厅内所有人撤至室外安│
         │                      │全位置，实施转移接警  │
         │                      └──────┬───────────┘
         │                             │
         └──────────────┬──────────────┘
                        │
                 ┌──────────────┐
          ┌──────│检查调度系    │──────┐
          │      │统和电路      │      │
          │      └──────────────┘      │
   ┌──────────────┐            ┌──────────────┐
   │无故障，立即  │            │发现故障，启动备│
   │恢复接警      │            │用120模拟线路  │
   └──────────────┘            └──────────────┘
```

火灾应急流程图

执行急救任务救护车辆
遭遇交通事故的应急处置措施

第一条　为保障执行急救任务救护车辆发生交通事故时能快速、高效、安全地进行处置，确保伤员救治及急救服务的连续性，最大限度降低事故影响，制定本措施。

第二条　本措施适用于急救中心所属急救站救护车辆在执行任务期间发生交通事故的应急处置。

第三条　根据交通事故发生所处位置，及时向事故第一发现人（司机、随车人员或目击者）了解交通事故发生时间、地点、伤员情况、车辆损毁程度等信息，明确是否需要增援。结合转运患者病情、新增伤亡人数，按照"就近、就急、满足专业需求、兼顾患者意愿"的原则，灵活采取下列处置措施：

若事故救护车辆转运患者病情较重需紧急救治，且事故救护车可正常行驶，或事发地位于高速、山区等距离附近急救站较远时，应以患者生命为重，根据交通事故快处原则，经与交警部门沟通协商后，事故救护车迅速将伤者转运至具有收治能力的医疗机构，保障原急救任务患者转运救治不中断。随车医护人员优先救治事故中的伤员（含救护车患者、司机及第三方人员）。

若事故救护车辆损毁严重无法行驶或随车医护司人员受伤严重，急救调度员应根据现场伤员情况，及时就近派足救护车辆支援，并协助电话指导现场伤员救治。事故车辆驾驶员立即开启警示灯、放置三角警示牌，评估现场风险（如车辆起火、燃油泄漏等），确保现场安全，必要时疏散人员。

第四条　同班急救调度员协助记录事故信息，协调接收急救站开辟绿色通道，将事故情况及时上报调度科长，调度科长第一时间协调处置并报告中心领导。同步联动交警等应急部门，并上报上级卫生行政部门。

第五条　若事故造成拥堵，急救调度室应与交管部门联动，事故路段优先放行支援救护车，必要时协调交警部门予以绿波通行。急救调度室应根据事故影响范围，及时告知调整周边救护车行驶路线，优先保障高危区域（如医院周边、交通枢纽）正常行驶。

第六条　本辖区急救站运力不足或事故发生地不在辖区内、距离本辖区急救站较远时，应及时联动邻近急救中心跨区域增援。

第七条　各急救站及时接收急救调度室调度指令，派足急救力量赶赴现场增援，启用备用驾驶员及医护人员补充值班空缺，并提供备用车辆、物资及维修支持。各急救站至少1辆救护车作为应急备用，定期维护检查。配备灭火器、应急照明等安全设备。备用救护车医疗设备及药品按满配标准储备，每日交接班检查。确保车载 GPS/ 北斗、对讲机、调度系统 24 小时畅通，备用电源随时可用。

第八条　事故救护车所属急救站协助交警调查事故原因，协同处理事故，2 日内向急救中心提交报告，提出整改措施（如驾驶员培训、车辆检修制度优化等）。

第九条　事故处置期间所有调度指令、电话录音、视频资料等，应全程记录存档（含行车记录仪、通信录音、GPS 轨迹等）。

第十条　涉及公共安全的重大事故需向上级卫生行政部门报告，统一对外发布事故进展，避免不实信息传播。由卫生行政部门通报媒体，说明应急处置措施及公众注意事项。

第十一条　急救中心应利用早会、调度例会等及时分析事故原因，修订预案漏洞，完善应急体系。急救中心应定期组织培训，每年至少组织所属急救站开展 1 次驾驶员安全驾驶、应急处置培训和交通事故应急模拟演练，检验预案可行性。

水上医疗救援应急调度处置措施

第一条　为规范水上医疗急救应急响应程序，强化与海事、公安等部门的协同联动，确保快速、安全、高效处置水上人员伤亡及突发公共卫生事件，最大限度保障群众生命安全，制定本措施。

第二条　本措施适用于本急救中心管辖水域内因船只事故、溺水、突发疾病等需医疗救援的事件，需联合海事、公安部门协同处置的场景。

第三条　所有参与部门需建立 24 小时联络制度，确保应急响应无缝对接，救援行动须遵循"生命优先、科学施救、安全第一"原则。

第四条　明确各部门职责

急救中心：主要负责调派救护车进行伤员医疗转运、开展调度员生命支持。

海事部门：主要负责水域交通管制、船只调度、搜救协调、事故调查。

水上公安部门：主要负责溺水人员打捞、岸线警戒、人员疏散、证据保全、交通疏导。

消防部门：主要负责（必要时）溺水人员打捞、危险品处置。

社会救援力量（如水上救援队）：主要负责辅助搜救与物资运输。

第五条　急救调度室受理呼救后 5 分钟内核实信息并启动预案，结合人员受伤情况，同步通报海事、公安部门指挥中心，派遣水上救援医疗队（含急救船／艇、直升机），实施现场救治与转运。海事部门发布航行警告，划定警戒区域，调度搜救船只及拖轮，提供事故水域气象、水文数据，协调航道清障。公安部门封锁事故岸线，疏导围观群众，保护救援通道畅通，同时配合海事部门调查事故原因，固定现场证据。

第六条　实施应急响应流程

（一）接警与信息核实

急救调度室受理呼救时重点问询：事故位置（GPS 坐标／显著地标）、伤亡人数、船只类型、是否涉及危化品、现场水文条件（风浪、水温等）。同步三方通话联动海事部门指挥中心，通过"船舶定位系统"或公安"天网监控"辅助定位，3 分钟内完成含事故简况、所需资源、联络人信息等信息的初步核实。

（二）预案启动与联动响应

分级响应：

一级响应（重大事故：≥ 3 人重伤／失踪、危化品泄漏）；

二级响应（一般事故：1 ～ 2 人受伤／溺水）。

（三）现场救援实施

急救中心：有条件的调派水上救援医疗队携带漂浮担架、保温毯、便携呼吸机等抵达现场。无水上医疗救援力量的地区，按照就近就急原则，与海事部门合理确定水陆对接转运点，调派救护车提前到约定的水陆对接转运点等候。协调周边医院预留床位、开辟绿色通道。

电话医学指导：联合海事部门指导现场人员第一时间对溺水者实施"初步复苏"（清理呼吸道＋心肺复苏），危重患者通过调派直升机"空中转运"至医院。

设立临时分检区（救援船或岸边），按"红、黄、绿、黑"标牌区分伤情优先级。

水域搜救：海事部门调派巡逻艇、救生筏、无人机开展网格化搜索，优先定位落水人员，使用声呐、红外设备辅助夜间或浑浊水域搜救。由公安部门配合，在岸上设置观察哨，利用无人机监控水面动态。

协同转运：海事部门开辟"绿色航道"，公安部门保障水上医疗应急救助转运点或码头至医院道路畅通，急救车辆优先通行。

（四）特殊场景处置

危化品泄漏：消防部门处置泄漏源，医务人员对中毒者进行洗消与解毒治疗。

恶劣天气：海事部门评估救援安全性，必要时暂停水上行动，改用直升机或岸基救援。

第七条　信息发布与舆情管理

由联合指挥部统一发布事故进展，避免多部门信息矛盾。对涉及公共安全的重大事故，通过媒体呼吁民众避免前往事发水域，待所有伤员转运完毕，失踪人员搜救结束，水域安全隐患消除，宣布终止应急状态。

第八条　资源保障

（一）救援装备

急救中心或急救站：有条件的配备水上急救船（含除颤仪、急救药品）、医疗直升机、潜水医疗组。

海事部门：救援艇、声呐探测仪、救生圈、抛绳器。

公安部门：水上无人机、高亮度探照灯、岸线监控设备。

（二）通信网络

建立水上医疗紧急救助联络机制，梳理辖区水陆车船对接转运点具体位置，明确辖区各水域海事力量、急救站负责人及联系电话，整合 120 应急电话、海事 VHF 频道、公安

350MHz 集群对讲，确保跨部门实时通话。

第九条　后期处置

（一）伤员追踪

急救中心 24 小时内回访伤员，评估救治、转运效果并记录归档。

（二）事故调查

海事部门牵头分析事故原因，公安部门协助取证，15 日内出具联合调查报告。

（三）心理干预

根据伤亡情况，必要时调派心理专科急救站人员为救援人员、幸存者及家属提供心理疏导服务。

第十条　培训与演练

急救中心每年针对辖区海事工作人员开展 1 次"水上急救技能培训"，每年与海事、公安开展 1 次模拟演练，科目包括：夜间搜救、危化品泄漏处置、大规模溺水救援等。

参考文献

［1］殷翠.急危重症护理［M］.北京：人民卫生出版社，2018.

［2］殷翠，王青丽.急救护理［M］.北京：科学出版社，2011.

［3］付大庆.院前急救调度专业培训教材［M］.北京：人民卫生出版社，2014.

［4］武秀昆.摘机时间的标准界定与急救资源的合理使用［J］.中国急救医学，2025，45（02）：103-105.

［5］肖力屏.院前医疗急救资源合理配置与有效利用［D］.云南大学，2010.

［6］段京娟.院前急救调度质量的分析与安全控制［J］.中国临床研究，2013，26（06）：620-621.

［7］吕传柱.关于进一步完善院前医疗急救服务的指导意见解读［M］.北京：科学技术文献出版社，2021.

［8］国务院办公厅关于促进"互联网＋医疗健康"发展的意见［J］.当代农村财经，2018（06）：42-45.

［9］玖九.《全面提升医疗质量行动计划（2023—2025年）》发布［J］.中国卫生人才，2023（07）：5.

［10］全国科学技术名词审定委员会.急救医学名词.北京：科学出版社，2025.

［11］中华人民共和国突发事件应对法［J］.中华人民共和国最高人民检察院公报，2024（05）：1-13.

［12］中华人民共和国应急管理部.《应急指挥通信保障能力建设规范》解读［J］.安全与健康，2024（06）：48-49.

［13］王雅南.落实首接负责制缩短急救反应时间［J］.中国医学创新，2010，7（22）：129-130.

［14］向勇，朱建萍，刘丹荣.电话网络回访制度对促进医患和谐关系的探讨［J］.中国老年保健医学，2011，9（05）：111-112.

［15］中华医学会急诊分会院前急救学组，北京医师协会院前急救分会.电话指导的心肺复苏专家共识［J］.中华急诊医学杂志，2019，28（08）：951-955.

［16］Greif R，Bray JE，Djärv T，et al.2024 International Consensus on Cardiopulmonary Resuscitation and Emergency Cardiovascular Care Science With Treatment Recommendations：Summary From the Basic Life Support；Advanced Life Support；Pediatric Life Support；Neonatal Life Support；Education，Implementation，and Teams；and First Aid Task Forces［J］.Circulation. 2024，150（24）：e580-e687.

［17］中国心脏骤停与心肺复苏报告编写组.中国心脏骤停与心肺复苏报告（2022年版）概要［J］.中国循环杂志，2023，38（10）：1005-1017.

［18］杜敏，陈静，黄永平，等.电话指导心肺复苏的实施现状及影响因素分析［J］.中国急救复苏与灾害医学杂志，2025，20（01）：40-43.

［19］刘义涛，刘静，曾强.职业紧张生物学标志物研究进展［J］.职业与健康，2020，36（22）：3160-3164.

［20］蒋晓娟.早期创伤和近期负性生活事件对抑郁症状青少年皮质醇的影响［D］.华中科技大学，2022.

［21］马翠，叶钰娟，严兴科.杏仁核介导的痛情绪神经环路研究进展［J］.上海交通大学学报（医学版），2023，43（10）：1304-1310.

［22］咸晓敏，曾金石，万鑫.院前急救干预对临产妇心理状态和妊娠结局的影响［J］.中国当代医药，2023，30（30）：108-111.

［23］杨敏，王红梅，史雅琴，等.心理护理干预对院前急救患者疼痛和依从性的影响——评《实用临床心理护理指导手册》［J］.中国社会医学杂志，2023，40（02）：224.

［24］刘效勤，崔玲，李明蕊，等.院前急救指挥调度质量管理的探讨［J］.中外医疗，2012，31（32）：63-64.

［25］易子娟.浅析院外医疗调度质量管理体系建设［J］.中国急救复苏与灾害医学杂志，2015，10（10）：961-962.

［26］陈妮，王红.做引领、树标杆，以新思想、新理念推进机构高质量发展［J］.中国社区医师，2025，41（02）：168.

［27］李兴琼.以学生评教为抓手促进大学质量文化建设的路径探析［J］.高教论坛，2025（02）：84-86.

［28］张燕丽.提升高职院校质量文化建设的路径研究［J］.河南开放大学学报，2025，38（01）：4-6.

［29］周强.院前医疗急救管理办法［C］.中华医学会急诊医学分会第17次全国急诊医学学术年会论文集.深圳市急救中心，2014：275.

［30］郑军，张文中.5G技术在院前急救系统中的应用探索［J］.医疗装备，2022，35（12）：7-9.

［31］刘磊，盛伟.浅谈5G技术在院前急救体系中的应用［J］.中国新通信，2022，

24（01）：75-76.

［32］衡正军，方向，肖春玲.移动医疗系统在院前急救重症患者中的应用研究［J］.现代医药卫生，2021，37（16）：2800-2803.

［33］刁成龙.5G技术在院前急救中的应用［J］.无线互联科技，2021，18（01）：89-90+99.

［34］郑小坚，张志锋，张瑜，等.上海院前急救体系现代化发展的数字化转型［J］.职业卫生与应急救援，2023，41（06）：751-756.

［35］张志锋，钱文雄，解炯，等.突发公共事件背景下国内外院前急救管理比较及启示［J］.中华灾害救援医学，2022，10（06）：323-329.

［36］陶俊军，瞿新年.院前急救指挥调度的质量控制与管理方法探讨［J］.中国卫生产业，2024，21（02）：62-65.

［37］中华人民共和国住房和城乡建设部.电子信息系统机房设计规范［M］.北京：中国计划出版社，2008.

［38］全国信息技术标准化技术委员会.计算机场地通用规范［M］.北京：中国标准出版社，2011.

［39］全国信息技术标准化技术委员会.计算机场地安全要求［M］.北京：中国标准出版社，2011.

［40］中华人民共和国住房和城乡建设部.GB 50016—2014建筑设计防火规范［J］.医用气体工程，2017，2（03）：35-46.

［41］中华人民共和国建设部.建筑灭火器配置设计规范［M］.北京：中国计划出版社，2005.

［42］全国信息安全标准化技术委员会.信息安全技术 网络安全等级保护基本要求［M］.北京：中国标准出版社，2019.

［43］中华人民共和国住房和城乡建设部.建筑物防雷设计规范［M］.北京：中国计划出版社，2010.

［44］住房和城乡建设部办公厅秘书处.JGJ/T 67—2019《办公建筑设计标准》自2020年3月1日起实施［J］.现代建筑电气，2020，11（03）：62.

［45］何新华，李春盛.我国急诊医学的现状与未来［J］.实用医院临床杂志，2006（03）：8-10.

［46］吴蕙勤，严莉.浅论院前急救中调度员的工作［J］.安徽卫生职业技术学院学报，2016，15（03）：17-18+20.

［47］张英.规范120设置 保证生命线畅通［M］.北京：人民邮电出版社，2004.

［48］孟洪德，侯波，刘莎莎，等.院前医疗急救指挥调度实际工作指南［J］.中国卫生产业，2014，11（32）：102-104.

［49］刘静，郝艳华，吴群红，等．院前急救模式与急救人员岗位培训国内外比较分析［J］．中国卫生资源，2013，16（01）：30-32.

［50］国家卫生健康委，国家发展改革委，教育部等．关于印发进一步完善院前医疗急救服务指导意见的通知［J］．中华人民共和国国家卫生健康委员会公报，2020（09）：6-10.

［51］国家卫生健康委办公厅．关于规范使用院前医疗急救标识的通知［EB/OL］．（2021-09-17）［2025-04-10］．http://www.nhc.gov.cn/yzygj/s3594q/202109/75c5088e5afb435499698b21a43a38d4.shtml．

［52］L. S. Nandam，M. Brazel，M. Zhou，et al. Cortisol and major depressive Disorder-Translating findings from humans to animal models and back［J］．Frontiers in Psychiatry，2019，10：974.